EL LIBRO
DE LA SALUD NATURAL
PARA LA MUJER

ALFREDO ARA ROLDÁN

EL LIBRO DE LA SALUD NATURAL PARA LA MUJER

EDAF
«PLUS VITA»
MADRID - MÉXICO - BUENOS AIRES - SAN JUAN - SANTIAGO
2005

Diseño de la cubierta: Ricardo Sánchez

Editorial Edaf, S. A.
Jorge Juan, 30. 28001 Madrid
http://www.edaf.net
edaf@edaf.net

Edaf y Morales, S. A.
Oriente, 180, n.º 279. Colonia Moctezuma, 2da. Sec.
C.P. 15530 México D. F.
http://www.edaf-y-morales.com.mx
edafmorales@edaf.net

Edaf del Plata, S. A.
Chile, 2222
1227 Buenos Aires, Argentina
edafdelplata@edaf.net

Edaf Antillas, Inc.
Av. J. T. Piñero, 1594
Caparra Terrace
San Juan, Puerto Rico (00921-1413)
edafantillas@edaf.net

Edaf Chile, S. A.
Huérfanos, 1178 - Of. 506
Santiago - Chile
edafchile@edaf.net

Diciembre 2004

Depósito legal: M-49.939-2004
I.S.B.N.: 84-414-1581-1

PRINTED IN SPAIN IMPRESO EN ESPAÑA

Imprime: Gráficas COFÁS, S.A. (Móstoles) Madrid

A la estirpe de Eva.
A mi madre, Marina, que me dio la vida.
A mi amor, Soledad, compañera que comparte mis días.
Para mi hija Alejandra: el futuro.

Índice

Págs.

Introducción

El porqué de este libro

Este libro es fruto de la necesidad. Llevo más de veinte años en el ámbito de las terapias naturales, la enseñanza y la divulgación; vivo la salud y la enfermedad, sus problemas, limitaciones, innovaciones y lacras heredadas; trato de buscar lo mejor para mis pacientes al margen de consideraciones personales o las corrientes académicas que proporcionan prestigio profesional. Busco soluciones y remedios eficaces y transmito mi experiencia, que no es patrimonio personal. La falta de información o la información incorrecta y sesgada sigue siendo enorme en materia de salud.

Yo hablo de SALUD no de MEDICINA. Pretendo enseñar e informar, y sobre esa necesidad de recursos fáciles y asequibles nace este libro. Desgraciadamente, la salud de la mujer —como prácticamente todo lo que tiene que ver con la salud— se ha medicalizado en extremo. Esa medicalización tiene, sin duda alguna, muchas cosas positivas y necesarias a las que no podemos dar la espalda, ignorar o desechar, pero también ha generado multitud de limitaciones, desinformación y dependencia intencionada. La salud se ha convertido casi en un monopolio donde a los pacientes se les permite opinar poco o nada sobre lo que es mejor para ellos. Por eso espero que esta modesta obra brinde información de utilidad para que algunas mujeres reconsideren sus prácticas de salud.

Pido la indulgencia del lector especialista, que quizá esperara un libro más técnico y *académicamente correcto;* personalmente, sin embargo, hubiera querido evitar muchos más aspectos técnicos y saber traducirlos a un lenguaje inteligible para la mayoría, que es a quien va dirigido este libro.

Me interesa, sobre todo, divulgar conceptos y abrir expectativas en la gente, concienciar y brindar visiones distintas de la salud para que después cada uno siga su propio criterio.

El grado de desconocimiento que podemos llegar a tener en algunas materias puede ser realmente grande, pero no afecta en lo inmediato nuestra forma de vivir. Como la mayoría de mis lectores, no tengo grandes conocimientos sobre los gasterópodos, pero eso no me impide vivir con cierta normalidad; ahora bien, en materia de salud el desconocimiento puede rondar la enfermedad, y eso sí es realmente grave.

El 80 por 100 de los casos que recibo tienen como protagonista a la mujer, por lo que en estos años he podido atender a miles de ellas que, además de otras dolencias, presentaban trastornos ligados a su condición de mujer; me han trasmitido sus dudas y solicitado consejo. Creo tener una buena capacidad para escuchar y no menos paciencia y tenacidad para profundizar sobre las causas reales de la enfermedad y, sobre todo, procuro ser objetivo. He captado un vacío de información que este libro trata de ayudar a llenar. La observación y la puesta en práctica de remedios tradicionales han hecho el resto.

En ningún momento he pretendido sustituir el trabajo del especialista o sus tratamientos, me limito a orientar y ayudar. Y cuando no me es posible brindar esa ayuda o el trabajo corresponde a otro profesional, los remito al mismo, brindándoles toda la colaboración posible. Mi único mérito, si es que alguno puedo atribuirme, es la profunda preocupación que cada uno de mis pacientes me inspira y saber reconocer mis límites.

Cuando tengo un paciente ante mí, trato de verlo con nombres y apellidos, sentimientos, hábitos de vida, como un todo global: cuerpo y mente; ellos saben que en la consulta pueden contar con el tiempo necesario, sin la tiranía del reloj, para explicarme bien lo que sienten, cómo lo sienten, cuándo lo sienten, cómo mejoran y empeoran, cuándo apareció el primer síntoma y cómo ha evolucionado; incluso cómo preparó la mermelada que con cariño acaba de traerme o la preocupación por su marido, que sigue sin empleo. Saben que mis explicaciones son simples y que me haré entender, que las repito tantas veces como sea necesario para que sepan QUÉ LES SUCEDE Y QUÉ PUEDEN HACER PARA EVITARLO.

Procuro transmitir la idea de que yo no curo a nadie; solo la naturaleza es capaz de curar a través de los mecanismos que el organismo pone en marcha con nuestra ayuda. Les digo a mis pacientes lo que deben hacer, que no existen fórmulas mágicas —o al menos yo no las conozco—, que deben ordenar su forma de vida, reflexionar sobre las causas de la enfermedad; no es tan fácil como tomar una simple pastilla, pero sinceramente vale la pena. No aspiro al prestigio del éxito profesional más allá de las puertas de mi consulta, pero mis pacientes saben que pueden contar conmigo.

La mayoría de mujeres son meticulosas con sus revisiones ginecológicas o, en todo caso, visitan a su ginecólogo ante las primeras alteraciones; pero la respuesta y los tratamientos que obtienen no siempre son los esperados. Es habitual que cuando pregunto por qué no ha seguido las indicaciones de su ginecólogo/a, la paciente conteste: «He leído el prospecto y no pienso tomar ese medicamento, tiene demasiados riesgos, seguro que mi ginecólogo/a tampoco lo tomaría»; la pregunta que viene a continuación es inequívocamente la misma: «¿Qué otra cosa puedo hacer, existe alguna alternativa?, me niego a seguir ese tratamiento». No es menos frecuente encontrarse con mujeres que, pese a todos sus temores, inician el tratamiento y confiesan que lo han abandonado porque «todavía se sienten peor que sin él». Muchas de ellas se encuentran perdidas y sin alternativas.

Contemplar la salud de una manera holística (del griego *holos*, integral, total), plena, que cubra tanto los aspectos físicos como psicológicos y sociales, es un propósito más que una realidad, y la salud se sigue viendo solamente como *ausencia de enfermedad*. Muchos aspectos preventivos son meras utopías teóricas. Apenas comenzado el tercer milenio, los buenos propósitos de la Organización Mundial de la Salud: *Salud como objetivo universal para el año 2000,* no se han cumplido; la «salud global» tendrá que seguir esperando, y son, como siempre, los más desfavorecidos los que siguen sufriendo las consecuencias. En el anverso de la moneda, los países ricos y privilegiados continúan manteniendo políticas sanitarias que ponen en práctica concepciones de la sanidad que llegan con lustros de retraso. Se trata de seguir engrosando las arcas de las grandes multinacionales de farmacia que financian la investigación con visiones meramente económicas de la salud. Los motivos humanitarios no enternecen al capital; baste recordar en los últimos tiempos el problema surgido con las patentes de los retrovirales para el tratamiento del VIH en los países del Tercer Mundo que no pueden pagarlos.

Los remedios baratos, asequibles y sin patente que cobrar no interesan a nadie; por eso se tachan de superchería, haciendo pensar a la gente que si los utiliza es una ignorante anclada en la prehistoria, que debería vivir en una caverna y andar en taparrabos cazando mamutes. A pesar de todo, las terapias naturales son cada día más demandadas, la gente las prueba, observa sus resultados, se lo cuenta a otras personas con problemas similares… y ¿saben por qué?: solo porque FUNCIONAN, son efectivas, NO SON UNA MODA, y si están resurgiendo es simplemente debido a que durante mucho tiempo se han probado alternativas diferentes que han tratado de anularlas sin conseguirlo. La fitoterapia, la homeopatía, la acupuntura, la naturopatía, la osteopatía, las flores de Bach... son una realidad que no se puede silenciar.

Puesto que la medicina alopática sigue siendo un privilegio de ricos, el porcentaje de la población mundial que tiene que recurrir al uso de remedios tradicionales es inmenso; la Organización Mundial de la Salud publicaba en 1996 sus conclusiones sobre el uso de la fitoterapia a nivel mundial: *El 80 por 100 de la población mundial depende para la atención primaria de su salud de las plantas medicinales.*

Pero la medicina alopática sigue siendo válida, puesto que también salva millones de vidas. Tiene su función como la tienen las terapias naturales, y si algo sería deseable es que ambas trabajaran unidas, para que donde no llegue una, llegue la otra; donde una resulte agresiva, otra resulte inocua; juntas y sin rivalidad, sin competencia, puesto que detrás de cada enfermo hay un ser que sufre, que deposita en manos de los profesionales de la salud algo tan irremplazable y sagrado como la vida.

A nadie nos gustaría pensar que una acción terapéutica, sea cual sea, pueda estar mediatizada por intereses personales. Sepa que puede encontrar excelentes profesionales dentro de la medicina convencional y de las terapias naturales, pero también profesionales mediocres y oportunistas. Mi único consejo es que no pierda usted nunca la capacidad crítica; nadie le está haciendo un favor cuando recurre a un profesional, usted paga por ello y tiene sus derechos; no está obligado a seguir un tratamiento en contra de su voluntad; contraste información, preocúpese por recopilar datos, alternativas, opiniones y, después de todo ello, siga las más acordes con su propia concepción de la vida y de la muerte.

De dónde vienen los remedios

La mayoría de los conocimientos que tenemos sobre la utilización de remedios naturales en el tratamiento de las enfermedades de la mujer provienen de la tradición popular y han sido transmitidos y preservados por las propias mujeres a lo largo del tiempo. La tradición considera a la mujer, desde las primeras sociedades, como recolectora de plantas y conocedora de sus secretos, que eran transmitidos oralmente de madre a hija o de maestra a discípula. Las comadronas, también llamadas parteras, han sido las grandes guardianas de los métodos, técnicas y fórmulas que han contribuido a aliviar el sufrimiento y las enfermedades de la mujer.

Algunos de los remedios que aparecen en esta obra son conocidos y están documentados, otros provienen de mi archivo personal sobre etnobotánica y el trabajo realizado con las últimas comadronas tradicionales vivas o mujeres que han guardado celosamente la tradición heredada de sus mayores y ven la luz, escrita, por primera vez. En ocasiones es difícil entender los mecanismos de acción de determinados remedios, pero están sobradamente contrastados gracias a su efectividad; esta pequeña contribución permitirá que algunos de ellos no se pierdan en el olvido y, quizá con el paso del tiempo y a través de la investigación, lleguemos a descubrir la maravillosa sinergia de muchos de estos preparados y su razón de ser.

En tiempos pasados y en un mundo que históricamente ha estado manejado, pensado y estructurado en función del hombre, las enfermedades que sufrían ambos sexos eran tratadas por igual, pero las inherentes a la mujer como tal quedaban relegadas a un plano en el que solo otras mujeres se ocupaban de ellas.

Durante los siglos XII al XIII van surgiendo en Europa las primeras universidades de medicina; estas instituciones eran exclusivamente masculinas y vetadas a las mujeres, que fueron relegadas al papel de comadronas, a pesar de la constancia histórica que nos queda de las obras de muchas de ellas, como es el caso de Hildegarda de Bingen, cuya obra *Libro de medicina básica*, publicada en 1160, se utilizó como manual en la escuela de Montpellier, vetada también a las mujeres.

Estas medidas de fuerza sobre la mujer no eran nuevas, existe constancia de la prohibición del ejercicio de la medicina a las mujeres en la Grecia antigua, donde tradicionalmente habían desempeñado la profesión de forma privada y en hospitales. Es conocida la historia de Agnócide, que para poder estudiar medicina y obstetricia con Serófilo, allá por el año 300 a. de C., tuvo que vestirse de hombre y hacerse pasar por tal. Agnócide, siempre disfrazada de hombre, ejerció la medicina entre la aristocracia ateniense hasta que fue descubierta y condenada a muerte. Paradójicamente, en algunas dinastías egipcias existían escuelas dirigidas por mujeres que preparaban a otras mujeres en el ejercicio de la profesión médica. En un friso del templo de Sais queda constancia: *Vengo de la escuela de medicina de Heliópolis y estudié en la escuela de mujeres de Sais, donde las divinas madres me enseñaron a curar enfermedades.* El Papiro Kahun, datado en el 2500 a. de C., cita la existencia de mujeres especialistas en cirugía, huesos y ginecología.

Tantas posturas que hoy nos parecen anacrónicas no son solamente recuerdos de un pasado remoto, pues cuando la cantidad de médicos empezó a ser considerable incluso el trabajo de las comadronas se vio cada vez más limitado por los estamentos académicos, desde donde se seguía insistiendo en la práctica de la medicina como un monopolio masculino. El caso más cercano, flagrante y vergonzoso se produjo en los albores del mismo siglo XX en la persona de Elizabeth Garret Anderson (1836-1917), enfermera del Middlesex Teaching Hospital; su afán de conocimiento la llevó a estudiar en secreto y asistir como oyente —pues no podía hacerlo de otra manera— a todas las clases de química y anatomía que pudo; parece ser que cuando un prestigioso médico que visitaba la clase formuló una pregunta que solo ella fue capaz de responder, los estudiantes varones pidieron su expulsión definitiva incluso como oyente. Pero la constancia de esta mujer queda manifiesta, pues al ser rechazada en las universidades inglesas estudió francés, matriculándose posteriormente en la Universidad de París, que admitió su entrada. Fue la primera mujer de su época que obtuvo el título de medicina, aunque la soberbia del colegio de médicos inglés se negó a admitir su título. Con el tiempo, y a fuerza de tesón, consiguió fundar una clínica para mujeres, llegando a ser presidenta de la London School of Medicina for Women y la única mujer miembro de la British Medical Association durante veinte años.

Consideraciones religiosas, sociales y políticas contribuyeron a que el estudio, tratamiento y práctica de las afecciones femeninas se vieran restringidas a la privacidad más absoluta, perdiéndose en el tiempo parte de tan valioso legado. Multitud de absurdas creencias han fomentado deliberadamente la negligencia o desamparo de las enfermedades de la mujer. En la antigua China se pensaba que la sangre de la menstruación no debía tocar la tierra para no ofender al «espíritu de la tierra», pues se le atribuían *poderes malignos.* Entre muchos pueblos primitivos se aislaba a la mujer en cabañas apartadas —especialmente construidas para el evento— durante su menstruación, por considerarla *impura;* de esta manera se evitaba que estuviera en contacto y *contaminara* a los *puros.* Numerosos tabúes giran alrededor de esta práctica. En la misma Biblia se considera impura a la mujer menstruante, y en algunas culturas como la egipcia y la hebrea se obligaba a la mujer a «purificarse» mediante el baño ritual al final de la menstruación. El grado de oscurantismo que giraba en torno a la menstruación alcanzaba a personajes de la talla de Plinio el Viejo, de quien nos han llegado textos como el siguiente: *Se considera a la sangre menstrual como un veneno fatal que corrompe y descompone la orina, hace perder las semillas de la fecundidad, marchita las flores y hierbas del jardín. [...] Si el flujo menstrual coincide con un eclipse de luna o de sol, los demonios resultantes son irremediables. [...] El contacto con la sangre menstrual hace que el brillo del acero y el marfil desaparezcan. [...] Su contacto sirve de linimento para la gota, los tumores de parótida, los abscesos superficiales y las secreciones del ojo.*

Lo cierto es que las comadronas y parteras, además de atender los partos, poseían amplios conocimientos sobre plantas medicinales y remedios para aliviar los dolores del parto y las enfermedades propias de la mujer. Eran las comadronas las que, al margen de las decisiones de los hombres, daban consejo sobre medidas anticonceptivas o abortivas, preservando la salud general de las mujeres, y no solo en lo relacionado con el papel reproductor que se les asignaba. Como los hombres quedaban al margen de esta parcela de poder, se trataba no obstante de que el trabajo de la comadrona estuviera supeditado al visto bueno del médico y el sacerdote, considerándose una profesión necesaria pero incómoda para los hombres. Más de una comadrona sería perseguida con saña, tildada de practicar la brujería o cualquier otro disparate que sirviera para justificar medidas de fuerza y de presión sobre ellas. En la Edad Media, muchas terminarían en las hogueras de la Inquisición por el mero hecho de aliviar los dolores del parto cuando estos eran tenidos por la *maldición divina* recaída sobre la mujer, culpable del pecado original por el que fuimos expulsados del Paraíso. La despectiva y prepotente consideración que históricamente han sufrido las comadronas hasta casi el siglo XX, no ha podido surgir sino del miedo a sus conocimientos tradicionales frente a la fragilidad de los recursos médicos.

Afortunadamente, además del saber popular transmitido de forma oral, queda constancia escrita de la influencia que algunas mujeres han tenido en la historia de la medicina, especialmente en las enfermedades de la mujer. Los legados más significativos se inician en la época romana, donde los tratados escritos por Aspasia brillan con luz propia y se consideraron material de estudio y referencia obligada durante nueve siglos —hasta prácticamente el siglo XI—. Otra mujer que hizo importantes aportaciones sobre enfermedades del útero, estómago y riñones fue la también romana Metrodora. Diversos trabajos sobre problemas tan específicos como las enfermedades de los ojos nos llegan de la mano de Salpe de Lemos. Auténticas especialistas en obstetricia, como Filista y Lais, legaron excelentes obras sobre el tema. El primer tratado de ginecología atribuido a una mujer *Las enfermedades de las mujeres antes, durante y después del parto*, fue escrito por Trótula de Salerno, célebre médica y principal exponente femenina de la Escuela Médica de Salerno.

Debido a la falta de interés por parte de los médicos —hasta casi el siglo XIX— por todo lo relacionado con la obstetricia especialmente, y las enfermedades de la mujer en general, las comadronas siguieron atendiendo muchas de las dolencias femeninas y los partos, y solamente cuando se requería la intervención quirúrgica se llamaba al cirujano, que de mala gana se rebajaba entonces a manipular las partes íntimas de la mujer, dejando clara constancia de que podían llegar donde no llegaban las matronas, quienes debían estar supeditadas a su consideración. Lo cierto es que pocas mujeres terminaban con bien estas intervenciones quirúrgicas, donde la falta de asepsia producía infecciones que muchas veces remataban lo que sangrías y cauterizaciones no habían conseguido rematar.

Fue el buen hacer de algunas pioneras médicas lo que abrió el camino para mejorar la salud general de la mujer que se hallaba en tan penoso abandono por parte de la medicina. Así, a comienzos del siglo XVII, Marguerite de Tertre estableció las primeras investigaciones sobre el líquido amniótico y Louyse Bourgeois fue la primera en abordar el problema de la anemia en las adolescentes asociada a la mala nutrición, tratando siempre en sus trabajos de profundizar las causas de la enfermedad por encima de los síntomas; su obra proporciona excelentes motivos de reflexión sobre el enfoque académico de la época. En pleno siglo XVI, contra viento y marea, la española Olivia Sabuco de Nantes publica *Nueva filosofía,* contradiciendo la teoría aristotélica y de Plinio que seguía vigente y que consideraba que la sangre menstrual era una sustancia impura o venenosa. Sabuco Nantes, como puede comprobar cualquiera que desee conocer la verdad, fue la primera en enunciar la teoría sobre la transmisión de los impulsos neurológicos, aunque la historia médica se la atribuyó a médicos británicos.

En la segunda mitad del siglo XVIII, Mari Anne Victorino Boivin fue la primera en poner de manifiesto la utilización del estetoscopio para escuchar el corazón del feto, desarrollando además un excelente tratado sobre las enfermedades del útero, que se convertiría en libro de texto de referencia durante décadas. Otra mujer sobresaliente fue Charlotte von Sielbold Heidenreich, que consiguió considerables avances en el tratamiento de los embarazos extrauterinos, cuando la obstetricia era considerada académicamente una disciplina menor.

Las matronas aplicaban tratamientos sencillos, fórmulas de plantas, cataplasmas, compresas y remedios cuya eficacia había sido ampliamente probada mientras el saber médico oficial las miraba con superioridad por encima del hombro. Estos remedios simples son los que nos interesa recoger y conservar como un legado cultural, en beneficio de la mujer y no para entablar una batalla de conocimientos.

Las referencias históricas dejan bastante claro que la posición de la mujer, también dentro de la medicina, ha estado en un plano secundario y que el tratamiento de muchos de sus problemas ha seguido la misma suerte; de ahí la importancia de la tradición oral que ha permitido la permanencia en el tiempo de muchas prácticas ancestrales. Como queda patente, salud y medicina no siempre van unidas, pues aunque el objetivo de la medicina sea la salud, los medios para alcanzarla no siempre están en armonía con el concepto del ser humano visto de manera integral.

En esta obra quiero dejar constancia de mi más profundo reconocimiento a esas transmisoras anónimas e imprescindibles cuya grandeza como benefactoras de la humanidad nadie podrá discutir: Comadronas, parteras, curanderas, mujeres del pueblo, sanadoras, hechiceras, chamanas, médicas y enfermeras que se esforzaron en mejorar la salud de la mujer armadas de escasos recursos, muchas dificultades y grandes cualidades. Con la humildad de quien ha aprendido hurgando entre la historia y rescatando de la tradición oral lo que otros desecharon por anacrónico y superado, quede patente mi sincera admiración y agradecimiento a tan emblemáticos referentes del saber humano.

Separando la paja del grano e incorporando nuevos conceptos, muchas de las fórmulas y remedios ancestrales siguen siendo tan válidos hoy como hace siglos. Otros remedios recogidos en este libro son actuales y provienen del terreno de la nutrición moderna, la dietética aplicada, la medicina ortomolecular o la homeopatía; espero haber sido capaz de conjugar el saber tradicional y los nuevos logros de nuestro tiempo con equilibrio y armonía.

La salud integral de la mujer

EXISTEN enfermedades comunes a ambos sexos, pero también grandes diferencias debidas sobre todo al funcionamiento del SISTEMA HORMONAL. Podríamos decir que el sistema hormonal del hombre es mucho más simple y está sujeto a menos cambios cíclicos y fisiológicos, de manera que es más difícil —aunque no imposible— que se altere el delicado equilibrio que rige todas las funciones reguladas por el sistema hormonal. En el caso de la mujer, el funcionamiento incorrecto del sistema hormonal puede originar alteraciones que se reflejen también en otros órganos o funciones orgánicas; puede producir desequilibrios funcionales que, si bien no entran en el terreno de lo patológico, es posible que deriven hacia él o agraven patologías ya existentes. Aunque un libro como este no es lugar para explicar algo tan complejo como la estructura y funcionamiento de todo el sistema endocrino, se hace necesario que a lo largo del mismo demos algunas explicaciones anatómicas o fisiológicas simples para poder entender mejor lo que sucede en el cuerpo de la mujer y cómo sucede. Si no amenas, espero al menos hacerlas comprensibles.

La endocrinología estudia el funcionamiento de las glándulas de secreción internas. El sistema endocrino segrega hormonas, y son estas sustancias las que juegan un papel preponderante en las funciones de adaptación de nuestro organismo al ambiente externo e interno. Esta prodigiosa estructura mantiene el equilibrio funcional interno —conocido técnicamente como homeostasis—, a pesar de la multitud de funciones biológicas de nutrición, eliminación y regeneración que permanentemente se desarrollan en el cuerpo humano. El sistema endocrino es responsable tanto de nuestro crecimiento desde la infancia como del declive propio del envejecimiento; la capacidad reproductora, el funcionamiento nervioso, todas las funciones orgánicas, de forma directa o indirecta, pasan a través del filtro del sistema hormonal. El sistema endocrino lleva a cabo su función a través de las glándulas de secreción interna que producen hormonas, que, una vez libres en la sangre o unidas a proteínas, llegan a las células regulando sus mecanismos internos.

Las hormonas son excretadas por el organismo en pequeñísimas cantidades, pero su efecto en el organismo es por completo determinante. Una de las características más destacadas de las hormonas es su absoluta actividad específica; aunque a través del torrente circulatorio puedan entrar en contacto con todas las células de nuestro organismo, los tejidos o células en las que van a actuar tienen una respuesta selectiva, pues dichos tejidos cuentan con unas proteínas en sus membranas que las hormonas son capaces de identificar.

Los ciclos hormonales modifican el cuerpo de la mujer originando pequeños cambios externos que son solo el reflejo de profundos cambios en el ritmo de funcionamiento del sistema hormonal. La idea que prevaleció en medicina hasta prácticamente el siglo XX, consideraba que las funciones del organismo de la mujer ligadas a su sistema hormonal eran «eminentemente patológicas», hecho que convertía a la mujer **en enfermo permanente** y a sus menstruaciones en el exponente mensual de esta patología. El profesor Holbrook decía, a finales del siglo XIX: «Parece como si el señor, para crear el sexo femenino, hubiese cogido un útero y en torno a él hubiera construido un cuerpo de mujer». Con esta visión de la mujer, el útero y los ovarios se convirtieron pronto en el centro del tratamiento de toda enfermedad, fuera cual fuera su origen: del lumbago a la indigestión, de la neurastenia a la locura, los órganos reproductores eran considerados los culpables de toda enfermedad. *El útero se convirtió en una especie de vertedero: leche, agua, té, de semillas de lino, potingues gomosos tibios o calientes se abrían camino por el interior de las enfermas nerviosas. El último estadio, el que se practicaba en casos extremos y sin anestesia, o a lo* *sumo suministrando a la paciente un poco de opio o de alcohol, era la cauterización, que se hacía o bien con la aplicación de nitrato de plata o, en los casos más graves, con el uso del mucho más potente hidróxido de potasio. Y también con el verdadero cauterizador: una barra de hierro candente.* Ana Douglas Word describe también otros tratamientos locales usados en el siglo XIX: *El tratamiento se dividía en cuatro fases, aunque no siempre era necesario recorrer las cuatro: exploración manual, sanguijuela, inyección y cauterización.* Según la norma habitual, las sanguijuelas debían aplicarse directamente en la vulva o en el cuello del útero, si bien, como recomendaba el doctor Bennet, había que controlarlas para que, una vez saciadas y al aflojar su presa, «no se perdieran» penetrando la cavidad cervical del útero, pues afirmaba: *No creo que existan muchos dolores más fuertes que el que he visto en algunas de mis pacientes en estas circunstancias.*

Si un hombre contraía la tuberculosis, se achacaba a factores ambientales como el frío, pero si la sufría una mujer, los responsables eran sus ovarios; el doctor Azell Ames escribía en 1865: *Hoy está fuera de toda duda que la tisis (tuberculosis) está producida por un defecto en la funcionalidad menstrual de la mujer.* Aún existen países que, en el lenguaje popular, la mujer que tiene la menstruación dice «estoy mala», «estoy enferma». Esta visión de la mujer perennemente enferma en lo físico, histérica y neurasténica en lo psíquico, ha sido una rémora de la medicina de todo el siglo XX y es hora de que la mujer sepa y sienta que su condición femenina nada tiene que ver con la enfermedad. De hecho, su esperanza de vida estadísticamente sigue siendo superior a la del hombre.

Un estudio minucioso de las relaciones de la mujer y la ciencia médica en el siglo XIX lo encontramos en la excelente obra de Barbara Ehrenreich y Deldre English, *For her own good;* contiene importantes motivos de reflexión tanto para la mujer como la ciencia médica.

La medicina actual considera que ha alcanzado un grado de desarrollo difícilmente superable; tiene respuestas, tratamientos y explicaciones para casi todo; pero también los médicos del siglo XVIII, XIX... pensaban lo mismo cuando aplicaban conceptos y tratamientos que hoy nos parecen ABERRANTES; hacia 1860 el médico inglés Isaac Baker Brown puso de moda la clitoridectomía, pese a la oposición de muchos de sus colegas, aunque todos coincidían en que era imprescindible *en casos de ninfomanía, de masturbación incurable o de crecimiento antinatural del órgano.* Parece que estamos escuchando a los doctores de la Inquisición cuando quemaban a los epilépticos por *endemoniados* seis siglos antes. ¿Qué opinarán los médicos del siglo XXII de la terapia hormonal sustitutiva, de los anovulatorios orales, de la ligadura de trompas...? Nosotros no sabremos nunca la respuesta, pero una buena dosis de humildad a la hora de airear el progreso científico nunca podrá ser mucha. Una visión crítica en cualquier aspecto del saber humano —y esto incluye la medicina— es no solamente saludable, sino exigible. Los pioneros de la ciencia casi siempre terminan en el terreno de lo «heterodoxo», lo marginal; la incomprensión y el desprecio de los poderes académicos que defienden parcelas de poder no son un invento de nuestro tiempo. Mientras se sangraba y cauterizaba en nombre de la ciencia, los remedios sencillos e inocuos de toda la vida se seguían desplazando por «poco científicos», «anacrónicos» y «superados». Esa sagrada regla de las terapias naturales **PRIMUM NON NOSCERE** (primero no hacer daño) se relegó al olvido con terapias eminentemente agresivas, cuyo beneficio teórico en ocasiones era peor que la enfermedad en sí misma.

Si comprendemos, aunque sea de manera superficial, el funcionamiento del sistema hormonal, fácilmente entenderemos que nada hay de patológico en los cambios que en él o por él se producen. A lo largo del libro resumiremos de forma concisa el funcionamiento de los ovarios para que la mujer entienda que su menstruación y todos los síntomas que giran en torno a ella no son una enfermedad.

Por dónde empezar

Mire su cuerpo como un solo órgano funcional, no como la suma de un conjunto de estructuras; la división, especialización y estudio de las distintas partes del organismo no tiene sentido si perdemos de vista su globalidad: cualquier tratamiento o actuación sobre una zona determinada se refleja en todo su funcionamiento. La división en estructuras, sistemas u órganos debe ser un mero «mapa de carreteras», un plano que nos permita situarnos en el territorio global de nuestro cuerpo.

Visite regularmente a su ginecólogo/a.

Conozca perfectamente la anatomía y funcionamiento de sus órganos genitales, despeje cualquier duda consultando a un especialista.

Asegúrese siempre de que el tratamiento que usted recibe no influye negativamente sobre su sistema hormonal o el resto de su organismo.

Anote cuidadosamente los efectos que sobre sus ciclos menstruales y ovulación producen la toma de medicamentos, los cambios de hábitos dietéticos, los viajes, las tensiones emocionales o el cansancio.

Duerma un mínimo de siete horas y no utilice sustancias artificiales para conciliar el sueño.

Haga ejercicio físico regularmente, siempre de acuerdo con su edad y constitución. Camine por lo menos una hora diaria.

No se fíe de su memoria, anote siempre en un calendario o agenda los ciclos menstruales y su duración, también es interesante anotar la fecha de la ovulación si nota los síntomas.

Anote los síntomas relacionados con su aparato genital, cambios en la cantidad o características del flujo, irritaciones, picores, relaciones o prácticas sexuales inusuales para usted.

Mantenga una dieta sana y equilibrada. Controle siempre el peso, no por razones estéticas, por un cuestión de salud.

Tómese su tiempo para comer, coma despacio y mastique bien; no haga nunca ejercicio después de comer, un ratito de reposo es la práctica ideal, aunque no es necesario dormir la «siesta»: puede leer, escuchar música, hacer punto, escribir a los amigos; cualquier actividad que la relaje y no le exija esfuerzo físico o mental.

Practique de forma regular —cada día, si es posible— alguna técnica que le ayude a controlar su mente y tensión nerviosa: yoga, relajación, meditación, taichi, etc.

Cuidado con las adicciones. No consuma excitantes, café, té, cola, alcohol, tabaco y drogas en general. Los excitantes de cualquier tipo acaban pasando factura. Si puntual o habitualmente los utiliza, sea consciente de ello, no se autoengañe o busque justificaciones inexistentes; sea moderada.

Tome suficiente cantidad de líquidos, preferentemente agua mineral sin gas y mejor a temperatura ambiente. Las bebidas muy frías o muy calientes nunca son recomendables.

Mantenga una escrupulosa higiene corporal, pero no utilice nunca desodorantes vaginales, la vagina no huele mal: huele a vagina, que es su olor natural; no utilice nunca jabones alcalinos y no recurra a las duchas vaginales, no hay nada que limpiar en el interior de la vagina, los fluidos corporales se encargan en eliminar todos los restos innecesarios.

No deje que sus posiciones ideológicas o religiosas influyan sobre su salud o su sexualidad, las ideas y las creencias deben estar al servicio de las personas ayudándoles a vivir más y mejor. En cualquier caso, es una decisión personal que solo le compete a usted y nunca a los que la rodean.

Cómo utilizar este libro

ESTE modesto libro pretende abrir la mente de las lectoras, trata de ENSEÑAR, pero evidentemente está limitado al terreno divulgativo. No puede ser utilizado como un manual de autotratamiento —la función del especialista en el diagnóstico de una enfermedad es fundamental—; quiere únicamente informar de que existen técnicas diferentes a las utilizadas en medicina alopática para abordar el cuidado de muchas enfermedades y también las propias de la mujer. A los especialistas quiere también recordarles la existencia de técnicas COMPLEMENTARIAS para el tratamiento de muchas patologías que no tienen por qué plantearse únicamente como ALTERNATIVAS; pueden ser perfectamente compatibles con otras terapias alopáticas minimizando los efectos de la yatrogenia, cada vez más preocupante.

Como complemento, puede encontrar en esta obra las indicaciones para combatir pequeños problemas de salud, que no por ser problemas menores carecen de importancia; casi siempre es mejor un remedio simple o la orientación adecuada a tiempo que el más eficaz de los remedios o las orientaciones cuando la enfermedad ya se ha instaurado.

Visite regularmente a su ginecólogo. Recuerde que está para ayudarla y aconsejarla objetivamente, no para obligarla a seguir ningún tratamiento en contra de su voluntad. Si se siente presionada o coaccionada en alguna medida, cambie de especialista. Nadie tiene la solución a todos los problemas.

Recuerde que la comunicación es vital entre cualquier especialista de la salud y su paciente, tanto en el tratamiento como en la prevención; plantéele todas sus dudas y exija respuestas claras y asequibles a su nivel de preparación.

No oculte jamás al especialista ninguna información que deba conocer, incluido el uso habitual u ocasional de cualquiera de los productos citados en esta obra.

Si el especialista no entiende su postura de querer utilizar los medios más naturales e inofensivos posibles para cuidar su salud, cambie de especialista; la que toma medicamentos y puede sufrir efectos secundarios es usted y tiene perfecto derecho a elegir.

En materia de salud existen defensores y detractores acérrimos tanto de los tratamientos naturales como de los alopáticos; cualquier postura extrema es nefasta, ambos métodos convergen en muchas cosas y difieren en otras, pero en la inmensa mayoría de los casos son perfectamente compatibles y complementarios; adopte posturas críticas, pero nunca radicales.

Respete escrupulosamente la legislación de su país en materia de medicamentos y complementos dietéticos.

Respete las indicaciones en cuanto a forma de uso y dosificación de los laboratorios fabricantes; las expuestas en esta obra corresponden a concentraciones estandarizadas, pero pueden existir diferencias.

La dosificación de extractos alcohólicos está indicada para productos estandarizados con una concentración habitual de 1:1.

La dosificación de tintura madre se señala para productos estandarizados con una concentración habitual de 1:10.

Existen otros preparados, como los aceites esenciales o extractos secos nebulizados, muy activos y cuyo uso debe quedar restringido a los especialistas, hecho por el cual no se incluyen en esta obra.

Tenga siempre presente el contenido alcohólico de los extractos fluidos y tinturas madre, por la interacción del alcohol con algunos productos, tratamientos de deshabituación alcohólica, problemas epilépticos o alteraciones neurológicas.

Los extractos fluidos, tinturas madre y polvo de planta deben tomarse siempre diluidos en un poco de agua, zumo o infusión, nunca directamente.

Las dosificaciones están planteadas para mujeres adultas o que ya han pasado la pubertad, a las que va dirigido este libro; no son aplicables a niñas antes de la edad adulta.

Utilice siempre la denominación científica de la planta para asegurarse de que es la correcta: los nombres comunes pueden variar según el país o incluso las zonas de un mismo país.

Los productos homeopáticos requieren una elección específica, por lo que deberá buscar información adicional sobre sus modalidades si desea utilizar alguno. La estructura de esta obra hace inviable la inclusión de todas sus características. Tenga presente que su forma de uso no corresponde con la dosificación o uso farmacológico tradicional. La homeopatía es sumamente efectiva, pero requiere una gran habilidad y conocimiento; las indicaciones que se plantean en esta obra corresponden a los remedios más frecuentes; aunque pueden existir alternativas igualmente válidas no reseñadas, se han realizado únicamente para las personas con conocimientos previos de homeopatía. Los gránulos homeopáticos deben administrarse siempre por vía sublingual con el estómago vacío y 20 ó 30 minutos antes de las comidas; la frecuencia de las tomas puede oscilar desde una diaria o semanal —para las altas diluciones y tratamientos de fondo— hasta cada pocos minutos en las crisis agudas, con un distanciamiento progresivo cuando se observa la mejoría. La dosis media recomendable se sitúa entre los 2 y 5 gránulos por toma. Para las fórmulas compuestas por varios productos puede recurrirse a los preparados farmacéuticos en gotas que hacen más cómodas las tomas.

Las sales de Schüssler se encuentran en el mercado en forma de tabletas, gránulos y trituraciones, todas ellas preparadas sobre una base de lactosa (las personas alérgicas a la lactosa pueden solicitar preparados en gotas u otro tipo de excipientes); se toman siguiendo las mismas pautas de la homeopatía. La frecuencia, salvo en las crisis agudas en las que puede incrementarse, suele ser de tres tomas al día.

Los oligoelementos, que constituyen un instrumento terapéutico insustituible, pueden encontrarse en el mercado bajo diferentes formatos, por lo que deberán respetarse siempre las indicaciones del laboratorio productor. Personalmente prefiero los preparados con gluconatos. Se administran preferentemente en ayunas, tomando directamente el contenido de la ampolla o las gotas prescritas diluidas en agua mineral sin gas, por vía sublingual;

es importante mantenerlos un par de minutos en la boca antes de tragar.

Es posible que si usted busca información adicional sobre alguno de los productos citados en este libro encuentre que pueden tener cierto nivel de toxicidad. No se preocupe, las dosis e indicaciones están señaladas teniendo presente estos parámetros, y si en algún remedio o dosificación existe un riesgo adicional está claramente reseñado. La diferencia entre un medicamento y un veneno muchas veces está en la cantidad administrada; el producto más inofensivo puede causar daño si se abusa de él o se usa de forma inadecuada. Decía Paracelso: *Un tóxico puede ser un remedio, y un remedio puede ser un tóxico. Todo depende de la dosis.*

Así pues, no sobrepase las dosis indicadas, no obtendrá mejores resultados por tomar mayores cantidades.

Respete las frecuencias de toma antes, durante, después o fuera de las comidas; la absorción de un producto puede ser diferente dependiendo del momento en que se toma.

Observe siempre las respuestas individuales y consulte cualquier duda con su especialista, pueden existir niveles de tolerancia diferentes según cada individuo.

Si usted sufre alguna alergia medicamentosa, consulte siempre con su especialista antes de iniciar la toma de cualquier producto.

Huya siempre de los «cócteles», tanto de medicamentos como de productos naturales; pueden existir sinergias en la forma de actuar de los mismos que no siempre se pueden prever. Es mejor elegir tratamientos que cubran las necesidades específicas de cada persona.

Recuerde que siempre es mejor prevenir. Este libro está especialmente orientado a la prevención, el tratamiento específico compete siempre a un especialista. No sustituya nunca un tratamiento de medicamentos por los remedios citados en este libro sin contar con la opinión de su especialista.

Escuche la voz de su organismo que le habla a través de los síntomas: no se limite a acallarlos.

Los remedios citados en este libro no son panaceas, no hacen milagros, son recursos de salud para utilizar con mesura y moderación, no les pida aquello que no pueden proporcionarle y huya siempre de quien le promete resultados «mágicos». Nuestra función es ayudar a la naturaleza a recuperar la salud, no usurpar sus procesos biológicos. No existen soluciones mágicas; solamente una buena prevención y el trabajo constante puede hacernos vivir con mayor calidad de vida.

Sea consciente de que la actitud frente a la enfermedad es de vital importancia. Lo que usted haga por su salud no puede hacerlo nadie más. No espere a estar mal para poner manos a la obra.

Es imposible abordar en un libro divulgativo todas las patologías o problemas que pueden afectar a la mujer; he realizado una selección personal según criterios que se atienen a recoger aquellos problemas más comunes o aquellos que, siendo menos comunes, están aumentando en su frecuencia. He contrastado con otros profesionales esta selección, pero sigue siendo una observación parcial de la problemática. Lamento sinceramente si esta selección ha dejado fuera algún tema que resultara interesante para los lectores, y especialmente para las lectoras. He procurado utilizar los mínimos conceptos técnicos que me ha sido posible, pero soy consciente de que algunos capítulos incluyen más de los deseables para la lectora o el lector medio; espero que, pese a todo, se entienda la idea general de cada uno de los problemas planteados. Si se han incluido estos apartados, es sencillamente por la necesidad de justificar las afirmaciones planteadas, de manera que las lectoras o lectores interesados en profundizar o investigar en un enfoque terapéutico diferente tengan un punto de partida consistente y se entienda claramente que existe un fundamento claro detrás de cada enfoque terapéutico.

Al final de aquellos capítulos o apartados que he considerado oportuno, he incluido un pequeño resumen a modo de reseña bajo el título TRATAMIENTO BÁSICO, correspondiente a un esquema típico de abordaje inicial que establece el tratamiento que habitualmente resulta más efectivo y simplifica la elección entre el conjunto total de productos u opciones terapéuticas. Constituye únicamente un punto de partida para la individualización del tratamiento, pero facilita un esquema-guía a aquellos lectores que no estén familiarizados con este tipo de terapias. No obstante, las diferencias individuales hacen necesario no descartar ninguna opción. Corresponde al profesional el diagnóstico e individualización de cada tratamiento, por lo que es responsabilidad exclusiva de cada lector la aplicación práctica de la información recogida en esta obra sin una supervisión especializada.

La pubertad femenina

Si usted es una mujer adulta y hace algunos años que menstrúa o incluso se halla ya en la menopausia, quizá sienta la tentación de saltarse este capítulo e ir directamente a otro que le interese más. Pero quizá tenga hijas o piense tenerlas, nietas, amigas o conocidas a las que en un momento determinado pueda aclarar algún concepto de los que aquí se exponen. En cualquier caso, léalo por usted misma; el funcionamiento del sistema hormonal y los cambios que se producen en el organismo son más comprensibles si los observamos en perspectiva; recordar cómo se producen ciertos fenómenos en el organismo puede servirle para comprender mejor los síntomas y signos que genera su cuerpo.

El desarrollo del sistema hormonal es un proceso sincronizado en el tiempo, con el objetivo de proporcionar a la mujer una fisiología resistente y sana; si en algún momento —y este hecho puede producirse en el inicio del desarrollo hormonal— el equilibrio se rompe, la mujer puede arrastrar un mal funcionamiento que tiende a cronificarse o que, en el mejor de los casos, aparece y desaparece en función de determinadas variables como el cansancio, el peso, la toma de medicamentos, etc.

LOS PRIMEROS SÍNTOMAS

La época de la adolescencia se sitúa entre los doce y los dieciséis años, es un espacio de tiempo amplio que se caracteriza porque en él se suceden una serie de cambios físicos y psicológicos con mucha rapidez, unos más evidentes que otros. El resultado de este proceso de transformación desde la pubertad da como resultado la persona adulta y la diferenciación psicofísica de ambos sexos. Los chicos pueden crecer de 12 a 15 centímetros y las chicas de 10 a 12 en el transcurso de un solo año. Es la época del «estirón». En las chicas, los cambios morfológicos exteriores suelen comenzar alrededor de los 10 años: es el periodo prepuberal. Los primeros cambios se notan en las mamas, en la zona de los pezones, que empiezan a abultarse dando origen al llamado botón mamario, que es el exponente externo del crecimiento del tejido mamario subyacente. De forma paralela comienza a desarrollarse lentamente el útero y pueden aparecer ligeras molestias en el vientre, siempre fugaces y de poca intensidad, que con frecuencia se asocian más a trastornos digestivos que al desarrollo hormonal. Algo más tarde suele aparecer el vello púbico; el vello en las axilas empieza a salir bastantes meses después, desarrollándose también las glándulas que producen la transpiración. Y aparecen los primeros signos de acné, del que hablaremos más adelante. El tamaño del útero seguirá aumentando progresivamente, convirtiéndose en una estructura musculosa, los labios externos de la vulva se ensanchan, los ovarios se agrandan hasta alcanzar el tamaño aproximado de una almendra. El cuerpo de las chicas se vuelve más redondeado, se observan las curvas, las caderas se tornan más prominentes, hay un incremento importante del peso y la estatura y comienzan a cambiar las características del flujo vaginal.

La niña alcanza la madurez con la aparición de la primera regla llamada *menarquia*. En el periodo posterior, que puede durar hasta los 18 años, se acabará de conseguir la madurez física y sexual, regularizándose los ciclos menstruales y la ovulación —las primeras menstruaciones pueden tardar hasta dos años en normalizarse por completo—, finalizando el crecimiento total y completando también el desarrollo de las mamas. Los órganos reproductivos están ya en condiciones de procrear pero, sobre todo, su desarrollo fisiológico como mujer, al margen de la reproducción, está completo. Las diferencias entre los cuerpos de los chicos y las chicas se conoce como dimorfismo sexual y se hace patente para todos aquellos que los rodean.

Normalmente las niñas suelen tener su pubertad y primera menstruación en la misma época que la madre o las mujeres de la línea paterna, pero esta consideración no es una fórmula inalterable. Hay que tener en cuenta las variables de la raza y el país, pues pueden existir algunos años de diferencia entre unos y otros, y en esta época de la vida «un año es una eternidad» para ellas: recordemos las ganas que todos teníamos entonces de *ser mayores.*

Tanto la maduración física temprana como la tardía influyen psicológicamente en la adolescencia. Los chicos y chicas con una madurez precoz conquistan una situación social de «prestigio» dejamos de tratarlos como a niños, son más populares en el colegio y en el barrio, ambos son más adultos y suelen convertirse en líderes del grupo, y, si los cambios morfológicos van acompañados de una buena madurez psicológica, se convierten en individuos con **unos niveles de autoestima mayor** (Jones y Bayley). Los adolescentes que maduran de forma tardía son tratados durante más tiempo como niños, lo cual puede generar ciertos niveles de inseguridad si se comparan con otros compañeros o amigos de la misma edad. En esta etapa se desarrolla la identidad propia de cada individuo, y conviene mantener una actitud cercana, pero respetando siempre la creciente búsqueda de autonomía e intimidad; esto no siempre resulta fácil, pero debemos ser conscientes de que sus cambiantes estados anímicos y su enfrentamiento a los padres y la sociedad corresponde a un fenómeno muchas veces incontrolable para ellos y, por otra parte, necesario para su evolución.

LOS OVARIOS Y LA MENSTRUACIÓN

Damos el nombre de menstruación a la expulsión de una secreción sanguinolenta a través de la vagina que aparece en forma periódica cada 28 días, proveniente del útero, y tiene una duración de tres a cinco días, siendo el resultado de un ciclo hormonal.

Esto no es una clase de fisiología, pero se hacen necesarios algunos apuntes específicos que faciliten nuestra comprensión del tema que estamos tratando.

Los ovarios se localizan a ambos lados del útero en la fosa ovárica, en la pared lateral de la pelvis y al lado de los riñones. El ovario es la glándula sexual femenina, y cuenta con dos funciones bien definidas:

— Desarrollar células aptas para la reproducción.
— Secretar estrógenos y progesterona que controlan el ciclo hormonal, los caracteres sexuales secundarios, el desarrollo de los órganos sexuales y las glándulas mamarias.

La ovulación se produce generalmente en el día 14 después del primer día del último periodo menstrual; muchas mujeres perciben este momento de manera precisa por los cambios que se producen en su organismo.

En el interior del ovario se encuentra el estroma cortical que contiene folículos ováricos con un ovocito. Cuando la mujer nace, cuenta ya con una dotación de unos dos millones de ovocitos; cuando llega a la pubertad, cada uno de sus dos ovarios contiene de trescientos a cuatrocientos mil ovocitos; de todos ellos solo de cuatrocientos a quinientos llegarán a convertirse en óvulos. En cada ciclo menstrual se desarrollan de quince a veinte folículos, pero solo uno se convertirá en un óvulo maduro, mientras los demás degeneran. El óvulo maduro se libera de su pared folicular y se dirige hacia la trompa de Falopio, en lo que conocemos como ovulación. Los restos del folículo forman el cuerpo lúteo o amarillo.

Las *trompas de Falopio* son unas estructuras tubulares de unos 10 a 15 centímetros de longitud que conectan los ovarios con el útero, y es a través de ellas como el óvulo discurre hasta la cavidad uterina. Si no se produce la fecundación, este involuciona y desaparece. En el caso de que el óvulo no sea fecundado, llega al endometrio, pero, al no tener la respuesta hormonal que el organismo produce en el momento que capta al óvulo como fecundado, se elimina con el resto de la pared endometrial, formando la menstruación. En el ovario, el cuerpo amarillo se degrada y desaparece. Nuevamente se iniciará el ciclo de 28 días aproximadamente.

Para que todo este proceso se lleve a cabo de manera sincronizada, tienen que producirse una serie de cambios en el sistema hormonal de manera absolutamente precisa. El hipotálamo, la hipófisis y los ovarios son los órganos directamente implicados en dicho mecanismo. El *hipotálamo* se corresponde con la base del cerebro, en él confluyen estímulos nerviosos y respuestas psíquicas, está directamente conectado con la corteza cerebral y a través de complejos mecanismos bioquímicos el hipotálamo libera unas sustancias llamadas *factores de liberación* encargadas de actuar sobre la hipófisis.

La *hipófisis*, también conocida como glándula pituitaria, es una glándula endocrina que en su lóbulo anterior segrega tres hormonas que regulan la actividad menstrual y estimulan la ovulación. Estas hormonas son: FSH (folículo estimulante), LH (luteinizante) y prolactina. Su forma de actuar puede resumirse de la siguiente manera:

— FSH (folículo estimulante), actúa sobre los ovarios induciendo la maduración de los folículos ováricos.
— LH (luteinizante), induce la ovulación y la formación del cuerpo amarillo.
— PROLACTINA (luteotrófica), juega un papel fundamental en la lactancia.

Con arreglo a la función y el predominio de cada hormona, podemos distinguir: predominio de la hormona folículo estimulante, comienza el primer día de la menstruación, en la llamada fase folicular, que dura de doce a catorce días y hace posible la maduración del folículo junto a la secreción de estrógenos del mismo folículo; la máxima presencia de esta hormona la encontramos justo antes de la ovulación. Un brusco aumento de la hormona luteinizante estimula la ovulación y también se eleva sensiblemente el nivel de progesterona. Después de la ovulación comienza la fase llamada lútea que dura aproximadamente catorce días, tras los cuales los niveles disminuyen hasta los valores más bajos. En esta etapa aumentan los niveles de progesterona inducida por la secreción del cuerpo lúteo, que prepara el cuerpo de la mujer para la gestación a la vez que en el útero el endometrio aumenta de tamaño engrosándose, proliferando vasos sanguíneos y glándulas. Al no producirse la fecundación, el cuerpo lúteo se degenera provocando la bajada de los niveles de progesterona y los estrógenos. Es en esta fase cuando hablamos de supresión hormonal, la pared endometrial pierde el engrosamiento sufrido y se desprende produciéndose la menstruación.

Todos estos mecanismos, que he tratado de simplificar al máximo, deben ser muy precisos, y para ello el organismo cuenta con sus propios «medidores», que le advierten cuándo se alcanzan las proporciones adecuadas de cada hormona; la presencia de una o varias hormonas inhibe o activa la secreción de otras por parte de la hipófisis, que recibe las órdenes del hipotálamo como si este fuera una gran computadora que procesa toda la información.

Todo esto, que es un proceso tan natural como complejo pueda parecer, es importante que sea conocido por las niñas y adolescentes. Siendo su capacidad de aprendizaje tan alta en estas edades, cuando cuenten con información fiable se reirán de tópicos difundidos con excesiva ignorancia. Algunos de los más comunes son tan absurdos como:

- — No hay que ducharse o bañarse durante la menstruación, pues se producen dolores y se corta la menstruación.
- — No hay que lavarse la cabeza durante la menstruación, pues hace que la sangre se vaya a la cabeza y se corte la menstruación.
- — No se deben comer frutas ácidas, sobre todo limón.
- — No se debe hacer ejercicio físico, pues aumenta la menstruación.
- — No se debe comer tomates.
- — No se debe tomar el sol.
- — No se pueden mantener relaciones sexuales durante la menstruación.
- — No debe masturbarse durante la menstruación, pues aumentan los dolores.

Solo la función de los padres y educadores pueden evitar que este tipo de ideas y otras tan disparatadas sigan manteniéndose vigentes. Es importante que, desde niñas, las mujeres entiendan que durante su menstruación pueden llevar un ritmo de vida completamente normal y que solo depende de ellas aceptar cualquier limitación.

EL DESARROLLO TARDÍO

Cada adolescente tiene un ritmo de desarrollo que no podemos ni debemos forzar, pero, si comprobamos que el desarrollo hormonal de nuestra hija se retrasa, tenemos que empezar a considerarla y tratarla ya como una adulta; la menstruación es un hecho fisiológico más, pero es probable que ella ya se sienta bastante «distinta» por no tenerla como el resto de sus amigas. En cualquier caso, si también observamos una cierta demora en su desarrollo morfológico, además de consultarlo con su pediatra, podemos tomar algunas medidas que explicaremos a lo largo del capítulo; con todo ello comprenderá que nos preocupamos por ella, que tratamos de ayudarla y que existen vías para conseguir nuestros objetivos. Es especialmente importante que viva la situación sin sentirse «enferma», rara o distinta al resto de las niñas. Las chicas de 13, 14 ó 15 años que internamente anhelan ser consideradas como mujeres, identificarse con hermanas mayores, madres, actrices, profesoras, que miran a los chicos guapos y comienzan a hacer sus prácticas de maquillaje no se suelen sentir muy bien en las salas de espera de los pediatras junto a un sinfín de niños pequeños que lloran y corretean mientras esperan que se los pese, mida y atiborre de vacunas para salir refunfuñando con una piruleta. Hay que tener el tacto suficiente como para llevar la situación con normalidad y una buena dosis de humor, que, como sabemos, puede ser de gran ayuda en situaciones tensas. Si el pediatra confirma que no hay nada raro y simplemente es un retraso constitucional, podemos ayudar al desarrollo de ese organismo aportando algunos «materiales» que quizá necesite. Primero comprobaremos que la estatura y el peso se corresponden, pues tanto un exceso ponderal considerable como muy por debajo del normal pueden originar trastornos en el desarrollo hormonal. Tendremos que establecer las pautas dietéticas adecuadas como para que el peso se normalice dentro de unos márgenes razonables; si no contamos con conocimientos para ello, la ayuda de un dietista puede simplificar el problema.

Alimentación

En la adolescencia los requerimientos de nutrientes en el organismo son muy altos y pueden hacerse necesarios complementos dietéticos específicos. La consideración «académica» de que en una dieta en la que estén presentes todos los grupos de alimentos básicos no hay carencias es completamente FALSA. Los estudios serios e independientes sobre nutrición demuestran lo contrario. La agricultura intensiva y la producción de carne y pescado en granjas solo tienen en cuenta la cantidad producida; la calidad no se mide por la presencia de micronutrientes o la biodisponibilidad de los mismos, sino por el aspecto y el rendimiento económico. No es lo mismo comestible que nutriente. En esta época del desarrollo es imprescindible una dieta muy rica en sales minerales y vitaminas, con muchos alimentos crudos para no perder determinas sustancias al cocinarlos; ensaladas, verduras y frutas abundantes tienen que ocupar un lugar privilegiado en la mesa, pues ayudarán, además, a crear unos hábitos alimenticios de los que podrán beneficiarse el resto de su vida adulta. También los productos energéticos ricos en hidratos de carbono, como los copos de cereales, pastas, pan, arroces y legumbres, deben estar presentes en la cantidad necesaria para compensar el gasto energético del propio desarrollo orgánico y el considerable ejercicio físico que suelen realizar en esa época. Las proteínas de origen animal, carnes, pescados, lácteos y huevos se tomarán sin abusar de los mismos. Recordemos que un gramo de proteína por kilo de masa corporal y día es suficiente para el adulto; en el periodo de desarrollo tales cantidades pueden llegar a duplicarse, pero no conviene superar estos totales. Los **frutos secos,** que son una excelente fuente de energía y minerales, una **cucharadita diaria de polen** y otra de **germen de trigo** constituirán un beneficioso complemento en estas edades.

Como el útero está en desarrollo, tenemos una razón añadida para tratar de mantener una frecuencia intestinal regular, evitando así congestiones en la zona pélvica que dificulten la normal irrigación de la zona. Para que no se produzca estreñimiento, vigilaremos que no falte la cantidad de fibra necesaria; suelo recomendar el **lino** como regulador intestinal (dos cucharaditas puestas a remojo en un vaso de agua tibia en la que se disolverá una cucharadita de miel —mejor tomar el preparado aún caliente y fuera de las comidas).

Las adolescentes con tendencia a irritabilidad nerviosa, temblores, sudor excesivo en las manos, contracturas y espasmos musculares, cólicos intestinales, etc., pueden complementar su dieta con un aporte de **magnesio** de visible y rápido efecto. Recomiendo siempre la forma de **glicerofosfato de magnesio** a razón de 300 mg/día. Recordemos de paso que es la época de mayor y más rápido crecimiento del sistema óseo y que el 70 % del magnesio de nuestro organismo se localiza en los huesos.

Habrá que prestar especial atención tambien a los niveles de **hierro, ácido fólico y vitamina B,** en los que incidiremos más tarde al hablar de la anemia.

Tratamiento con fitoterapia

Si la menstruación se retrasa, no empezaremos nunca el tratamiento con productos que traten de provocarla directamente —como es el caso de la artemisa, salvia, caléndula, etc.—. El uso de plantas emenagogas es el último recurso y debe aplicarse *después de normalizar en lo posible el conjunto total del organismo.* En primer lugar, prestaremos especial atención al sistema nervioso. Las tensiones emocionales propias de esta etapa, unidas al sobreesfuerzo intelectual en los estudios y la situación de franco enfrentamiento con el entorno, requieren algunos tónicos que regulen y fortalezcan el sistema nervioso, por la relación directa que este tiene con la actividad del sistema hormonal. Mi planta preferida en estos casos es la **Avena sativa;** suelo recomendar los preparados en gotas que se añadirán a una decocción de **ortiga** *(Urtica dioica L.)* por su efecto remineralizarte y tónico general.

Extracto Fluido de ***avena (Avena sativa L.),*** 20 gotas después del desayuno, comida y cena.

Tintura Madre de ***avena (Avena sativa L.),*** 30 gotas después del desayuno, comida y cena.

Ortiga ***(Urtica dioica L.).*** Se utilizan preferentemente las hojas. Una cucharilla por vaso de agua, hervir tres minutos y dejar reposar. Se tomará tres veces al día.

Las adolescentes deberán dormir las horas necesarias —no menos de 8 horas—, pues, si no descansan de forma adecuada, el sistema hormonal no funcionará correctamente. Una infusión de melisa antes de acostarse o la mezcla de **melisa y manzanilla** proporcionarán un sueño relajado y tranquilo. Si los niveles de ansiedad son altos, podemos recurrir a las infusiones de **azahar.**

Melisa *(Melissa officinalis L.)*

Una cucharadita de postre por taza, preparada en infusión. Dejar reposar tres minutos y tomar caliente.

Manzanilla *(Anthemi nobilis L.)*

Una cucharadita de postre por taza, preparada en infusión. Dejar reposar 10 minutos bien tapada y tomar caliente.

La proporción será de 50 gramos de **melisa** y 20 gramos de **manzanilla** si optamos por la mezcla de ambas plantas, procurando que esta mezcla sea lo más homogénea posible. Dos cucharaditas por vaso de agua preparada en infusión que se dejará reposar tapada durante cinco minutos; tomar bien caliente poco antes de acostarse.

Azahar *(Citrus aurantium L.)*

Antiespasmódica, sedante y ligeramente hipnótica; su utilización en trastornos nerviosos e intranquilidad es tan antigua que el «agua de azahar», preparada en las boticas durante muchos años, fue remedio de emergencia para «sustos y sobresaltos» de distinta naturaleza en todos los botiquines domésticos. Se prepara en infusión a dosis de 10/15 gramos por litro dejando reposar 15 minutos.

Extracto Fluido de azahar ***(Citrus aurantium L.)***, 20 a 30 gotas tres veces al día.

Tintura Madre de azahar ***(Citrus aurantium L.)***, 30 a 40 gotas tres veces al día.

Carece de efectos secundarios en las dosis indicadas.

Cayena ***(Capsicum frutescens L.)***

Por su alto contenido en capsicina, debe ser tomada bajo la supervisión del especialista. Podemos, sin embargo, utilizarla para sazonar los alimentos a los que proporciona sabor picante; la tolerancia al picante es algo muy personal, pero conviene no abusar, se trata solo de un *toque* picante, es mejor un uso continuado de pequeñas dosis en los alimentos que grandes dosis aisladas. La cayena produce una estimulación general del organismo —principalmente el ritmo digestivo y circulatorio— y tiene efectos sinérgicos, mejorando la asimilación de otros preparados de plantas.

Azafrán ***(Crocus sativus L.)***

Otra planta que no suele faltar en la cocina como colorante y saborizante natural en la preparación de arroces y pastas, y que puede resultar adecuada en caso de desarrollo hormonal tardío. Tampoco conviene abusar, ya que a dosis muy elevadas puede producir hemorragias y ser abortiva, pero puede utilizarse regularmente, su uso como condimento no entraña ningún riesgo. También el **perejil** ***(Petroselinum sativum L.)***, tan común en nuestras casas, es un buen aliado para completar la dieta por su actividad emenagoga.

Genciana ***(Gentiana lutea L.)***

Remedio tradicional en la adolescencia para favorecer el desarrollo hormonal. De intenso sabor amargo, se ha utilizado como aperitivo en numerosos tónicos para convalecencias, agotamiento físico, anemias, etc. Son tradicionales los vinos de genciana elaborados por maceración (unos 30 gramos de planta por litro de vino, dos cucharadas soperas antes de la comida y de la cena). Siempre que el organismo parece necesitar *un aguijón extra* proporcionará excelentes resultados, ya que estimula el apetito, la función digestiva y aumenta los glóbulos blancos. Se prepararán las hojas de la planta en infusión, 30 gramos por litro de agua. De dos a tres tazas al día, mejor antes de las comidas.

Tratamiento con sales de Schüssler

Las sales bioquímicas de Schüssler en dilución homeopática, que se utilizan en los retrasos generales del crecimiento, pueden ser muy beneficiosas en el desarrollo hormonal tardío, especialmente cuando el crecimiento óseo es también lento. Se recomienda la trituración de **Calcarea phosphorica D6,** una toma antes del desayuno, comida y cena.

Tramiento con homeopatía

Para esta aplicación concreta pueden ser especialmente necesarios los remedios constitucionales en altas diluciones; no obstante, existen algunos remedios de especial interés que se han mostrado muy activos como estimulantes del desarrollo, utilizados de forma individual según sus modalidades o en fórmula compuesta: **Pulsatilla 5 CH, Ferrum metallicum 4 CH y Calcarea carbonica 5 CH.**

Tratamiento con oligoterapia

Los oligoelementos **Zn + Cu** (cinc + cobre) actúan como reguladores endocrinos; los trastornos del crecimiento en la pubertad pueden aparecer ligados a disfunciones hipofisiarias que originan retrasos en el desarrollo general y genital. Una ampolla diaria tomada en ayunas dará excelentes resultados. Al existir distintos formatos en el mercado, deben respetarse las indicaciones del laboratorio productor. Personalmente prefiero los preparados con gluconatos.

Tratamiento con hidroterapia

El **baño genital** es una práctica saludable en esta época, ya que activa la circulación sanguínea de la zona pélvica y estimula los ovarios. La manera de realizarlo se explica en un capítulo específico.

Los **baños de milenrama** ***(Achillea millefolium L.)*** también resultarán beneficiosos, especialmente en las jovencitas con una circulación sanguínea difícil, frioleras, que siempre tienen las manos y los pies fríos. Para estos casos es más recomendable el baño de asiento de milenrama que el baño genital simple. Se preparará una infusión de 50 gramos por litro de agua, dejando reposar la mezcla 10 minutos y tras colar se aplica una vez fría.

TRATAMIENTO BÁSICO DEL DESARROLLO TARDÍO

Al levantarse: Una ampolla en ayunas de **Zn + Cu (cinc + cobre).**

DESAYUNO:

Incluirá un zumo natural con una cucharadita de polen y otra de levadura de cerveza.

Diez minutos antes del desayuno: Dos gránulos sublinguales de **Pulsatilla 5 CH.**

Después del desayuno: Decocción de tres minutos de una cucharadita de **ortiga** ***(Urtica dioica L.)*** por vaso de agua.

A media mañana: Una tableta sublingual de **Calcarea phosphorica D6.**

COMIDA:

Diez minutos antes de la comida: Dos gránulos sublinguales de **Pulsatilla 5 CH.**

Después de la comida: Decocción de tres minutos de una cucharadita de **ortiga** ***(Urtica dioica L.)*** por vaso de agua.

A media tarde: Una tableta sublingual de **Calcarea phosphorica D6.**

CENA:

Diez minutos antes de la cena: Dos gránulos sublinguales de **Pulsatilla 5 CH.**

Después de la cena: 20 gotas de **Extracto de avena *(Avena sativa L.)*** con un poco de zumo o agua.

Al acostarse: Baño genital.

EL DESARROLLO PRECOZ

Consideramos **pubertad precoz** al desarrollo puberal que se inicia en una edad inferior a la que es frecuente en una raza o país o cuando sucede antes de los ocho años; en estos casos siempre es necesario consultar al especialista. Como dato general, debemos tener presente que existen factores constitucionales o hereditarios en que la estructura física de la mujer (talla, peso, morfología, etc.) es superior a la de su edad, son las niñas «más grandes», aparentan más edad que la real, tienen un desarrollo óseo y morfológico precoz y suele corresponder a una actividad prematura del hipotálamo. Los desórdenes físicos que se producen no suelen ser importantes, pero hay que estar muy alerta, porque es muy probable que las niñas en estas circunstancias necesiten un apoyo extra en el terreno afectivo y psicológico. La madurez física no implica la madurez emotiva y suele ser recomendable un test de personalidad para asegurarse de que ha encajado bien este cambio.

Existe un desarrollo precoz, conocido como **seudopubertad,** al que se llega por un incremento hormonal producido por el mismo organismo o por la administración accidental, camuflada o deliberada de alguna hormona. Es decir, se iniciaría un cambio en el ritmo de maduración solamente en una parcela específica del mismo y no de manera global; puede haber incluso un aumento de hormonas que no correspondan con el sexo del individuo —en las mujeres, una presencia anómala de hormonas masculinas—. En muchas ocasiones, la simple presencia de hormonas en la orina puede aclarar la situación.

En estos casos hay que valorar especialmente la alimentación. Es posible que las carnes consumidas lleven incorporadas hormonas para facilitar el engorde de los animales y que pasen a la cadena alimentaria; las hay muy sofisticadas y pueden burlar los controles obligatorios realizados. En otros países simplemente *se tolera* la presencia de determinadas proporciones, pero estas cantidades pueden afectar de forma diferente a las personas. Del mismo modo, frutas y hortalizas reciben tratamientos hormonales, y si no se respetan los periodos en los que, *teóricamente,* desaparecen del vegetal antes de comercializarlo, pasarán también a la cadena alimentaria. Tengamos presente, por último, que algunos complementos elaborados para aumentar el rendimiento deportivo pueden tener estos mismos efectos. Hay que realizar, pues, un estudio meticuloso en cada caso, que debe estar únicamente en manos del especialista; pero las consideraciones dietéticas que hemos apuntado son igualmente válidas: su aplicación no puede acelerar el proceso en sí mismo, pero la respuesta global del organismo siempre será mejor.

Tratamiento con sales de Schüssler

La **Calcarea phosphorica D6** es un buen complemento siempre que se descarte la existencia de causas orgánicas patológicas causantes del problema. Se tomará antes del desayuno, comida y cena.

Tratamiento con oligoterapia

Los oligoelementos **Zn + Cu** (cinc + cobre), por su efecto regulador endocrino, pueden ser utilizados como tratamiento de terreno.

Tratamiento con homeopatía

Algunos especialistas recomiendan la utilización de **Phosphorus** o de los **nosodes diatésicos** en este tipo de problemas, pero personalmente solo he visto resultados con **homeopatía unicista** en muy altas diluciones, cuyo uso corresponde a un especialista.

LA ANEMIA

Hablamos de anemia cuando se produce una disminución sensible de glóbulos rojos y/o hemoglobina en la sangre que se constata analíticamente. Aparecen síntomas como palidez, cansancio, fragilidad en el pelo y las uñas y síntomas seudodepresivos. Ante esta situación, lo prioritario es hallar la causa que la produce. Estadísticamente los periodos de la vida en que más fácil resulta padecer anemia son el primer año de vida, la adolescencia y el embarazo. La OMS recomienda en la pubertad 12 mg de hierro/día a los varones y 16 mg/día a las mujeres.

Los trastornos nutricionales pueden ser causa de una aparición tardía de la primera menstruación, pero, además, desde el momento en que la mujer menstrúa con regularidad, la pérdida de hierro mensual es patente; conviene estar atentos a los niveles de hierro, especialmente en los casos de reglas muy abundantes o ciclos muy cortos.

La función esencial del hierro es formar parte de la hemoglobina y transportar el oxígeno a los distintos tejidos del organismo. En condiciones normales, nuestro organismo absorbe menos de 1/3 del hierro que ingerimos con la alimentación, y, si existen trastornos digestivos, los niveles no superan el 15-20 %. Si el consumo de hierro en la dieta es bajo, la absorción difícil y la pérdida mensual importante, LA ANEMIA ESTÁ SERVIDA.

Los primeros trabajos sobre la influencia de la dieta en las adolescentes se remontan a Louyse Bourgeois (1563-1636), que asoció la mala alimentación como factor de la anemia y fue la primera en tratar la clorosis, o anemia de los adolescentes, con hierro; todo ello en una época en la que muchas mujeres morían por la anemia causada por las constantes sangrías con sanguijuelas. Especial mención merece también Geoffoy, que, en 1705, fue el primero en detectar hierro en las cenizas de los vegetales; posteriormente, Nicolás Lemery y su hijo demostraron la presencia de hierro en distintos vegetales y completaron los conocimientos sobre el proceso de absorción desde el suelo hasta formar parte de la estructura del vegetal.

La mejor fuente de hierro indudablemente son los alimentos. Citaré algunos alimentos ricos en hierro que conviene estén presentes en la dieta en cantidades adecuadas:

Aves (carne oscura).
Atún y salmón.
Carnes rojas (ternera y buey).
Patatas horneadas con piel.
Marisco.
Sardinas.
Huevos.
Frutas secas —especialmente higos, ciruelas, albaricoques y pasas.
Frutos secos —almendras, pistachos, anacardos.
Levadura de cerveza.
Cacao.
Pan integral.
Cereales germinados.
Remolacha.
Brécol.
Verduras de hoja verde.
Melazas.
Algas.
Hígado (solamente si procede de animales criados sin piensos artificiales y tratados con medicamentos homeopáticos o naturales, pues en el hígado se almacenan muchos productos tóxicos que podemos consumir si no se degradan al cocinarlo).

Pero no siempre van a elevarse los niveles de hierro por tomar más alimentos —o en mayor cantidad— que lo contengan si existe un problema de absorción. Este síndrome puede ser debido a procesos inflamatorios gastrointestinales de repetición, parásitos intestinales o sustancias que dificultan la absorción. Las más comunes son: **fitatos, fosfatos, taninos, salvado, oxalatos y calcio** (algunas de estas sustancias se hallan encubiertas en los alimentos incorporadas como conservantes o complementos). En cuanto al calcio, sabemos que *su exceso disminuye los niveles de hierro en sangre,* mientras que otras sustancias, como la **vitamina C, el ácido ascórbico y la vitamina B_{12}** facilitan que sea absorbido. ATENCIÓN: el café puede tomarse en pequeñas cantidades, pero el té negro contiene taninos, potentes inhibidores del aprovechamiento del hierro.

No soy partidario de utilizar complementos de hierro salvo que formen parte de complejos minerales o vitamínicos en los que su absorción esté estudiada sobre la base de un equilibrio del preparado. En principio no debe tomarse el hierro aisladamente; es un poderoso oxidante para los tejidos, se elimina con dificultad y su concentración puede favorecer el desarrollo de las bacterias. Si, pese a todo, es necesario complementar la dieta, no utilizaremos nunca los preparados a partir del sulfato ferroso; la mejor fuente son los **gluconatos**. El **quelato de hierro** asimilado por levaduras es, en cualquier caso, el que muestra mejores niveles de absorción y siempre en cantidades no superiores a los **25 mg/día**.

El **ácido fólico** contenido en los alimentos se degrada con mucha facilidad durante la elaboración de los mismos, por lo que su carencia cada vez se hace más palpable entre la población; esta carencia inhibe el crecimiento celular afectando directamente a la producción de glóbulos rojos. Las principales fuentes de esta vitamina del grupo B son las verduras de hoja verde, la yema de huevo y las legumbres.

Las anemias producidas por falta de **vitamina B_{12}** deben determinarse analíticamente y necesitan un control y seguimiento especializado, detectándose con cierta frecuencia en personas vegetarianas que no saben compensar su dieta. Una dieta vegetariana bien equilibrada no tiene por qué originar esta carencia, ya que existe casi el doble de vitamina B_{12} en el *alga esperulina* que en el hígado animal.

Los suplementos de ácido fólico se toman en cantidades de 10 a 20 mg/día. Hay que señalar que no debe aportarse ácido fólico en las anemias producidas por falta de vitamina B_{12}, pues aumenta los requerimientos de dicha vitamina.

Como remedios tradicionales para el tratamiento de la anemia, además de las medidas dietéticas adecuadas, se han utilizado plantas que, si estudiamos su efecto global, además de aportar cantidades importantes de minerales tienden a normalizar el funcionamiento gastrointestinal mejorando por tanto la absorción.

Tratamiento con fitoterapia

Alfalfa *(Medicago sativa L.)*

La alfalfa es un reputado hemostático, por lo que volveremos a hablar de esta planta en el apartado de las menorragias e hipermenorreas. Es utilizada en los procesos anémicos tanto por sus cualidades hemostáticas —debidas a la vitamina K que contiene—, que facilitan el control de los procesos hemorrágicos y por tanto de la pérdida de hierro, como por su riqueza en sales minerales, vitaminas y proteínas, unidas a la presencia de ocho enzimas que regularizan y facilitan la absorción digestiva de nutrientes. Constituye, pues, un tónico excepcional en los procesos anémicos, convalecencias y cuadros asténicos.

Esta planta es muy versátil en su consumo; podemos utilizarla fresca como alimento, en forma de zumo, cocida como verdura o germinando sus semillas, deshidratada en polvo o en tabletas y, por último, en forma de infusión, extracto o tintura.

La infusión se preparará con una cucharadita de postre por taza de agua, dejándola reposar 10 minutos; tres tazas al día, mejor alejadas de las comidas.

Extracto Fluido de alfalfa *(Medicago sativa L.)*, 20 a 30 gotas, tres veces al día.

Tintura Madre de alfalfa *(Medicago sativa L.)*, 40 a 50 gotas, tres veces al día.

Efectos secundarios: Carece de efectos secundarios a dosis terapéuticas.

Incompatibilidades: Medicamentos estrogénicos, anticoagulantes y hemostáticos.

Contraindicaciones: Lupus eritematoso, trastornos de la coagulación.

Ortiga *(Urtica dioica L.)*

Esta planta contiene hierro, sílice, calcio, potasio, manganeso y azufre, también vitamina A, B_2, C y K, ácido pantoténico y fólico. Buen tónico general y remineralizarte, su uso tradicional en los procesos anémicos está plenamente justificado. La sopa de ortigas frescas —después de una adecuada maceración para eliminar el ácido fórmico— es un excelente plato capaz de satisfacer al paladar más exigente. Si no disponemos de la planta fresca para realizar la sopa de ortigas, podemos recurrir a la planta seca, 50 gramos por litro de agua, preparada en decocción de dos minutos. Se tomará preferentemente después de las comidas.

Extracto Fluido de ortiga ***(Urtica dioica L.)***, 30 a 40 gotas tres veces al día, mejor antes de las comidas.

Tintura Madre de ortiga ***(Urtica dioica L.)***, 50 a 100 gotas tres veces al día.

Efectos secundarios: Carece de efectos secundarios a las dosis indicadas. La sobredosificación puede producir reacciones digestivas, irritaciones en la piel y vías urinarias.

Contraindicaciones: No se han descrito a dosis terapéuticas.

Tratamiento con sales de Schüssler

Los dos remedios más tradicionales en el tratamiento de la anemia con sales de Schüssler son **Kalium phosphoricum D6 y Natrium sulphuricum D6.**

Tratamiento homeopático

Ferrum metallicum 4 CH alternado con **Calcium phosphoricum 5 CH.** Si la anemia se produce por menstruaciones muy abundantes, añadiremos **China 4 CH.**

Tratamiento con oligoterapia

La administración de los oligoelementos **Mn + Cu + Co (manganeso + cobre + cobalto)** estimula la producción de glóbulos rojos, mejora la sintomatología aparente de manera rápida y es perfectamente compatible con cualquier otra terapia. Puede estimularse la efectividad de la mezcla combinando **Cu + Au + Ag (cobre + oro + plata)** que permitirá potenciar el nivel de respuesta inmunológico.

TRATAMIENTO BÁSICO DE LA ANEMIA

Al levantarse: Una ampolla en ayunas de **Mn + Cu + Co (manganeso + cobre + cobalto).**

DESAYUNO:

Diez minutos antes del desayuno: Dos gránulos sublinguales de **Ferrum metallicum 4 CH.**

Justo antes de empezar a desayunar: Quelato de hierro 15 mg.

Después del desayuno: 20 a 30 gotas de **Extracto Fluido de alfalfa *(Medicago sativa L.)*** añadidas a una decocción de dos minutos de **Ortiga *(Urtica dioica L.)*** —una cucharadita por taza de agua.

A media mañana: Zumo de frutas ricas en **vitamina C.**

COMIDA:

Diez minutos antes de la comida: Dos gránulos sublinguales de **Ferrum metallicum 4 CH.**

Después de la comida: 20 a 30 gotas de **Extracto Fluido de alfalfa *(Medicago sativa L.)*** añadidas a una decocción de dos minutos de **ortiga *(Urtica dioica L.)*** —una cucharadita por taza de agua.

A media tarde: Dos comprimidos de **alga espirulina.**

CENA:

Diez minutos antes de la cena: Dos gránulos sublinguales de **Ferrum metallicum 4 CH.**

Después de la cena: 20 a 30 gotas de **Extracto Fluido de alfalfa *(Medicago sativa L.)*** añadidas a una decocción de dos minutos de **ortiga *(Urtica dioica L.)*** —una cucharadita por taza de agua.

EL ACNÉ VULGAR

La noticia publicada en *Journal of the American Academy of Dermatology*, 2001, 45:957-60 *(alrededor de la mitad de las mujeres experimentan brotes premenstruales de su acné)* no es desde luego ninguna novedad para la mayoría de ellas, que no necesitan la constatación científica de un hecho que observan todos los meses.

Aunque incluyamos este capítulo en la primera parte del libro como uno de los síntomas propios de la pubertad, que es el tiempo en que hace su aparición en escena, algunas mujeres lo sufren más allá de los cuarenta años; por eso los consejos aquí recogidos pueden ser útiles, independientemente de la edad.

El *acné vulgar* (pues existen otros tipos de acné) es un trastorno de la piel que suele aparecer en la adolescencia cuando por el desarrollo del sistema hormonal se segregan hormonas androgénicas y aumenta la actividad de las glándulas pilosebáceas localizadas en la piel, se desarrolla el vello, el tejido graso subcutáneo y las glándulas sudoríparas se ensanchan produciendo sudoración más profusa e intensa. Es la época de los «granos» y las «espinillas».

Se caracteriza el acné vulgar por la inflamación e infección producida por *propionibacterium acnes*, una bacteria que descompone los triglicéridos de la grasa (sebo) formando ácidos grasos libres que irritan el tejido subcutáneo en la base de los folículos pilosebáceos y zonas adyacentes. Sus síntomas cursan con la aparición de nódulos inflamados, quistes superficiales llenos de pus, pápulas, pústulas y, en algunas ocasiones, la dilatación del folículo piloso que se infiltra profundamente en el tejido produciendo inflamación interna y formando auténticos «sacos» abiertos al exterior que, si se cierran indebidamente, se enquistan y endurecen. Se localiza principalmente y con más profusión en las zonas más grasas del rostro, cuello, hombros y espalda. Pero en la etiología del acné no solo intervienen factores hormonales, también se ven implicados, como desencadenantes o agravantes, factores alimenticios, psíquicos y medicamentosos, así como el uso de cosméticos que contengan aceites minerales.

En el enfoque del tratamiento del acné deberemos combinar siempre *tratamiento interno* (inmunoestimulantes, depurativos circulatorios, reguladores del equilibrio hormonal, medidas dietéticas) y *tratamiento externo* (medidas higiénicas y aplicaciones locales).

TRATAMIENTO INTERNO

Tratamiento con fitoterapia

Una fórmula de uso tradicional que combina el tratamiento depurativo general con una ligera actividad diurética y antiséptica e incremento de la actividad hepática, es la siguiente:

Bardana *(Arctium lappa L.)* (raíz), 30 gramos.
Diente de león *(Taraxacum officinale L.),* 30 gramos.
Romero *(Rosmarinus officinalis L.),* 10 gramos.
Caléndula *(Calendula officinalis L.),* 30 gramos.

Mezclándose bien, se dejará cocer a fuego lento durante 25 minutos, con una proporción de 30 gramos de la mezcla por litro de agua. El líquido resultante se dividirá en tres partes que se irán tomando a lo largo del día —mejor antes de las comidas.

Carece de efectos secundarios o contraindicaciones en las dosis indicadas.

Pensamiento *(Viola tricolor L.)*

Esta modesta planta de la familia de las violetas ha sido un tratamiento específico de los problemas de la piel y de la garganta. Muy fiable no solamente en casos de acné, sino en las dermatitis en general. Se recomienda una cucharadita por vaso de agua preparada en infusión de 10 minutos; de tres a cuatro tazas al día.

Carece de efectos secundarios o contraindicaciones en las dosis indicadas.

Zarzaparrilla *(Smilax aspera L.)*

Esta planta se ha utilizado tradicionalmente como un excelente depurativo circulatorio cuyo uso abarca una amplia gama de problemas, incluidos los dermatológicos. Es un producto de actividad muy fiable, muy seguro y de respuesta rápida, compatible con otras terapias de apoyo.

Forma de preparación: 40 gramos de raíz, por litro de agua, en maceración de doce horas, transcurridas las cuales se hervirá durante 20 minutos a fuego lento; el líquido resultante de esta cocción se tomará a lo largo del día (tradicionalmente en las llamadas «novenas», es decir, ciclos de nueve días, alternando nueve de toma y nueve de descanso).

Carece de efectos secundarios o contraindicaciones en las dosis indicadas.

Compuestos en gotas

Algunas personas, por falta de hábito o por sus inclinaciones personales, se sienten incapaces de tomar infusiones aunque estas no tengan sabores desagradables. Podemos entonces utilizar fórmulas concentradas. Para el acné existe una combinación de gotas particularmente efectiva:

Extracto Fluido de zarzaparrilla *(Smilax aspera L.).*
Extracto Fluido de bardana *(Arctium lappa L.).*

Se tomarán 15 gotas de cada frasco tres veces al día, disueltas en un poco de agua o zumo.

Carece de efectos secundarios o contraindicaciones en las dosis indicadas.

Echinácea (Echinacea angustifolia DC.)

Habiendo en el acné un problema infeccioso de fondo, nunca está de más incluir un inmunoestimulante que active el sistema inmunológico y ejerza una función específica sobre la infección. La echinácea es un reputado estimulante del sistema defensivo internacionalmente reconocido. Para facilitar la dosificación suele tomarse en cápsulas, comprimidos o gotas. Personalmente prefiero los preparados en gotas.

Extracto Fluido de echinácea *(Echinacea angustifolia DC.)*

Se tomarán de 20 a 30 gotas tres veces al día, disueltas en un poco de agua o zumo.

Carece de efectos secundarios o contraindicaciones en las dosis indicadas. En altas dosis puede aparecer sialorrea.

Tintura Madre de echinácea ***(Echinacea angustifolia DC.)***

Se tomarán de 30 a 40 gotas tres veces al día, disueltas en un poco de agua o zumo.

Carece de efectos secundarios o contraindicaciones en las dosis indicadas. En altas dosis puede aparecer sialorrea.

Extracto Fluido de propóleo

Otro inmunoestimulante y antiinfeccioso de gran prestigio y fiabilidad. Puede tomarse con la misma seguridad que la echinácea o alternar las tomas de uno y otro producto. De 20 a 30 gotas tres veces al día disueltas en un poco de agua o zumo.

Carece de efectos secundarios o contraindicaciones en las dosis indicadas.

Suplementos nutricionales

Deberá prestarse una **especial atención a la dieta** evitando —o consumiendo con moderación según la importancia del problema— los fritos y grasas saturadas, embutidos, especias irritantes y dulces por unir el efecto acidificante del azúcar a las altas cantidades de grasa que contienen. Aumentaremos el consumo de ensaladas y frutas, zumos de hortalizas (zanahoria, remolacha, etc.) y verduras aliñadas con aceite de oliva virgen. Es importante también mantener un buen balance hídrico bebiendo agua mineral sin gas (la adecuada hidratación de la piel comienza en el interior.)

Los compuestos de **vitamina B** siempre están recomendados en caso de acné; pueden tomarse en forma de comprimidos o, más naturalmente, complementar la dieta con **levadura de cerveza**.

La **vitamina E** es igualmente un soporte útil para pequeños periodos de tiempo o incluir en la dieta el **aceite de germen de trigo.**

La **vitamina A (Retinol**) es un tratamiento clásico de apoyo, en dosis de 50.000 U.I. día.

También algunos minerales como el **cinc,** por su efecto antioxidante, se han mostrado especialmente útiles en el tratamiento de los problemas de la piel; suelo recomendar alrededor de 15 miligramos diarios.

Tratamiento con sales de Schüssler

Kali muriaticum D6, eficaz por su actividad sobre los procesos inflamatorios agudos y subagudos y su actividad como antiséptico. Una toma antes del desayuno, comida y cena.

Silicea D6, aconsejable por su positiva acción sobre la dermis, epidermis y cabello, así como sobre los abscesos y supuraciones crónicas. Una toma antes del desayuno, comida y cena.

Tratamiento homeopático

Los remedios más empleados para el tratamiento del acné son: **Abrotanum 4 CH, Kalium bromatum 5 CH y Sulfur 5 CH.** También resultan de gran utilidad: **Graphites 4 CH, Jodum 4 CH y Hepar sulfur 4 CH.**

Oligoterapia

Se centra básicamente en la combinación del *efecto antiinfeccioso* de **Mn + Cu (manganeso + cobre)** —que suelen tomarse en ayunas— y el *efecto inmunoestimulate* de **Cu + Au + Ag (cobre + oro + plata)** —que se tomarán al acostarse—. Cada cierto tiempo podemos activar los procesos de eliminación con algunas tomas de **azufre** en su forma de oligoelemento.

TRATAMIENTO EXTERNO

Algunos de los tratamientos externos para el acné —y la piel en general— están compuestos por auténticos «mejunjes» imposibles de aplicar cómodamente durante el tiempo necesario —que suele ser largo— y acaban además resultando caros, pues hay que desechar gran parte del preparado; otros contienen ingredientes difíciles de localizar o de «temporada» o están formados por tantas plantas o ingredientes que parecen un rompecabezas. Hay que pesar, elaborar, preparar, aplicar. No es extraño que muchas personas comiencen el tratamiento con buena voluntad, pero lo abandonen antes de conseguir los resultados que pudiera aportarles. En este pequeño resumen he pretendido utilizar productos simples, cómodos de aplicar y que pueden localizarse sin dificultad en farmacias o herbolarios.

Tratamiento con fitoterapia

Loción limpiadora de **flores de saúco** *(Sambucus nigra L.)*

Uso externo: 80 gramos por litro de agua. Preparar en infusión y dejarla reposar bien tapada durante 10 minutos, colar y utilizar para lavados o aplicada en compresas empapando paños de algodón; aplicar siempre tibia.

Loción limpiadora de **consuelda** *(Symphitum officinalis L.)* **(raíz).**

Uso externo: 100 gramos de raíz por litro de agua. Preparar en infusión, dejándola reposar bien tapada durante 15 minutos; colar y utilizar para lavados o en compresas, empapando la mezcla en paños de algodón. Se aplicará siempre tibia.

También puede utilizarse la **raíz fresca** de consuelda, bien lavada y finamente rallada aplicándola directamente durante 20 minutos. No secar la piel a continuación.

Fórmula compuesta:

Saúco *(Sambucus nigra L.) (flores).*
Caléndula *(Calendula officinalis L.) (flores).*
Bardana *(Arctium lappa L.) (raíz).*

Preparación: para dos litros, tomaremos *150 gramos de raíz de bardana* que se dejará hervir durante 15 minutos —incorporando la planta desde el inicio y no al empezar la ebullición como se hace habitualmente—, siendo de mucha importancia que la temperatura de ebullición se mantenga lo más baja posible; trascurridos los 15 minutos añadiremos *un puñado de flores de caléndula* y lo dejaremos hervir, también a fuego lento, durante dos minutos; por último, incluiremos *un puñado de flores de saúco* apagando el fuego y dejando reposar toda la mezcla bien tapada durante 10 minutos. Se filtrará bien el líquido obtenido y se aplicará en compresas dos veces al día. Si esta fórmula resulta efectiva, los resultados pueden observarse a los pocos días.

Otro excelente tratamiento diario, económico y de efecto seguro, lo constituye la **crema de pepino** ***(Cucumis sativus L.)***, elaborada con una base neutra y una concentración de extracto del 1 %. Se conoce popularmente como «leche de pepino».

El **aceite de germen de trigo,** aplicado sobre las cicatrices, facilita la regeneración de la piel por los ácidos grasos que contiene y su riqueza en vitamina E, pero es imprescindible que la lesión esté perfectamente cicatrizada.

La pomada de caléndula puede utilizarse como medida higiénica de forma continuada.

Tratamiento con sales de Schüssler

Las pomadas elaboradas con sales de Shüssler son una buena alternativa para personas con pieles extremadamente sensibles. Las que brindan mejores resultados son:

Pomada de **Natrium phosphoricum D6.**
Pomada de **Natrium muriaticum D6.**

Se aplicarán dos veces al día (mañana y noche), extendiéndolas uniformemente en una fina capa después de lavar la cara con jabón neutro.

Medidas higiénicas

Es imprescindible lavar la cara o zonas afectadas masajeando suavemente con un jabón neutro; aclarar y secar muy bien a continuación, dejando que la toalla empape el agua, pero sin friccionar, para no producir irritaciones en la piel.

Por la noche, una vez a la semana o cada quince días, aplicar una mascarilla de arcilla durante una hora para limpiar en profundidad; tras retirar la mascarilla con agua tibia, colocaremos sobre la zona unas compresas preparadas con flores de saúco, sin volver a aclarar.

No tocar nunca los granos o tratar de sacar las espinillas de forma inadecuada y sin la higiene necesaria, pues se producen lesiones que muchas veces cicatrizan con dificultad dejando marcas indelebles, y podemos **extender la infección a otras zonas.**

No utilizar nunca maquillaje para disimular las erupciones; puede obstruir los poros y agravar el problema.

Tomar el sol con moderación.

Pomada de propóleo y vitamina E: aplicable en los nódulos indurados o cuando el proceso tiende a enquistarse.

TRATAMIENTO BÁSICO DEL ACNÉ

Al levantarse: Una ampolla en ayunas de **Mn + Cu (manganeso + cobre).**

DESAYUNO:

Incluirá un zumo natural con una cucharadita de levadura de cerveza y otra de germen de trigo.

Diez minutos antes del desayuno: Dos gránulos sublinguales de **Abrotanum 4 CH** y dos de **Kalium bromatum 5 CH.**

Después del desayuno: 15 gotas de **Extracto Fluido de zarzaparrilla** ***(Smilax aspera L.)*** y 15 gotas de **Extracto Fluido de bardana** ***(Arctium lappa L.)*** con un poco de agua o zumo.

A media mañana: Una tableta sublingual de **Kalium muriaticum D6.**

COMIDA:

Diez minutos antes de la comida: Dos gránulos sublinguales de **Abrotanum 4 CH** y dos de **Kalium bromatum 5 CH.**

Después de la comida: 15 gotas de **Extracto Fluido de zarzaparrilla** ***(Smilax aspera L.)*** y 15 de **Extracto Fluido de bardana** ***(Arctium lappa L.)*** con un poco de agua o zumo.

A media tarde: Una tableta sublingual de **Kalium muriaticum D6.**

CENA:

Diez minutos antes de la cena: Dos gránulos sublinguales de **Abrotanum 4 CH** y dos de **Kalium bromatum 5 CH.**

Después de la cena: 15 gotas de **Extracto Fluido de zarzaparrilla** ***(Smilax aspera L.)*** y 15 de **Extracto Fluido de bardana** ***(Arctium lappa L.)*** con un poco de agua o zumo.

Al acostarse: Lavar bien las zonas afectadas con agua tibia y aplicar **crema de pepino** ***(Cucumis sativus L.).***

Amenorrea (ausencia de menstruación)

ESTE término se utiliza para definir la ausencia de menstruación durante la edad reproductiva de la mujer. Quedan excluidos, evidentemente, los periodos de embarazo y lactancia, donde la ausencia de la menstruación está justificada y se conoce como amenorrea fisiológica. La amenorrea a que nos referimos en este capítulo es la **amenorrea secundaria,** es decir, la de aquellas mujeres que ya han menstruado de forma periódica y dejan de hacerlo. La **amenorrea primaria** se refiere al retraso en la aparición de la primera regla (menarquia) y ha sido explicada en el capítulo sobre la pubertad femenina.

Una amenorrea secundaria se considera como tal cuando hay una interrupción de por lo menos seis meses consecutivos sin menstruaciones. **La primera medida es, lógicamente, descartar un posible embarazo**.

Las causas que pueden originar una amenorrea secundaria son múltiples, pues, en último extremo, no es más que un síntoma de funcionamiento orgánico deficiente. Entre las causas más habituales se hallan las producidas por insuficiencia ovárica, disfunciones de la hipófisis y el hipotálamo, así como alteraciones en el útero. El hipotiroidismo o hipertiroidismo también pueden romper el equilibrio, reflejándose en una amenorrea que sería únicamente el síntoma visible.

Algunos medicamentos también pueden producir estos síntomas, por lo que siempre quc aparezcan es preciso revisar los efectos secundarios de los fármacos que en ese momento —o en los meses anteriores— haya tomado la mujer. En este sentido, es bastante habitual que al suspender la toma de anticonceptivos orales muchas mujeres estén varios meses sin reglar hasta que el sistema hormonal se reajusta y vuelve a recuperar su ritmo biológico: se la conoce como *amenorrea pospíldora* y está ampliamente documentada en la literatura científica.

La extirpación quirúrgica de ambos ovarios indefectiblemente producirá una amenorrea permanente, pues la mujer entra así en el periodo de menopausia provocada. También se dan casos de amenorreas producidas tras abortos, naturales o provocados, que pueden originar un desajuste hormonal pasajero que suele regularse tras un periodo de tiempo razonable.

Otro tipo de amenorrea, por desgracia cada vez más frecuente, es la llamada *amenorrea dietética*, a la que hacemos referencia cuando la ausencia de menstruación está originada por malnutriciones. Hasta hace pocos años se detectaba casi con exclusividad en los países del Tercer Mundo, donde el hambre hace estragos entre la población; en nuestro entorno se manifestaba principalmente en casos de enfermedad terminal o muy grave, pero en la actualidad ha llegado a los *países ricos* y, paradójicamente, por causas diametralmente opuestas: el culto al cuerpo. Trastornos alimentarios como la anorexia, dietas exageradas sin el control de un especialista y sistemas «mágicos» para perder peso de forma rápida pueden ocasionar la falta de menstruación, problema que ha ido en aumento de forma espectacular, especialmente entre las adolescentes y mujeres más jóvenes. Esta amenorrea dietética debería hacernos reflexionar; es un claro ejemplo de cómo es imposible engañar a nuestro organismo. No deberíamos sacrificar nuestra salud en aras de unos cánones de belleza inventados, que la publicidad fomenta hasta la saciedad, con modelos de una delgadez extrema. Reseñar que la bulimia, los hábitos alimentarios compulsivos y un aumento desproporcionado de peso pueden terminar igualmente pasando factura.

La **amenorrea por estrés,** *otra enfermedad de nuestros días*, es también un fenómeno que se repite cada vez más: el ritmo que muchas mujeres se ven obligadas a llevar origina un exceso de tensión psíquica importante que se refleja en el equilibrio del sistema hormonal, produciendo alteraciones en el funcionamiento de las glándulas suprarrenales. La respuesta frente al estrés en muchos casos se manifiesta de manera que el hipotálamo inhibe la información que debe llegar a la hipófisis, y posteriormente a los ovarios, para iniciar la ovulación y posterior menstruación. Mi viejo y querido profesor de medicina tradicional china Sun Pei, con la visión energética que esta disciplina tiene del cuerpo humano, siempre nos decía que a las mujeres occidentales —a fuerza de utilizar tanto la cabeza— se les olvida que tienen cuerpo, dejando la zona pélvica sin la suficiente cantidad de energía para que los órganos internos funcionen correctamente. Un ejemplo clásico de este tipo de amenorrea se da con frecuencia entre las estudiantes u opositoras, pues, además del trabajo intelectual en sí mismo, suele mezclarse la ansiedad por obtener buenos resultados y la falta de ejercicio físico. Unas buenas vacaciones serían el mejor remedio, claro, pero si la mujer no puede disponer de ellas existen técnicas como el yoga, la relajación, el taichi o algunos deportes que ayudan a controlar el nivel de estrés. En cualquier caso, será necesario que busque un hueco para sí misma: evidentemente, su cuerpo le está pidiendo que frene. Es fundamental respetar los horarios de descanso y sueño, dando al organismo el tiempo suficiente para que pueda recuperarse de su actividad. Cuanta más actividad, más reposo; la fórmula es simple.

En las amenorreas producidas por desequilibrios nerviosos señalaremos también las derivadas de procesos depresivos agudos, cuadros de ansiedad prolongada, fibromialgias, brotes psicóticos, situaciones de pánico y desengaños amorosos, muerte de seres queridos y trastornos de la afectividad. Se hace imprescindible el tratamiento psicológico adecuado que ayude a la mujer a superar el problema de fondo, de lo contrario difícilmente serán útiles los remedios que puedan aplicarse y la amenorrea volvería a hacer su aparición, pues solo estaríamos tratando un síntoma.

Otras causas susceptibles de causar amenorrea son los contrastes bruscos de temperatura en mujeres sensibles o con sistemas termorreguladores de respuesta lenta. Bañarse en agua *muy fría* puede ser una práctica saludable si existe el hábito, de lo contrario puede producirse desde una simple cistitis, una lumbalgia o contractura muscular, hasta una amenorrea. También los viajes transcontinentales o entre meridianos distintos, con cambios de clima, presión, alimentación y a veces acompañados del estrés de volar en avión, preparar las maletas o hacer las últimas compras son situaciones que se salen de nuestra rutina y el cuerpo puede «protestar» reflejándolo en el sistema hormonal.

Como vemos, las causas de una amenorrea pueden ser diversas y siempre hay que averiguar el origen de la misma. La visita al ginecólogo es la primera medida. Si ya conoce cuál es la causa, existen remedios naturales de probada eficacia que pueden normalizar esta situación sin tener que recurrir a fármacos sintéticos de efectos mucho más drásticos para el organismo.

Tratamiento con fitoterapia

Existen muchas plantas emenagogas, algunas de ellas muy potentes y tóxicas, otras que solo se venden bajo receta, pues pueden ser abortivas (en épocas pretéritas se han utilizado con este fin), pudiendo dar lugar a gravísimos problemas, incluso la muerte. Algunas logran producir una menstruación «artificial», es decir, la mujer tiene la regla mientras las está tomando; pero esto no es lo que nos interesa, sino normalizar el sistema hormonal para que, cuando se deje el tratamiento, la menstruación quede regularizada. Las plantas que se citan a continuación y sus fórmulas compuestas son seguras y no entrañan riesgo, siempre que se respeten las formas de uso y dosificación.

Una fórmula simple de uso tradicional y excelentes resultados es la siguiente:

Artemisa *(Artemisia vulgaris L.),* 30 gramos.
Caléndula *(Calendula officinalis L.),* 30 gramos.
Achilea *(Aquilia millefolium L.),* 30 gramos.
Salvia *(Salvia officinalis L.),* 10 gramos.

Estas plantas deben mezclarse muy bien en las cantidades indicadas. Se prepararán en decocción de un minuto a razón de una cucharadita de la mezcla por vaso de agua; es importante dejarlas reposar sin colar de 10 a 15 minutos. Se harán tres tomas al día antes de las principales comidas, esperando unos 10 minutos antes de ingerir ningún alimento. Es aconsejable mantener el tratamiento alrededor de tres meses aunque la menstruación aparezca antes.

Contraindicaciones: embarazo y lactancia.

Otra fórmula simple muy efectiva, especialmente cuando existe mala circulación general, es la siguiente:

Lúpulo *(Humulus lupulus L.),* 20 gramos.
Pie de león *(Alchemilla vulgaris L.),* 30 gramos.
Artemisa *(Artemisia vulgaris L.),* 40 gramos.
Romero *(Rosmarinus officinalis L.),* 30 gramos.

Como en la fórmula anterior, estas plantas deben mezclarse muy bien en las cantidades indicadas. Se prepararán en decocción de un minuto a razón de una cucharadita de la mezcla por vaso de agua. Es importante dejarlas reposar sin colar de 10 a 15 minutos. Se tomarán tres veces al día, especialmente antes de las principales comidas, tardando unos 10 minutos a ingerir ningún alimento. Es aconsejable mantener la toma alrededor de tres meses aunque la menstruación aparezca antes.

Contraindicaciones: embarazo y lactancia.

La ingesta de una sola planta también puede estar indicada, pero sus efectos suelen ser más sintomáticos. Si la opción elegida es la infusión simple, recomiendo empezar por las ***flores de caléndula***, muy utilizadas con fines antisépticos y que tienen una excelente actividad emenagoga poco conocida. Hacer en infusión una cucharadita de la planta por taza de agua, dejándola reposar cinco minutos bien tapada. Se tomará después de las comidas tres veces al día.

Contraindicaciones: Carece de contraindicaciones a las dosis indicadas.

Tratamiento con sales de Schüssler

Magnesia phosphorica D6 y Kalium phosphoricum D6 ofrecen buenos resultados en el tratamiento de la amenorrea.

Tratamiento homeopático

Los preparados más habituales son los siguientes: **Aristolochia 5 CH y Pulsatilla 5 CH.** También **Cimicifuga 5 CH y Graphites 4 CH.**

Suplementos nutricionales

Siempre que exista una amenorrea es imprescindible una **dieta muy rica en sales minerales y vitaminas** en la que predominen ensaladas, verduras y frutas en buena cantidad, así como zumos frescos de frutas y hortalizas (zanahoria, remolacha, tomate, etc.). Como aliño se utilizará aceite vegetal crudo y si es posible sin refinar (preferiblemente aceite de oliva virgen o, en su defecto, de girasol).

Es importante comprobar que los niveles de hierro se encuentran en las cifras adecuadas, pues los procesos anémicos también pueden originar amenorrea.

Las proteínas animales deben tomarse con moderación, dando preferencia al pescado sobre la carne y asegurándose en lo posible de que tanto carnes como huevos son de origen biológico para evitar que pasen a nuestro organismo residuos hormonales. Puede sustituirse la leche de vaca por bebidas de soja y sus derivados.

Un consumo moderado de **vitamina E** resultará beneficioso, preferentemente alfa-tocoferoles, de **400 a 800 mg/día.** Es preciso recordar que *aquellas mujeres en tratamiento con anticoagulantes o reguladores circulatorios no pueden tomar vitamina E adicional sin un control médico riguroso.* El **germen de trigo** añadido a las ensaladas, zumos o caldos es una fuente natural de vitamina E.

Resulta básico también que la función intestinal esté bien regularizada para evitar congestiones en la zona pélvica, por lo que será imprescindible evacuar todos los días. Las mujeres que sufran de estreñimiento aportarán a su dieta la cantidad de fibra necesaria —con cereales integrales, verduras y frutas de efecto laxante— de manera que se active la frecuencia intestinal. Mi *regulador pre-*

ferido son las **semillas de lino** que normalizan el tránsito intestinal sin irritar. Por último, recordar la importancia de tomar suficiente cantidad de líquido, preferentemente agua mineral.

Tratamiento con oligoterapia

Los oligoelementos **Zn + Cu (cinc + cobre)** actúan como reguladores endocrinos. Una ampolla diaria tomada en ayunas proporciona excelentes resultados, pero debe mantenerse su toma después de conseguir los efectos deseados durante un tiempo prudencial para afianzar el tratamiento.

Tratamiento con hidroterapia

Los baños genitales de Kuhne están indicados, siempre que no exista contraindicación para ello. La forma de realizarlos se explicará en un capítulo específico al final del libro.

Los pediluvios de celidonia ***(Chelidonium majus L.)***, remedio popular de uso muy extendido en algunas zonas, se preparan en infusión de 20 gramos de la planta por litro de agua. Se introducen los pies en esta infusión tibia y se mantienen hasta unos minutos después de que el agua esté completamente fría. Las piernas no deben quedar demasiado dobladas para evitar que la zona pélvica se congestione. Si se realizan en el bidé, hay que apoyarse sobre un asiento alto. Tampoco conviene llevar elásticos que compriman el tronco.

Tratamiento con geoterapia

Colocadas durante la noche cubriendo el bajo vientre, las cataplasmas de arcilla descongestionan rápidamente la zona. Son algo más incómodas que otros remedios pero alivian mucho las molestias, dolores y espasmos, sobre todo la sensación de «peso», que no llega a ser dolorosa pero sí muy molesta.

Otras alternativas

La reflexoterapia podal, la osteopatía y la acupuntura son otras alternativas que proporcionan excelentes resultados cuando son aplicadas por profesionales competentes.

TRATAMIENTO BÁSICO DE LA AMENORREA

Al levantarse en ayunas: Una ampolla de **Zn + Cu (cinc + cobre).**

DESAYUNO:

Diez minutos antes del desayuno: Dos gránulos sublinguales de **Pulsatilla 5 CH.**

Después del desayuno: Infusión de una cucharadita por vaso de agua de la siguiente mezcla:

Artemisa *(Artemisia vulgaris L.),* 30 gramos.
Caléndula *(Calendula officinalis L.),* 30 gramos.
Achilea *(Achilea millefolium L.),* 30 gramos.
Salvia *(Salvia officinalis L.),* 10 gramos.

Es importante dejarlas en reposo, sin colar, de 10 a 15 minutos.

Si no se toma ningún remedio homeopático o sales de Schüssler esta infusión se tomará antes de la comida.

COMIDA:

Diez minutos antes de la comida: Dos gránulos sublinguales de **Pulsatilla 5 CH.**

Después de la comida: Infusión de una cucharadita por vaso de agua de la siguiente mezcla:

Artemisa *(Artemisia vulgaris L.),* 30 gramos.
Caléndula *(Calendula officinalis L.),* 30 gramos.
Achilea *(Achilea millefolium L.),* 30 gramos.
Salvia *(Salvia officinalis L.),* 10 gramos.

Es importante dejarlas en reposo, sin colar, de 10 a 15 minutos.

Si no se toma ningún remedio homeopático o sales de Schüssler, esta infusión se tomará antes de la comida.

CENA:

Diez minutos antes de la cena: Dos gránulos sublinguales de **Pulsatilla 5 CH.**

Después de la cena: Infusión de una cucharadita por vaso de agua de la siguiente mezcla:

Artemisa *(Artemisia vulgaris L.),* 30 gramos.
Caléndula *(Calendula officinalis L.),* 30 gramos.
Achilea *(Achilea millefolium L.),* 30 gramos.
Salvia *(Salvia officinalis L.),* 10 gramos.

Es importante dejarlas en reposo, sin colar, de 10 a 15 minutos.

Si no se toma ningún remedio homeopático o sales de Schüssler, esta infusión se tomará antes de la comida.

Al acostarse: Una tableta sublingual de **Kalium phosphoricum D6 y baño de Kuhne.**

Dismenorrea (menstruación dolorosa)

CON el término dismenorrea se define el dolor asociado a la menstruación; puede durar todos los días del ciclo o ser más intenso en su inicio e ir disminuyendo en los días sucesivos. Existen dos tipos fundamentales de dismenorrea:

— Dismenorrea primaria o funcional.
— Dismenorrea secundaria.

Antes de nada, quiero **aclarar que la menstruación no debe ser dolorosa;** el dolor es siempre un timbre de alarma que indica un mal funcionamiento del organismo. Volveremos sobre el tema al tratar el síndrome premenstrual en un capítulo posterior. Lo realmente lamentable es que muchas mujeres primero sufren el síndrome premenstrual y luego el dolor de la menstruación. Una cosa es notar los cambios que se producen en el organismo y otra que estos cambios sean dolorosos; nadie siente dolor al orinar, al defecar, al hacer la digestión o cualquier otro proceso biológico salvo que exista un desequilibrio asociado que conocemos bajo el nombre de enfermedad.

En la **dismenorrea primaria** el dolor menstrual se provoca por efecto de las contracciones uterinas. Estas contracciones se inician de forma progresiva, con sensación de peso en el bajo vientre que va aumentando hasta la aparición de la menstruación. Este fenómeno se produce para facilitar la eliminación del engrosamiento del tejido endometrial en la pared del útero, como ya hemos explicado al hablar del proceso hormonal en la menstruación y la función ovárica; se debe, fundamentalmente, al efecto de las prostaglandinas, que estimulan la contracción uterina. Estas contracciones dolorosas siguen un ciclo de intensidad que se prolonga con altibajos, normalmente hasta los dos primeros días después de la aparición de la menstruación. Pueden existir síntomas asociados al dolor, como bajadas de tensión, molestias en la zona lumbar, náuseas y trastornos intestinales. En este tipo de dismenorrea aparecen en ocasiones auténticas cascadas o ráfagas de espasmos, pues el aumento de las contracciones, a su vez, origina que los niveles de prostaglandinas se alteren y se produzcan nuevas contracciones. Las mujeres que sufren estas molestias deben prevenirlas antes de la aparición de los síntomas, necesitando el consejo de un especialista para regular todo el ciclo menstrual.

En la **dismenorrea secundaria** los dolores aparecen asociados a problemas ginecológicos como endometriosis, pólipos, fibromas, miomas, salpingitis, posiciones incorrectas del útero (retroflexión uterina), por lo que es imprescindible, además de la profilaxis específica que alivie los síntomas, un tratamiento de fondo y el control del ginecólogo.

Muchas de las indicaciones que se expondrán en el capítulo dedicado al síndrome premenstrual son perfectamente válidas si se aplican a la dismenorrea. Las indicaciones de este capítulo están encaminadas a aquellas mujeres que no padecen el síndrome premenstrual pero sí la dismenorrea, en cuyo caso hay diferencias de matiz cara el tratamiento.

Destacaremos los más útiles y seguros remedios tradicionales que han probado su eficacia en los dolores propios de la dismenorrea.

Tratamiento con fitoterapia

Existen tantas fórmulas compuestas como mujeres, pues lo ideal es que un especialista adapte las mismas a las condiciones globales de cada paciente, las proporciones de cada planta y su dosificación. Las que aparecen seguidamente, y en comparación con otros preparados resultan de rápido y positivo efecto en muchas mujeres.

Manzanilla *(Matricaria chamomilla L.)*, 30 gramos.
Milenrama *(Achillea millefolium L.)*, 30 gramos.
Salvia *(Salvia officinalis L.)*, 30 gramos.
Angélica *(Agelica archangelica L.)*, 10 gramos.

Estas plantas se mezclarán muy bien en las cantidades indicadas, preparándose en infusión una cucharadita de la mezcla por vaso de agua; es importante dejarlas reposar sin colar de 10 a 15 minutos. Se tomarán tres veces al día, mejor antes de las principales comidas y esperando por lo menos 10 minutos antes de ingerir ningún alimento. En caso necesario pueden aumentarse una o dos tomas al día.

Efectos secundarios: Carece de efectos secundarios en las dosis indicadas.

Contraindicaciones: Embarazo y lactancia.

Mundillo o viburno *(Viburnum opulus L.)*

Este arbusto no es todo lo conocido que sus excelentes cualidades harían deseable. Por el contrario, en las zonas del norte de Europa, de donde es originario, es tradicional la utilización de la corteza del tronco y ramas del viburno para la preparación al parto, pues se considera oxitócico, es decir, estimulante y regulador de las contracciones uterinas. Una de sus peculiaridades de mayor interés es que opera tanto sobre la musculatura estriada como sobre la musculatura lisa, por lo que su espectro de actuación es muy completo. Es un excelente antiespasmódico, pero, si algún lector quiere usarlo con este fin para otro tipo de tratamientos, debemos recordar que está contraindicado en niños menores de 10 años. Su acción antiespasmódica, antinflamatoria y ligeramente sedante convierte esta planta en un remedio fiable y efectivo para el tratamiento de los síntomas de la dismenorrea. En inglés se denomina *Cramp Bark,* que podemos traducir como *corteza de los calambres.*

La dosificación de esta planta debe ser muy precisa, 1.200 mg/día, repartido en tres tomas, por lo que se recomienda en cápsulas o comprimidos.

Carece de efectos secundarios en las proporciones indicadas.
Contraindicaciones: Embarazo y lactancia.

Milenrama ***(Achillea millefolium L.)***

Quizá sea una de las plantas más utilizada a lo largo de la historia en el tratamiento de la dismenorrea. Estaría encuadrada dentro de las conocidas como antiespasmódicas por los flavonoides y heteróxidos que contiene. Cuenta también con un buen efecto antiinflamatorio.

Preparada en infusión de dos gramos por taza de agua, pueden tomarse hasta 10 tazas al día. Ante la dificultad para ajustar la dosis si no disponemos de balanza de precisión, podemos recurrir a los preparados en gotas:

Extracto Fluido de milenrama ***(Achillea millefolium L.),*** 15 a 20 gotas tres veces al día.

Tintura Madre de milenrama ***(Achillea millefolium L.),*** 20 a 30 gotas tres veces al día.

Carece de efectos secundarios en las dosis indicadas.

La sobredosificación puede generar vértigos, cefaleas y urticarias.

Ñame silvestre ***(Dioscórea villosa L.)***

Es una de las muchas plantas pertenecientes al género *Dioscórea* que existen, por lo que conviene asegurarse bien de que se utiliza la correcta. La variedad que comentamos es muy popular en el centro y centro-este de los Estados Unidos, de la que se emplea una pequeña parte el rizoma. Esta planta es una vieja conocida de la industria farmacéutica que utiliza uno de sus principios activos —la *diosgenina*— para sintetizar distintas hormonas esteroideas como la cortisona y la progesterona. Su actividad reguladora sobre el sistema endocrino se ha mostrado especialmente útil en muchas dismenorreas, pero es necesario iniciar el tratamiento prácticamente con la ovulación y mantener las dosis hasta el final de la menstruación.

Como la dosificación de esta planta ha de ser muy precisa, se recomienda el uso en cápsulas o comprimidos, 1.200 mg/día repartidos en tres tomas.

Carece de efectos secundarios en las cantidades indicadas.

Contraindicaciones: Embarazo y lactancia.

Manzanilla ***(Matricaria chamomilla L.)***

Tan común en nuestras vidas que olvidamos su efectividad, su uso se ha reducido al tratamiento de los síntomas digestivos, siendo, sin embargo, su espectro de actuación mucho mayor.

La infusión de manzanilla con jengibre resulta muy eficaz, proporcionando un alivio rápido en la dismenorrea; basta añadir un pellizco de **jengibre** ***(Zingiber officinalis L.)*** en polvo a la infusión de manzanilla aún caliente (que se habrá preparado con una cucharadita por vaso de agua, dejando reposar 10 minutos) y tomar a continuación.

Extracto Fluido de manzanilla ***(Matricaria chamomilla L.)***, 20 a 30 gotas tres veces al día.

Tintura Madre de manzanilla ***(Matricaria chamomilla L.)***, 30 a 40 gotas tres veces al día.

Carece de efectos secundarios en las dosis indicadas.

Meliloto ***(Meliloto officinalis L.)***

Raramente se obtiene un resultado negativo con meliloto, ya que combina su óptimo efecto antiinflamatorio, espasmolítico, diurético, anticoagulante, sedante y venotónico: un peso pesado de la fitoterapia. Es inconcebible que muchos especialistas no utilicen más esta planta que en el pasado ocupó un lugar privilegiado en los anales del tratamiento herbal; ni siquiera aparece recogida en muchos manuales actuales para el tratamiento de la dismenorrea. Existen, sin embargo, pocas plantas tan sobresalientes y efectivas cuando la mujer con dismenorrea sufre además una circulación deficiente. Está especialmente indicada cuando los espasmos dolorosos recuerdan los dolores calambroides de los cólicos y se acompañan de punzadas o sensación de latido en la cabeza.

Se prepara en infusión de una cucharadita por taza dejando reposar cinco minutos. Tres a cuatro tazas al día, preferentemente después de las comidas.

Como se han observado importantes variaciones en la concentración de principios activos de esta planta según su nivel de secado, para asegurarse de un efecto y dosificación adecuados es aconsejable recurrir a los productos estandarizados en gotas.

Extracto Fluido de meliloto ***(Meliloto officinalis L.)***, 15 a 20 gotas tres veces al día.

Tintura Madre de meliloto ***(Meliloto officinalis L.)***, 20 a 30 gotas tres veces al día.

Efectos secundarios. No se han descrito a dosis terapéuticas. La sobredosificación produce náuseas y cefaleas. Contiene cumarinas, que en altas dosis son hepatotóxicas.

Incompatibilidades: Vitamina K.

Melisa ***(Melissa officinalis L.)***

Conocida en muchas zonas como *toronjil*, esta planta tiene efecto espasmolítico y ligeramente sedante, además de sus excelentes cualidades para el tratamiento del sistema digestivo. Resulta especialmente útil en la dismenorrea que cursa con fuertes dolores de cabeza y en el insomnio que se produce durante la menstruación.

Dos cucharaditas de postre por vaso de agua preparadas en infusión, dejando reposar 10 minutos.

Extracto Fluido de melisa ***(Melissa officinalis L.)***, 20 a 30 gotas tres veces al día.

Tintura Madre de melisa ***(Melissa officinalis L.)***, 30 a 40 gotas tres veces al día.

Carece de efectos secundarios en las dosis indicadas.

Salvia ***(Salvia officinalis L.)***

Por su acción como regulador estrogénico y espasmolítico queda plenamente justificada la utilización de este *clásico herbal* en la dismenorrea.

Una cucharadita por vaso de agua preparada en infusión, dejando reposar 10 minutos.

Extracto Fluido de salvia ***(Salvia officinalis L.)***, 20 a 30 gotas tres veces al día.

Tintura Madre de salvia ***(Salvia officinalis L.)***, 30 a 40 gotas tres veces al día.

Efectos secundarios: Carece de efectos secundarios a las dosis indicadas.

Contraindicaciones: Embarazo y lactancia. Tumores mamarios estrógeno-dependientes, insuficiencia renal.

Incompatibilidades: Tratamiento farmacológico con estrógenos.

Sauzgatillo (*Vitex agnus-castus L.*)

Esta planta resulta aconsejable en el tratamiento de la dismenorrea por su efecto estrogénico, galactógeno, espasmolítico y sedante. Es una planta específica para los **trastornos menstruales por hiperfoliculinemia**. Su mecanismo de acción se centra a nivel hipofisiario e hipotalámico, los glicósidos iridoides tienen un efecto dopaminérgico al unirse a los receptores de las células lactotropas de la hipófisis anterior, lo que se traduce en una acción hipoprolactinémica y una regulación de las hormonas FSH y LH, progesterona y estrógenos.

Se preparará en infusión, una cucharada sopera por taza. Dejar reposar 15 minutos. De tres a cuatro tazas al día.

Extracto Fluido de sauzgatillo ***(Vitex agnus-castus L.)***, 30 gotas tres veces al día.

Tintura Madre de sauzgatillo ***(Vitex agnus-castus L.)***, 40 gotas tres veces al día.

No tiene efectos secundarios ni contraindicaciones a dosis terapéuticas.

Tratamiento con sales de Schüssler

Magnesia phophorica D6 (dos veces al día).

Con hipersensibilidad nerviosa: **Kalium phosphoricum D6**.

Con pulso enrojecido y congestión: **Ferrum phosphoricum D12**.

Tratamiento con homeopatía

Los remedios homeopáticos usados más habitualmente en la dismenorrea son: **Pulsatilla 5 CH, Sepia 5 CH y Natrium muriaticum 4 CH.**

Tratamiento con oligoterapia

La asociación de los oligoelementos **Zn + Cu (cinc + cobre)** se manifiesta como especialmente útil en este tipo de dolencia.

Tratamiento con acupuntura

El tratamiento de acupuntura debe ser realizado compensando el desequilibrio energético de los meridianos después del estudio pertinente, pero existe una serie de puntos que han demostrado ser eficaces en la dismenorrea. Es difícil que con este tratamiento básico la mujer no obtenga mejoría.

V31, VB26-27-28, E36, BP4-6-8 y VC34.

Tratamiento con hidroterapia

Los baños genitales de Kuhne están indicados siempre que no exista contraindicación para ello. Al final del libro se explica en un capítulo específico la forma de realizarlos.

Indicaciones generales

Son válidas las indicaciones que serán planteadas para el síndrome premenstrual en un capítulo posterior. Hay que hacer especial énfasis en el ejercicio físico que permita tonificar la zona abdominal y ventral.

TRATAMIENTO BÁSICO DE LA DISMENORREA

Al levantarse, una ampolla en ayunas de **Zn + Cu (cinc + cobre).**

DESAYUNO:

Diez minutos antes del desayuno: una tableta sublingual de **Magnesia phophorica D6.**

Después del desayuno: infusión de una cucharadita por vaso de agua de la siguiente mezcla:

Manzanilla *(Matricaria chamomilla L.),* 30 gramos.
Milenrama *(Achillea millefolium L.),* 30 gramos.
Salvia *(Salvia officinalis L.),* 30 gramos.
Angélica *(Agelica archangelica L.),* 10 gramos.

Es importante dejarlas en reposo, sin colar, de 10 a 15 minutos.

Si no se toma ningún remedio homeopático o sales de Schüssler esta infusión se tomará antes de la comida.

COMIDA:

Diez minutos antes de la comida: una tableta sublingual de **Kalium phosphoricum D6.**

Después de la comida: infusión de una cucharadita por vaso de agua de la siguiente mezcla:

Manzanilla *(Matricaria chamomilla L.),* 30 gramos.
Milenrama *(Achillea millefolium L.),* 30 gramos.
Salvia *(Salvia officinalis L.),* 30 gramos.
Angélica *(Agelica archangelica L.),* 10 gramos.

Es importante dejarlas en reposo, sin colar, de 10 a 15 minutos.

Si no se toma ningún remedio homeopático o sales de Schüssler, esta infusión se tomará antes de la comida.

CENA:

Diez minutos antes de la cena: una tableta sublingual de **Magnesia phophorica D6.**

Después de la cena: infusión de una cucharadita por vaso de agua de la siguiente mezcla:

Manzanilla *(Matricaria chamomilla L.),* 30 gramos.
Milenrama *(Achillea millefolium L.),* 30 gramos.
Salvia *(Salvia officinalis L.),* 30 gramos.
Angélica *(Agelica archangelica L.),* 10 gramos.

Es importante dejarlas en reposo, sin colar, de 10 a 15 minutos.

Si no se toma ningún remedio homeopático o sales de Schüssler, esta infusión se tomará antes de la comida.

Al acostarse: Baño de Kuhne.

Hipermenorrea-Menorragia (menstruaciones abundantes o excesivas)

SABEMOS que la duración de una menstruación normal oscila de unas mujeres a otras dependiendo de su constitución, edad, estado general, etc., pero se considera normal entre dos y siete días de sangre fluida y roja —aunque pueden darse pequeñas pérdidas de color amarronado al principio o, sobre todo, al final de la menstruación—. Si la duración de la menstruación puede oscilar, no menos la cantidad de la misma; la dificultad para medir la cantidad es evidente, pero se considera normal entre 50 y 100 cc. Para hacerse una idea real, comente con su ginecólogo el número de compresas o tampones que utiliza durante el periodo, anotando la frecuencia de los cambios. Las menstruaciones muy abundantes pueden ir acompañadas de coágulos aunque no es lo más habitual; ante este síntoma procede consultar también al ginecólogo.

Las alteraciones en la duración o cantidad del flujo pueden clasificarse como:

— **Hipermenorrea o menorragia**. Cuando la duración y/o cantidad de la menstruación es excesiva.

— **Metrorragia**. Se trata de una hemorragia uterina no menstrual, pero puede confundirse con el ciclo habitual, sobre todo si los ciclos son irregulares. Puede ocultar neoplasias malignas.

— **Polimenorrea.** Menstruación muy frecuente de ciclo anormalmente corto.

— **Menometrorragia**. Hemorragia indolora, intensa e irregular en duración y frecuencia.

Las causas subyacentes que se ocultan detrás de estas hemorragias anormales pueden estar relacionadas con muchas alteraciones del aparato genital femenino (anomalías en ovarios, útero, vagina, cuello del útero, trombos, venas varicosas, miomas, pólipos, hiperplasias, endometritis, salpingitis, etc.), por lo que la visita al ginecólogo resulta imprescindible. Algunas de estas alteraciones no entrañan riesgo, pero otras pueden llegar a ser muy peligrosas. En la mayoría de los problemas citados suele existir un exceso estrogénico, aunque siempre conviene asegurarse del mismo. Será preciso descartar asimismo la presencia de un embarazo ectópico (es decir, que se haya producido fuera del útero).

No debemos olvidar tampoco que otras dolencias generales —como trastornos de la coagulación, alteraciones hepáticas y desórdenes nerviosos— pueden asimismo producir este tipo de sintomatología.

Reseñar también que la aparición de hemorragias más allá del ciclo fértil de la mujer, pasada la menopausia, puede ser un signo de enfermedades degenerativas graves que debe contar con atención ginecológica urgente.

Al margen de los problemas graves que pueden existir tras estas síntomatologías, y descartadas las mismas tras la visita al ginecólogo, existen algunos remedios tradicionales que han demostrado, a lo largo de la historia, felices resultados como reguladores de las menorragias. No olvidemos que la pérdida masiva o continuada de sangre —por cantidad o frecuencia del sangrado— puede conducir a cuadros de anemia crónica que merman gravemente la salud de la mujer.

Tratamiento con fitoterapia

Bolsa de pastor *(Capsella bursa-pastoris L.)*

Esta planta, oxitócica y vasoconstrictora, ha sido utilizada por las comadronas más humildes y los más gloriosos precursores del saber médico —desde Hipócrates a Paracelso—. Sus ventajas, como reguladora del ciclo menstrual en casos de menorragia, son igualadas por muy pocas plantas si tenemos en cuenta el amplio margen terapéutico que la bolsa de pastor tiene.

Se prepara en infusión de 40 gramos de la planta por litro de agua, dejándola reposar 15 minutos. Se tomará a lo largo del día, mejor alejada de las comidas.

Extracto Fluido de bolsa de pastor *(Capsella bursa-pastoris L.)*, 15 a 20 gotas tres veces al día.

Tintura Madre de bolsa de pastor *(Capsella bursa-pastoris L.)*, 20 a 30 gotas tres veces al día.

Efectos secundarios: Carece de efectos secundarios a las dosis indicadas.

Contraindicaciones: Embarazo y lactancia. Hipertensión.

Incompatibilidades: Tratamiento farmacológico antidepresivos (IMAO).

Milenrama *(Achillea millefolium L.)*

Dioscórides nos dice: «[...] Es muy útil aquesta hierba contra las efusiones de sangre». La reputación de esta planta como hemostática —sobradamente experimentada—, y su efecto antiinflamatorio y antiespasmódico, la hacen imprescindible en el tratamiento de la menorragia. Preparada en infusión de dos gramos por taza, pueden tomarse hasta 10 tazas al día.

Ante la dificultad para ajustar la dosis si no disponemos de balanza de precisión, recurriremos al uso de:

Extracto Fluido milenrama *(Achillea millefolium L.)*, 15 a 20 gotas tres veces al día.

Tintura Madre milenrama *(Achillea millefolium L.)*, 20 a 30 gotas tres veces al día.

Carece de efectos secundarios en las dosis indicadas. La sobredosificación puede generar vértigos, cefaleas y urticarias.

Pie de león *(Alchemilla vulgaris L.)*

Esta planta tiene actividad hemostática, ligeramente diurética, tónica y astringente, pero también desarrolla un especial tropismo sobre la musculatura y es un antiguo remedio para las congestiones del útero. Algunos autores la recomiendan como muy efectiva en la preparación al parto —tomada 10 días antes del mismo—, pero yo no puedo constatar este hecho, pues nunca la he utilizado con este propósito; de lo que sí puedo dar fe es de su excelente resultado en el tratamiento de la menorragia, incluso las muy agudas con presencia de fibromas y miomas, en tanto en cuanto el ginecólogo toma las medidas que el caso requiera. Se prepara en infusión en la cantidad de una cucharadita por taza de agua, dejándola reposar 10 minutos. Se consumirán tres tazas repartidas a lo largo del día.

Extracto Fluido de pie de león ***(Alchemilla vulgaris L.)***, 30 a 40 gotas tres veces al día.

Tintura Madre de pie de león ***(Alchemilla vulgaris L.)***, 50 a 90 gotas tres veces al día.

Efectos secundarios. Carece de efectos secundarios en las dosis indicadas. En personas sensibles puede irritar las mucosas digestivas, lo que exige un reajuste en la dosificación o una cobertura digestiva apropiada.

Contraindicaciones: Úlcera gastroduodenal y gastritis.

Alfalfa *(Medicago sativa L.)*

Esta planta tiene acción hemostática por su contenido en vitamina K, efecto remineralizante y estrogénico. Se ha utilizado tradicionalmente para todo tipo de hemorragias, incluidas las menorragias, en cuyo tratamiento se muestra segura y muy activa.

Se prepara en infusión, en la cantidad de una cucharadita de la planta por taza de agua, dejándola reposar 10 minutos. Se tomarán tres tazas al día, mejor alejadas de las comidas.

Extracto Fluido de alfalfa ***(Medicago sativa L.)***, 20 a 30 gotas tres veces al día.

Tintura Madre de alfalfa ***(Medicago sativa L.)***, 40 a 50 gotas tres veces al día.

Efectos secundarios: Carece de efectos secundarios a dosis terapéuticas.

Incompatibilidades: Medicamentos estrogénicos, anticoagulantes y hemostáticos.

Contraindicaciones: Lupus eritematoso, trastornos de la coagulación.

Vid *(Vitis vinifera L.)*

La vid no solamente nos regala ese fruto exquisito que llamamos uva. Sus hojas constituyen un remedio tradicional para muchos trastornos circulatorios que tienen que ver con la fragilidad capilar; por ello se utiliza también en el tratamiento de las menorragias cuando se sospecha que están inducidas o agravadas por trastornos vasculares uterinos.

Se preparará en infusión, en la cantidad de una cucharadita de hojas de vid —bien trituradas— por taza de agua, dejándola reposar 15 minutos; tres tazas al día después de las comidas.

Extracto Fluido de vid *(Vitis vinifera L.)*, 30 a 50 gotas tres veces al día.

Tintura Madre de vid *(Vitis vinifera L.)*, 50 a 100 gotas tres veces al día.

Efectos secundarios: Carece de efectos secundarios a las dosis indicadas.

Contraindicaciones: No se han descrito.

Tratamiento con sales Schüssler

La utilización de las siguientes sales resultará muy efectiva, pero deberá seguirse el tratamiento durante un periodo prolongado: **Ferrum phosphoricum D12, Calcium fluoratum D6 y Kalium phosphoricum D6.**

Tratamiento con homeopatía

Existen algunos medicamentos homeopáticos cuyo efecto en el tratamiento de la hipermenorrea es especialmente útil: **Sabina 5 CH, Crotalus horridus 5 CH y China 4 CH.**

Tratamiento con oligoterapia

La administración de oligoelementos constituye un recurso sumamente valioso como tratamiento de fondo en la hipermenorrea. Aquellos que mejores resultados proporcionan son: **Cu + Au + Ag (cobre + oro + plata) y Mn + Cu + Co (manganeso + cobre + cobalto).**

Tratamiento con geoterapia

Las cataplasmas de arcilla en el bajo vientre aplicadas durante la noche descongestionan la zona pélvica y resultan muy efectivas si se realizan regularmente ocho días antes de la menstruación. La aplicación de este procedimiento terapéutico debe mantenerse durante un mínimo de tres ciclos menstruales para que pueda mostrarse realmente eficaz.

Suplementos nutricionales

Debido a las características del problema, es posible que sea necesario utilizar complementos alimenticios durante los periodos de tiempo en que los tratamientos de fondo normalizan las funciones orgánicas, de manera que recomendamos releer las indicaciones planteadas para el tratamiento de la anemia.

TRATAMIENTO BÁSICO DE LA HIPERMENORREA-MENORRAGIA

Al levantarse: Una ampolla en ayunas de **Mn + Cu + Co (manganeso + cobre + cobalto).**

DESAYUNO:

Diez minutos antes del desayuno: Dos gránulos sublinguales de **Sabina 5 CH.**

Después del desayuno: 20 gotas de **Extracto Fluido de bolsa de pastor** ***(Capsella bursa-pastoris L.)*** y 20 gotas de **Extracto Fluido de milenrama** ***(Achillea millefolium L.)*** con un poco de zumo o agua.

COMIDA:

Diez minutos antes de la comida: Dos gránulos sublinguales de **Sabina 5 CH.**

Después de la comida: 20 gotas de **Extracto Fluido de bolsa de pastor** ***(Capsella bursa-pastoris L.)*** y 20 gotas de **Extracto Fluido de milenrama** ***(Achillea millefolium L.)*** con un poco de zumo o agua.

CENA:

Diez minutos antes de la cena: Dos gránulos sublinguales de **Sabina 5 CH.**

Después de la cena: 20 gotas de **Extracto Fluido de bolsa de pastor** ***(Capsella bursa-pastoris L.)*** y 20 gotas de **Extracto Fluido de milenrama** ***(Achillea millefolium L.)*** con un poco de zumo o agua.

Al acostarse: Dos gránulos sublinguales de **China 4 CH y baño de Kuhne.**

Oligomenorrea-Hipomenorrea (menstruación escasa)

EXISTEN dos conceptos que se agrupan en el término «escasa»:

Oligomenorrea: Es la disminución en la frecuencia de la menstruación cuando se producen cuatro ciclos o menos al año.

Hipomenorrea: Es una disminución en la cantidad de flujo eliminado durante la menstruación.

El hecho de que una menstruación sea más corta de lo normal, uno o dos días en lugar de los habituales tres a cinco de duración —o incluso siete en el caso de las más largas—, no tiene por qué ser un signo de alarma en sí mismo, pero siempre es conveniente que el ginecólogo realice una exploración y un estudio hormonal complementario. Tampoco la cantidad de flujo eliminado es un factor que en sí mismo resulte inquietante si, siendo reducida esta cantidad, no existen factores de riesgo asociados.

Por último, la interrupción de los ciclos sin llegar a producirse una amenorrea puede ser considerada normal si se descartan patologías asociadas. Son posibles factores constitucionales, psíquicos, cambios bruscos de peso, astenia, etc., que propicien esta situación, aunque también pueden aparecer causas ligadas a una insuficiencia ovárica, alteraciones hipotálamo-hipofisiaria y otro tipo de trastornos hormonales (suprarrenales, tiroides, etc.). Es el ginecólogo quien podrá determinar con exactitud la raíz del problema para realizar un tratamiento etiológico; no obstante, para aquellos casos que no requieren tratamientos más específicos y se consideren meramente funcionales, existen algunas pequeñas estrategias que pueden ayudar a normalizar tanto la frecuencia de la menstruación como su duración.

Bolsa de pastor *(Capsella bursa-pastoris L.)*

Hemos hablado de esta planta cuando planteábamos el tratamiento de la menorragia, ¿cómo es posible, entonces, que pueda ser aconsejable para una sintomatología opuesta?: Sencillamente, porque tiene en la práctica un efecto regulador, actuando tanto cuando existe un exceso de flujo en la menstruación como cuando es escaso. Las causas de esta doble actividad pueden ser diversas, pero probablemente son debidas a que aumenta el tono de la musculatura uterina y refuerza la permeabilidad capilar, como consecuencia de lo cual puede inducir al organismo a compensar las variaciones en los niveles hormonales de forma natural. Es un remedio muy útil, sobre todo en las primeras menstruaciones de la mujer, cuando el ciclo no se ha establecido todavía de forma estable.

Se prepara en infusión de 40 gramos de la planta por litro de agua, dejando reposar 15 minutos y consumiendo a lo largo del día. Mejor alejada de las comidas.

Extracto Fluido de bolsa de pastor *(Capsella bursa-pastoris L.)*, 15 a 20 gotas tres veces al día.

Tintura Madre de bolsa de pastor *(Capsella bursa-pastoris L.)*, 20 a 30 gotas tres veces al día.

Efectos secundarios: Carece de efectos secundarios a las dosis indicadas.

Contraindicaciones. Embarazo y lactancia. Hipertensión.

Incompatibilidades: Tratamiento farmacológico con antidepresivos (IMAO).

Comino *(Cuminum cyminum L.)*

Esta planta es bien conocida en la cocina mediterránea; carminativa y digestiva, se añade a los alimentos para contrarrestar los procesos flatulentos y el meteorismo, especialmente cuando se trata de legumbres y guisos de digestión pesada. Pero el comino guarda entre su peculiar aroma y sabor una aplicación menos conocida: además de su efecto galactógeno, puede utilizarse en el tratamiento de la hipomenorrea y de la dismenorrea por su acción espasmolítica y estrogénica.

Forma de preparación: Una cucharadita de semillas por taza de agua en decocción de cinco minutos, dejando reposar la mezcla 15 minutos más. Tres tazas al día, siempre mejor después de las comidas.

Extracto Fluido de comino ***(Cuminum cyminum L.)***, 25 a 40 gotas tres veces al día.

Tintura Madre de comino ***(Cuminum cyminum L.)***, 50 a 100 gotas tres veces al día.

Polvo de comino ***(Cuminum cyminum L.)***, 2 gramos al día repartido en varias tomas.

Efectos secundarios: Carece de efectos secundarios a las dosis indicadas.

Ruda ***(Ruta graveolens L.)***

Esta planta tiene desgraciadamente muy mala reputación por los muchos accidentes derivados de su mal uso. La ruda actúa como estimulante de la musculatura uterina, por lo que se ha utilizado como abortivo, fin para el que resulta muy peligroso porque, según han determinado algunas investigaciones, su nivel de actividad como abortivo se alcanza con dosis muy próximas a la toxicidad, de manera que es imprevisible controlar la reacción específica que puede provocar en cada mujer: el margen de seguridad es mínimo, incluso las personas con gran experiencia pueden encontrarse con situaciones que pongan en grave riesgo la vida de la mujer por depresión cardiorrespiratoria. El uso como abortivo es, pues, extremadamente peligroso.

No obstante, tiene otras aplicaciones que no entrañan riesgo alguno, como en el caso de la hipomenorrea, siempre que se **respete escrupulosamente la dosis** y comprobando la tolerancia personal. Su efecto sobre la insuficiencia venosa, además del ya citado sobre la musculatura uterina, hacen de este remedio un aliado importante para el tratamiento de las reglas escasas y/o de corta duración. Se prepara en infusión al 1 %. Dos a tres tazas al día, mejor después de las comidas. Por su fuerte sabor no es exactamente la predilecta, pero puede recurrirse a los preparados estandarizados en cápsulas o gotas que facilitan, además, la administración y dosificación exacta sin riesgos par la salud.

Extracto Fluido de ruda ***(Ruta graveolens L.)***, 10 a 20 gotas tres veces al día.

Tintura Madre de ruda ***(Ruta graveolens L.)***, 20 a 40 gotas tres veces al día.

Polvo de ruda ***(Ruta graveolens L.)***, de 250 miligramos a 500 miligramos día repartidos en varias tomas.

Efectos secundarios: Carece de efectos secundarios a las dosis indicadas.

Contraindicaciones: Embarazo y lactancia.

IMPORTANTE: No sobrepasar las dosis indicadas. En caso de duda consulte siempre con un especialista.

Romero *(Rosmarinus officinalis L.)*

Útil incluso como aromático para preparar muchos platos en la cocina, el romero no debería faltar en nuestras casas. De efecto tónico general sobre el organismo, estimula suavemente el sistema nervioso, mejora la función digestiva y cuenta con efecto colagogo estimulando la actividad hepática y biliar, es hepatoprotector y ligeramente diurético, espasmolítico y antiséptico. Está especialmente indicado en las mujeres asténicas, agotadas, con circulación deficiente y tendencia a desórdenes digestivos.

Se prepara en infusión de una cucharadita de la planta por taza de agua, dejándola reposar 10 minutos bien tapada para que no pierda el aroma y los aceites esenciales que son muy volátiles. Tres tazas al día, mejor antes de las comidas.

Extracto Fluido de romero ***(Rosmarinus officinalis L.)***, 30 a 40 gotas tres veces al día.

Tintura Madre de romero ***(Rosmarinus officinalis L.)***, 50 a 100 gotas tres veces al día.

Efectos secundarios: Carece de efectos secundarios a las dosis indicadas.

Contraindicaciones: No se han descrito a dosis terapéuticas.

Tratamiento con sales de Schüssler

Dos sales de Schüssler resultan eficaces en el tratamiento de la hipomenorrea: **Kalium phosphoricum D6 y Magnesium phosphoricum D6.**

Tratamiento con homeopatía

La homeopatía puede ser muy útil, pero conviene diferenciar la sintomatología que tratamos de normalizar.

Menstruaciones retrasadas: **Sulfur 5 CH, Lycopodium 5 CH, Chelidonium 4 CH, Kalium muriaticum 4 CH, Cicuta virosa 5 CH, Aristolochia 5 CH y Pulsatilla 5 CH.**

Menstruaciones retrasadas y poco abundantes: **Sepia 5 CH, Aurum metallicum 4 CH, Graphites 5 CH, Kalium carbonicum 4 CH, Baryta carbonica 4 CH, Psorinum 5 CH, Pulsatilla 15 CH y Conium 5 CH.**

Menstruaciones poco abundantes: **Lachesis mutus 5 CH, Lilium tigrinum 5 CH, Colocynthis 5 CH, Alumina 5 CH, Cyclamen 5 CH y Caulophyllum 4 CH.**

Tratamiento con oligoterapia

En el tratamiento de terreno con oligoterapia podemos utilizar el **Zn + Cu (cinc + cobre)** como regulador endocrino de base y el más específico **Mn + Cu + Co (manganeso + cobre + cobalto).**

Tratamiento con hidroterapia

Los baños genitales están indicados siempre que se sospeche un proceso congestivo asociado a esta problemática, es un remedio sencillo pero que ofrece excelentes resultados.

Complementos nutricionales

Las perlas de **aceite de onagra** ***(Oenothera biennis L.)*** **y de aceite de borraja** ***(Borago officinalis L.)***, de las que hablaremos en el capítulo siguiente dedicado al síndrome premenstrual, son un complemento adecuado en este tipo de dolencia.

TRATAMIENTO BÁSICO DE LA OLIGOMENORREA-HIPOMENORREA

Al levantarse: Una ampolla en ayunas de **Mn + Cu + Co (manganeso + cobre + cobalto).**

DESAYUNO:

Diez minutos antes del desayuno: Una tableta sublingual de **Kalium phosphoricum D6 y otra de Magnesium phosphoricum D6.**

Después del desayuno: 20 gotas de **Extracto Fluido de romero** ***(Rosmarinus officinalis L.)*** mezcladas con 20 gotas de **Extracto Fluido de comino** ***(Cuminum cyminum L.)*** con un poco de zumo o agua.

A media mañana: Dos perlas de **aceite de borraja** ***(Borago officinalis L.).***

COMIDA:

Diez minutos antes de la comida: Una tableta de **Kalium phosphoricum D6** y otra de **Magnesium phosphoricum D6.** Sublinguales.

Después de la comida: 20 gotas de **Extracto Fluido de romero** ***(Rosmarinus officinalis L.)*** mezcladas con 20 gotas de **Extracto Fluido de comino** ***(Cuminum cyminum L.)*** con un poco de zumo o agua.

CENA:

Diez minutos antes de la cena: Una tableta de **Kalium phosphoricum D6 y otra de Magnesium phosphoricum D6.** Sublinguales.

Después de la cena: 20 gotas de **Extracto Fluido de romero** ***(Rosmarinus officinalis L.)*** mezcladas con 20 gotas de **Extracto Fluido de comino** ***(Cuminum cyminum L.)*** con un poco de zumo o agua.

Al acostarse: Baño de Kuhne.

El síndrome premenstrual

EN este capítulo es preciso detenerse a realizar un análisis pormenorizado de la cuestión y su tratamiento puesto que es uno de los problemas que acompañan a millones de mujeres durante todas y cada una de sus menstruaciones. Baste pensar que si la primera menstruación aparece, por ejemplo, a los 14 años y la menopausia a los 50 —y una vez descontados los ciclos que podrían corresponder a dos embarazos de media— una mujer viene a tener en su edad fértil más de cuatrocientos periodos menstruales. Si habitualmente padece el síndrome premenstrual, las perspectivas no son nada halagüeñas. Entre un 45 % y un 65 % de las mujeres de 20 a 50 años padecen en alguna medida síntomas premenstruales molestos. Menos del 20 % de las mujeres no los sufren en ninguna ocasión. Solo unas pocas mujeres experimentan una gran energía y se sienten especialmente bien durante ese periodo.

El concepto de síndrome premenstrual —SPM— es relativamente nuevo en la literatura científica; las primeras referencias aparecen publicadas en 1938 de la mano de Robert Franck, que lo califica como «tensión premenstrual» y lo relaciona con un exceso de estrógenos. Desde esa época, las causas a las que se atribuye son diversas y oscilan desde las puramente psicológicas hasta alergias hormonales endógenas. Es en 1953 cuando Green y Dalton describen explícitamente el «Síndrome premenstrual», y posteriormente, ya en 1969, Moss publica en el *American Journal of Obstetrics and Gynecology* más de 150 síntomas característicos del síndrome que incluyen desde los puramente físicos como la distensión abdominal, dolor, tensión mamaria y cefaleas hasta la depresión, irritabilidad, ansiedad, trastornos de la libido, pérdida de concentración o aumento del apetito. A partir de los años 80 la mayoría de investigaciones se centran en la descompensación producida en los niveles de prostaglandinas (Craig, Bancroft y Bäckström.)

Lo cierto es que al día de la fecha no se conocen sus causas; suele achacarse a un desequilibrio entre estrógenos y progesterona, concretamente a una insuficiencia de progesterona y a un exceso de estrógenos implicados también en otros problemas como fibromas, miomas y quistes ováricos. Los tratamientos alopáticos son completamente sintomáticos incluyendo: antiinflamatorios, calmantes, tranquilizantes, antidepresivos, somníferos, diuréticos, hormonas sintéticas (progesterona y estrógenos orales o en óvulos), e incluso tratamientos quirúrgicos.

Los síntomas se clasifican, se ordenan y reciben nuevos nombres, pero su presencia es tan antigua como la humanidad, y muchas mujeres de todas las épocas los han sufrido y han tratado de encontrarles remedio. Un síndrome es *un conjunto de síntomas.* Los síntomas que una mujer puede presentar antes de su menstruación dependen de muchos factores —constitucionales, ambientales, emocionales, etc.—, por eso es difícil encontrar una explicación que englobe o justifique todos los cuadros, aunque evidentemente muchos de ellos puedan tener causas comunes. De cualquier manera, ese conjunto de síntomas advierte que algo no está funcionando de manera correcta en el organismo, aunque no por ello se corresponda con una **enfermedad** o patología grave. No obstante, hay que prestarle la atención apropiada, pues puede ocultar o enmascarar problemas más serios.

Los síntomas del síndrome premenstrual aparecen entre los siete y los catorce días anteriores a la menstruación. Pueden coincidir con el inicio de la ovulación, no tienen por qué aparecer todos los meses o los mismos síntomas todos los periodos, y tampoco es difícil que aparezcan en meses alternos. Para una visión de conjunto de dichos síntomas podríamos agruparlos en:

1. Aquellos síndromes premenstruales en que predominan los **síntomas nerviosos** y psicológicos tienen dos polaridades precisas que en ocasiones también se entremezclan:

Predominio de la ansiedad: Irritabilidad, tensión nerviosa y cambios de humor. Insomnio. Labilidad emocional, agresividad.

Predominio depresivo: Confusión, pérdida de memoria, falta de motivación, deseo de llorar o llanto involuntario, pensamientos suicidas, pérdida de autoestima.

2. Predominio de los síntomas físicos:

Edema, aumento de volumen y peso, dolor e inflamación de piernas y tobillos, hinchazón del abdomen, sensibilidad mamaria, hinchazón mamaria.

Presencia de **síntomas generales:** Aumento de apetito, deseo de dulces, dolor de cabeza, desvanecimientos, vértigo, palpitaciones, fatiga, exceso de grasa en piel y cabello, acné.

Frente a toda esta colección de síntomas desagradables, lo primero que debemos hacer es recordar los conceptos que barajábamos al hablar de la salud integral de la mujer. Si todo el organismo funciona bien y en armonía, no tiene cabida el llamado síndrome premenstrual. Hay que repasar los hábitos y prácticas de salud para ver qué estamos haciendo mal. Existen una serie de consejos generales que son útiles en todos los casos. Los recordaremos antes de profundizar en tratamientos más concretos.

Medidas generales

Intentar dormir las horas suficientes (nunca menos de siete).

Mantener un horario regular para acostarse y levantarse.

Procurar relajarse siempre bien antes de dormir para que no existan tensiones psíquicas ni musculares.

Disminuir o eliminar el consumo de café, té, cola y otros excitantes.

Eliminar el consumo de tabaco.

Eliminar el consumo de alcohol que agrava los procesos depresivos.

Mantener una dieta rica en hidratos de carbono (germen de trigo, pan integral, pasta, cereales, fibra y proteína) y evitar el azúcar refinado y la grasa.

Mantener un horario regular para las comidas. Mejor realizar seis pequeñas comidas al día que tres más copiosas.

Reducir el consumo de sal la semana anterior a la menstruación para reducir la retención de líquidos.

Vigilar el estrés físico y emocional.

Hacer ejercicio físico de manera regular.

Tratamiento con fitoterapia

Algunos remedios tradicionales son útiles para aliviar el síndrome premenstrual; en ocasiones coinciden como reguladores generales del sistema hormonal, otros son específicos para los síntomas que puedan aparecer, pero hay que insistir en el uso de reguladores generales con efecto global, frente a los más sintomáticos, pues no se pretende únicamente realizar un tratamiento del síntoma más aparente, sino del conjunto del problema.

Cimicifuga *(Actea racemosa L.)*

Ya era utilizada por los nativos americanos como sedante y en los cólicos nefríticos, según consta en el *British Herbal Compendium*, donde también se señala la actividad emenagoga de la planta. Aunque eficaz, este es un remedio lento; es preciso ser constante durante un periodo largo de tiempo (de dos a tres meses) para que las cualidades de la planta se muestren en toda su magnitud. El efecto regulador que puede ejercer sobre el sistema hormonal se centra en una acción estrogénica sobre el sistema cardiovascular y óseo combinada con acción antiestrogénica sobre el útero y las mamas. Es un remedio de amplio espectro por su excelente actividad sobre el sistema neurovegetativo, y está especialmente indicado en el síndrome premenstrual de las mujeres jóvenes y después de los partos.

El uso más habitual corresponde a la **Tintura Madre de cimicifuga,** 20 gotas tres veces al día.

Para facilitar su dosificación en caso de recurrir a la planta se tomará en forma de comprimidos, tabletas o cápsulas ateniéndose a la dosis señalada por el laboratorio productor.

Efectos secundarios: No tiene efectos secundarios a dosis terapéuticas. Aisladamente se ha descrito intolerancia digestiva que obliga a reajustar la dosis e hipotensión si se sobrepasa la dosis indicada.

Contraindicaciones: Embarazo y la lactancia.

Dong Quai ***(Angelica sinensis L.)***

En la medicina tradicional china es una planta de uso habitual desde hace siglos, aunque ya se utiliza en Occidente por sus excelentes resultados; se la conoce como «el ginseng femenino», ya que está especialmente indicada en el tratamiento de las enfermedades de la mujer. Dada su acción reguladora del sistema hormonal por su contenido en diversos principios activos, entre los que destacan fitoestrógenos, es aconsejable tanto en la menopausia como en las contracciones uterinas y metrorragias, pero, sobre todo, en el tratamiento de los síntomas premenstruales. Posee además importantes cualidades como calmante y antiespasmódico.

Dosificación: Es mejor tomarla en cápsulas para facilitar su dosificación; 500 miligramos dos veces al día. Debe tomarse las dos semanas anteriores a la menstruación y durante la misma. No sobrepasar estas cantidades. En medicina tradicional china se completa el tratamiento con ACUPUNTURA.

Efectos secundarios: Puede producir fotosensibilidad a los rayos solares.

Contraindicaciones: Úlceras gastroduodenales.

Onagra ***(Oenothera biennis L.)***

Nos detendremos más en esta planta por la indiscutible popularidad que entre las mujeres ha alcanzado en los últimos años, de forma que si usted se decide a utilizarla conozca de forma objetiva sus virtudes y limitaciones. La publicidad no siempre es fiable.

Sus virtudes medicinales se conocen desde muy antiguo; ya los nativos americanos la utilizaban con profusión para tratar distintas dolencias, experiencia que fue transmitida a los europeos, que no tardaron en traerla a Europa, donde se extendió rápidamente. En América e Inglaterra se conoce como **prímula** ***(Evening primrose)***, pero aunque su aspecto guarda similitud con la familia de las Prímulas, no corresponde a este grupo botánico.

Las investigaciones que catapultaron el uso de esta planta en la fitoterapia contemporánea fueron las realizadas por Heiduchka y Luft en 1920. La importancia de estas investigaciones deriva de haber descubierto que el aceite de la planta está constituido por cinco ácidos grasos fundamentalmente —una estructura muy simple y poco usual—, a diferencia de la mayoría de aceites, cuya estructura química es complejísima, con innumerables ácidos y sustancias. Previamente a este hallazgo, Unger había determinado la existencia de hasta un 15 % de aceite en las semillas de la onagra. La onagra contiene:

— Ácido linolénico (LA).
— Ácido oleico.
— Ácido palmítico.
— Ácido esteárico.
— Ácido gamma-linolénico (GLA).

Lo más significativo fue el descubrimiento de la enorme cantidad de ácido gamma-linolénico que contienen las semillas de esta planta, entre un 8 y un 14 %. El ácido gamma-linolénico es poco frecuente en el reino vegetal y es mucho más difícil encontrarlo en unas proporciones tan altas.

El valor que esta planta tiene para el tratamiento del síndrome premenstrual (entre otras aplicaciones terapéuticas) es que con el consumo de onagra el ácido linolénico se transforma en el organismo en gamma-linolénico, incrementando la gran cantidad de este ácido que ya de por sí tiene la planta. El ácido gamma-linolénico es fundamental para la síntesis de *prostaglandinas* en el organismo; con este nombre se define a un grupo de sustancias, también conocidas como *hormonas tisulares*, que no son hormonas, puesto que no las segrega ninguna glándula endocrina, se forman por la acción específica de determinadas enzimas en el lugar necesario y en el momento oportuno y cumplida su función se degradan. Todas las funciones metabólicas y celulares requieren la presencia de prostaglandinas. Estas sustancias también tienen efectos antagonistas y reguladores con las hormonas. Algunas mujeres producen cantidades altas de prostaglandinas, que provocan contracciones uterinas dolorosas. La onagra ha demostrado empíricamente que regula el equilibrio y mejora los síntomas satisfactoriamente.

La dosificación habitual es de un gramo diario, las presentaciones comerciales suelen consistir en perlas de 500 miligramos con 10 miligramos de vitamina E.

Debe tomarse a lo largo de todo el ciclo menstrual durante un mínimo de tres ciclos seguidos.

No tiene efectos secundarios ni contraindicaciones a dosis terapéuticas.

Borraja *(Borago officinalis L.)*

Esta planta es conocida desde la Antigüedad por sus beneficios en el tratamiento de las alteraciones del sistema nervioso. Ha sido cultivada por el hombre y es una verdura exquisita muy popular en mi región; personalmente suelo tomarla cocida con patata un par de veces por semana durante todo el año. El aprovechamiento de las semillas de la borraja también es tradicional en mi tierra, por lo que yo las utilizaba mucho antes de que los concentrados de aceite de onagra se comercializaran. Sus características son muy similares y el comportamiento terapéutico en el tratamiento del síndrome premenstrual también —los contenidos de ácido linolénico (LA) y ácido gamma-linolénico (GLA) de la semilla de borraja son similares e incluso superiores a los de la onagra, aunque más difíciles de conseguir comercialmente hablando.

Suele tomarse alrededor de un gramo diario en perlas de gelatina que incorporan pequeñas cantidades de vitamina E a lo largo de todo el ciclo menstrual, durante un mínimo de tres ciclos seguidos.

No tiene efectos secundarios ni contraindicaciones a dosis terapéuticas.

Sauzgatillo (*Vitex agnus-castus L.*)

También citada en el apartado referente a las dismenorreas, es un remedio muy utilizado por la tradición popular y la fitoterapia desde la Antigüedad. La práctica empírica ha demostrado una mejoría de la fase lútea. En la actualidad se va abriendo camino entre las «autoridades» académicas más obstinadas; eso sí, han tenido que pasar siglos para que reconocieran lo evidente. En una publicación tan prestigiosa como *The American Journal of Medical Sciences*, octubre 2002; 324 (4); 185-188, podemos leer: *Es una fruta seca que ha sido utilizada en la Antigua Grecia como fitomedicina. El mecanismo de acción es la unión a los receptores dopaminérgicos-2 de la hipófisis anterior que disminuye la hormona liberadora de tirotrofina. Por lo tanto, los niveles de prolactina disminuyen, lo que aumenta la progesterona en la fase lútea del ciclo menstrual y reduce los síntomas premenstruales.*

Dosificación: Una cucharada sopera por taza preparada en infusión. Dejar reposar 15 minutos y tomar de tres a cuatro tazas al día.

Preparados en gotas:

Extracto Fluido de sauzgatillo (*Vitex agnus-castus L.*), 30 gotas tres veces al día.

Tintura Madre de sauzgatillo (*Vitex agnus-castus L.*), 40 gotas tres veces al día.

No tiene efectos secundarios ni contraindicaciones a dosis terapéuticas.

Abedul *(Betula alba L.)*

Diurético suave pero eficaz desde las primeras tomas, su utilización en el síndrome premenstrual se circunscribe al tratamiento de la retención de líquidos y congestión edematosa, por lo que hay que considerarlo un coadyuvante junto a otro tipo de preparados y no un tratamiento propiamente dicho.

Se utiliza en infusión de 10 minutos, 40 gramos de sus hojas por litro de agua. Conviene añadir un pellizco de bicarbonato cuando está reposando y alcanza una temperatura de unos 40 grados, de esta manera aumenta su efectividad. Se tomará distribuido a lo largo del día, mejor alejado de las comidas.

Extracto fluido de abedul *(Betula alba L.)*, 20 a 30 gotas tres veces al día. Es mejor tomarlo con agua un poco tibia.

Tintura Madre de abedul ***(Betula alba L.)***, 30 a 40 gotas tres veces al día. Es mejor tomarlo con agua un poco tibia.

No tiene efectos secundarios ni contraindicaciones a dosis terapéuticas.

Matricaria ***(Tanacetum Parthenium L.)***

Esta planta es un específico en el tratamiento de los procesos migrañosos que se presentan ligados al síndrome premenstrual. También resulta un excelente espasmolítico que actúa a nivel uterino e intestinal.

Dado que la composición de esta planta difiere mucho según la zona en la que crece, es recomendable recurrir a un producto de laboratorio estandarizado; se toman las hojas secas micronizadas en forma de cápsula o tableta a razón de 100 a 200 mg/día.

Efectos secundarios: No tiene efectos secundarios a dosis terapéuticas.

Contraindicaciones: Embarazo y lactancia.

Tratamiento con sales de Schüssler

Poco utilizadas para el tratamiento del síndrome premenstrual, las sales de Shüssler son sin embargo un buen aliado. Tres sales resultan especialmente efectivas:

Kalium phosphoricum D6 y Ferrum phosphoricum D6, como tratamiento durante todo el ciclo.

Magnesium phosphoricum D6, para los dolores espasmódicos o tipo cólico, tomándola unos días antes de la ovulación y hasta que cesan las molestias; esta sal puede tomarse cada dos horas en los procesos agudos e ir distanciando las tomas cuando decrecen las molestias.

Tratamiento con homeopatía

El tratamiento con homeopatía puede resultar complejo para las personas no familiarizadas con el uso de esta excelente herramienta terapéutica debido a la gran multitud de síntomas y la superposición de los mismos que se presentan durante el síndrome premenstrual, por lo que he recogido aquellos remedios que cubren un espectro más amplio. En caso de duda, consulten con un especialista.

Remedios indicados: **Ignatia amara 7 CH, Actea racemosa 5 CH, Palladium 5 CH, Nux moschata 7 CH, Moschus 7 CH, Ambra grisea 15 CH, Sepia 5 CH, Cyclamen 5 CH.**

Predominio de síntomas en los pechos: **Phytolaca 7 CH, Conium 7 CH.**

Reguladores generales: **Folliculinum 7 CH,** cinco gránulos en ayunas en días alternos. **Natrum muriaticum 15 CH,** cinco gránulos los días 7 y 16 del ciclo. **Lac caninum 15 CH,** 5 gránulos los días 15, 16 y 17 del ciclo. **Platina 15 CH,** 5 gránulos los días 7, 8 y 9 del ciclo.

Tratamiento con oligoterapia

Durante todo el ciclo se tomará una ampolla de **Zn + Cu (cinc + cobre)** en ayunas y una más al acostarse de los siguientes oligoelementos, según el predominio de síntomas:

Menstruaciones irregulares, **Mn + Co (manganeso + cobalto).**

Ciclos acortados y menstruaciones abundantes, **Mn (manganeso).**

Ciclos largos y menstruaciones escasas, **Mn + Cu (manganeso + cobre).**

Amenorreas, **Cu + Au + Ag (cobre + oro + plata).**

Tratamiento con hidroterapia

Los baños genitales de Kuhne están indicados siempre que no exista contraindicación para ello.

Suplementos nutricionales

La **vitamina B_6** se ha mostrado muy útil en el tratamiento del síndrome premenstrual; su uso aparece ligado a la elevación de los niveles de progesterona y la reducción de los estrógenos. Se recomienda iniciar las tomas con 50 miligramos diarios e ir incrementando esta cantidad hasta 500 miligramos diarios.

La **vitamina E** es un adecuado complemento que proporciona buenos resultados en el tratamiento de muchos síntomas ligados al síndrome premenstrual; se recomienda tomar un mínimo de 400 u.i./día.

Algunos especialistas en dietética y nutrición recomiendan el consumo de suplementos de **calcio y magnesio** para este tipo de tratamientos, pero yo personalmente no he observado resultados significativos.

TRATAMIENTO BÁSICO DEL SÍNDROME PREMESTRUAL

Al levantarse: Una ampolla en ayunas de **Zn + Cu (cinc + cobre).**

DESAYUNO:

Diez minutos antes del desayuno: Una tableta de **Kalium phosphoricum D6 y otra de Ferrum phosphoricum D6.** Sublinguales.

Después del desayuno: Dos cápsulas de **Dong Quai *(Angelica sinensis L.).***

A media mañana: Dos perlas de **aceite de onagra *(Oenothera biennis L.)* con Vitamina E.**

COMIDA:

Diez minutos antes de la comida: Una tableta de **Kalium phosphoricum D6 y otra de Ferrum phosphoricum D6.** Sublinguales.

Después de la comida: Dos cápsulas de **Dong Quai *(Angelica sinensis L.).***

CENA:

Diez minutos antes de la cena: Una tableta de **Kalium phosphoricum D6** y otra de **Ferrum phosphoricum D6.** Sublinguales.

Después de la cena: Dos cápsulas de **Dong Quai** ***(Angelica sinensis L.).***

Al acostarse: Baño de Kuhne.

Para evitar los dolores espasmódicos: Una tableta sublingual cada dos horas de **Magnesium phosphoricum D6** durante los días que se presenten las molestias.

Los problemas en la concepción

El hecho de querer concebir un hijo y no lograr satisfacer ese deseo suele acarrear una problemática en la mayoría de los casos larga y angustiosa. Varios factores influyen directamente en esta situación, y resultaría difícil establecer un orden de prioridades para determinar cuál tiene mayor importancia. Componentes sociales, intelectuales, económicos o religiosos pueden hacer que la realidad vivida por la mujer sea diferente, agravando o empeorando la situación objetiva, pero, de cualquier manera, siempre necesita de un proceso de asimilación en función de las circunstancias específicas y los roles a los que personalmente se enfrenta. En algunas sociedades tribales, donde la reproducción se contempla como un «deber» de la mujer y a la que siempre se atribuyen los casos de infertilidad, este problema puede llegar a ser trágico, puesto que una mujer incapaz de dar descendencia se convierte de forma automática en un ser «inferior» y es repudiada; en todo caso, si culturalmente se acepta el hecho como «tolerable», se convierte en un personaje social de segunda fila. Pero aun en las culturas en las que se acepta el hecho como puramente biológico o como «una enfermedad asumible», los niveles de autoestima de la mujer no salen muy favorecidos. Frente a los condicionamientos sociales, muchas veces miente afirmando que *no quiere tener hijos,* que *se está mejor así*, mientras en lo privado se somete a un largo proceso para descartar definitivamente su posibilidad de concebir.

Los factores internos, anímicos y psicológicos deben también considerarse como un elemento de primer orden, puesto que aun en el supuesto de que el entorno social o familiar no genere expectativas concretas a la mujer, quedan sus propias aspiraciones insatisfechas; es decir, su deseo interno es el de concebir, por instinto o tradición, pero su cuerpo se niega. ¿Quién aparece como primer culpable? ¿Por qué le ha tocado a ella? ¿Es una enfermedad? Su autoestima cae, la ansiedad y la angustia que puede llegar a desarrollar generan situaciones personales que, desde fuera y como profesional absolutamente objetivo, puedo asegurar que la mujer vive como trágicos y traumatizantes hasta unos límites difícilmente comprensibles.

Para poder resolver cualquier asunto lo primero es poder definir con exactitud *dónde está el origen del mismo*. De esta manera podremos comenzar a buscar soluciones, el resto es dar palos de ciego o simplemente realimentar el problema.

Cualquier pareja que practique relaciones sexuales completas —sin utilizar métodos anticonceptivos y después de un lapso de tiempo razonable— y no conciba, debe hacerse una serie de reflexiones previas. En primer lugar, los especialistas no se ponen de acuerdo en lo que deberíamos considerar «un tiempo de espera prudencial»; normalmente se sitúa entre los seis meses y el año de relaciones, pero también deben tenerse en cuenta factores como la edad de la pareja, el estado de salud general o la frecuencia de las relaciones sexuales, pues no es lo mismo mantener seis relaciones sexuales en seis meses que mantenerlas en una semana. Es cierto que una sola relación puede conducir a la fecundación, pero no es menos cierto que existen factores asociados que no siempre la hacen posible. Por último, hay que señalar que si realmente existen problemas de fondo, el hecho de mantener más relaciones sexuales de poco puede servir.

Frente a este problema existen tres tipos de consulta habituales. En primer lugar llegan parejas que han pasado por todo el protocolo de diagnóstico y seguimiento alopático y que, una vez establecido el diagnóstico, no están dispuestas a asumir el tratamiento planteado por diferentes motivos. Otro grupo ha llevado a cabo el protocolo clínico y farmacológico pero no ha conseguido su objetivo. Un tercer grupo conoce de forma directa algún caso cercano o se informa previamente de las pruebas y los tratamientos a seguir y desean probar alguna alternativa menos agresiva antes de comenzar el camino alopático, *un empujoncito que ayude* como te suelen plantear. Comúnmente buscan tratamientos no agresivos y de coste reducido frente al gran desembolso económico que deben realizar para desarrollar un programa de fertilidad a nivel privado. Todas estas posturas son comprensibles y no deben suponer nada más que alternativas elegidas libremente en función de las propias necesidades o preferencias personales. Por último, y al margen de las anteriores, existen las consultas planteadas por mujeres u hombres de manera individual que empiezan a preocuparse por la demora en la concepción pero no quieren «preocupar a su pareja» y desean saber si es «culpa» de ellos. La forma de proceder es muy simple, tanto si la consulta es individual o en pareja: debemos despejar las incógnitas como si de una ecuación se tratara.

Además del exhaustivo historial que incluya todos los datos personales de interés —antecedentes familiares, enfermedades sufridas, medicaciones tomadas, hábitos de vida, intervenciones quirúrgicas, etc.—, el primer paso es realizar un espermiograma en el caso del hombre (de esta manera conoceremos si las tasas de esperma, su movilidad y calidad es la adecuada) y una curva de temperatura vaginal en el de la mujer. Es una prueba simple y no agresiva para el varón y lo único que debe superar es la vergüenza o el temor inicial a realizarla, basta con recoger el esperma de una eyaculación en un recipiente estéril y, previa cita, hacerlo llegar al analista para que realice el estudio pertinente. En el caso de la mujer, la curva de temperatura basal nos permitirá por lo menos determinar si existe un ciclo de ovulación previo a la menstruación por los picos de temperatura que se producen en las fases posteriores. El especialista le indicará la manera de tomarse todos los días la temperatura y cómo anotarla para poder realizar una gráfica que luego él interpretará. Haré notar que las tasas espermáticas del hombre han bajado alarmantemente en los últimos años, condicionadas por múltiples factores, que incluyen desde el sedentarismo hasta hábitos como el abuso de tabaco o alcohol. En términos estadísticos, uno de cada tres problemas de infecundidad se debe a problemas que atañen exclusivamente al varón.

El hecho de que la mujer ovule correctamente y no existan problemas en el esperma de su pareja, no indica en sí mismo que pueda producirse la fecundación. Pueden existir problemas de permeabilidad en las trompas de Falopio debida a adherencias, procesos inflamatorios, infecciosos, quistes, etc., por lo que el ginecólogo deberá determinar con exactitud el estado de todos los órganos internos femeninos; para ello, además del reconocimiento directo, utilizará la ecografía, analítica hormonal, citología y, si fuera preciso, otro tipo de pruebas más lesivas que deben realizarse en quirófano, como la laparoscopia.

En el caso que se determine el correcto funcionamiento de los órganos internos de la mujer, o conozcamos las limitaciones —por ejemplo, que solamente un ovario ovula correctamente, o que las trompas de Falopio tengan una permeabilidad reducida— podremos poner en marcha los recursos terapéuticos que permitan la fecundación. Hay, sin embargo, otros factores a tener en cuenta como el pH vaginal: un pH muy ácido puede actuar como un auténtico espermicida.

Los enfoques que aquí apuntamos han demostrado su efectividad en muchos casos; la mayoría están encaminados a normalizar de forma global el funcionamiento endocrino de la mujer, de manera que la ovulación y las curvas menstruales se desarrollen con parámetros lo más estables posible; también es especialmente importante la circulación sanguínea en la zona pélvica y la ausencia de congestiones que compriman el útero y los ovarios. Si además existen problemas específicos, hormonales o morfológicos, deberán recibir tratamiento adicional.

Tratamiento con fitoterapia

Maca *(Lepidium meyenii Walp.)*

Esta planta ha servido de alimento a los habitantes andinos desde tiempos remotos. Las primeras referencias escritas sobre la importancia económica que tuvo para los pueblos de Perú, Colombia, Ecuador y Bolivia se remonta a los siglos XV y XVI; los tratados la recogen como «el pan andino». La tradición popular le atribuye la cualidad de fortalecer y vigorizar a las personas que la consumen por analogía a su capacidad de crecer y desarrollarse a una altura de unos 4.000 metros sobre el nivel del mar, donde pocos vegetales pueden crecer y fructificar tanto. En Europa no es muy conocida aunque en los últimos años ha hecho su aparición estelar más por su valor terapéutico que como alimento. Cuenta con un porcentaje del 50 % de hidratos de carbono, 10 % de proteínas y un 8 % de grasas. Contiene además sustancias altamente beneficiosas como un alcaloide, flavonoides, esteroles, terpenoides, antocianidinas y dextrinas; minerales (hierro, cinc, magnesio, calcio, fósforo y sodio) y vitaminas B_1, B_2, A y C. Este tubérculo es la única especie de su género que se ha podido cultivar; existen dos variedades con similares composiciones y aplicación culinaria o terapéutica.

En Perú, la maca es considerada «mágica» y se le concede el potencial de la la fertilidad. Numerosos estudios realizados con animales han demostrado en laboratorio esta creencia popular. Por ejemplo, las ratas alimentadas con maca presentan una mayor cantidad de óvulos fértiles que los grupos de control; los carneros aumentan el número de espermatozoides; también otras especies, como las terneras y ovejas, adelantan su época de celo al incluir maca en su dieta. Las mujeres con dificultad en la concepción pueden consumirla también como alimento. Si no disponen de ella en su país o localidad, diferentes laboratorios comercializan cápsulas y tabletas de polvo de maca; suele recomendarse alrededor de tres gramos diarios de polvo micronizado.

Carece de efectos secundarios o contraindicaciones.

Granada *(Punica granatum L.)*

El fruto del granado se ha representado a lo largo de la historia como símbolo de fertilidad, estableciendo el símil de las muchas semillas que contiene con la capacidad reproductora. Aparece ya en enterramientos del antiguo Egipto, y el uso medicinal de sus cortezas y raíces como tenífugo (para eliminar los parásitos intestinales) está sobradamente documentado. Las semillas de la granada, de sabor agradable y refrescante, pueden ser consumidas como excelente fruto o reducidas a zumo. Dado que contienen estrógenos a razón de 1,7 mg/100 gramos, resultan un complemento adecuado para aquellas mujeres que desean concebir. El fruto carece de contraindicaciones; no así la corteza y las raíces, que, por contener taninos y alcaloides, respectivamente, deben utilizarse bajo la supervisión de un especialista. Como tenífugo es muy efectivo también, pero su dosificación debe ser siempre muy precisa. El alcaloide pelleterierina que contiene la raíz tiene efectos similares a la estricnina y ha costado la vida de más de una mujer utilizado como sustancia abortiva.

Damiana *(Turnera diffusa L.)*

Esta planta es un tónico general que actúa especialmente sobre el sistema nervioso central. Como estimulante moderado de la libido se ha hecho merecedora de la condición de afrodisíaca. Su efecto es suave y no produce irritaciones del sistema nervioso, por lo que a dosis terapéuticas está mucho más indicada que otros estimulantes de la libido. Paralelamente a esta actividad se ha utilizado de forma empírica como un coadyuvante de interés en los problemas de la concepción; no se conoce el mecanismo de actuación de la planta en este tipo de problemas, pero puede estar relacionado con la estimulación del sistema nervioso y la respuesta hormonal que desencadene.

Es también ligeramente diurética y expectorante.

Se utiliza en forma de tintura y extracto para facilitar la ingesta y dosificación, pues en cantidades altas actúa como purgante.

Extracto Fluido de damiana ***(Turnera diffusa L.)*****,** 20 gotas tres veces al día.

Tintura Madre de damiana ***(Turnera diffusa L.)*****,** 30 gotas tres veces al día.

Efectos secundarios. No se han descrito a dosis terapéuticas. La sobredosificación origina cólicos intestinales y diarreas por el efecto purgante.

Contraindicaciones. No se han descrito a dosis terapéuticas.

Serpentaria azul *(Caulophyllum thalictroides L.)*

Esta planta debe ser utilizada *siempre bajo la supervisión de un especialista* con mucha experiencia, pues si bien su efecto sobre el aparato genital femenino es prodigioso, la dosificación debe ser muy precisa por su *toxicidad*. Contiene principios activos muy potentes (alcaloides y saponinas). No la tome por su cuenta sin la supervisión de un especialista. Actúa como un antiespasmódico del sistema reproductor femenino, con efecto tónico sobre el útero y las trompas de Falopio.

Se ha mostrado muy activa donde otros tratamientos han fracasado. Las antiguas comadronas la utilizaban para aliviar los dolores del parto, aunque no debe utilizarse nunca antes de que comience el parto propiamente dicho.

Dosificación: Se utiliza a razón de un máximo de tres gramos de rizoma al día, repartido en tres tomas.

Muérdago *(Viscum album L.)*

Muchas son las cualidades mágicas y terapéuticas atribuidas a esta planta cuyo uso tantas satisfacciones ha dado a muchos enfermos, desde hipertensos a pacientes con procesos tumorales degenerativos. Sin embargo, raramente se utiliza en los problemas de la concepción, quizá porque sus principios activos no justifican ningún efecto farmacológico en este sentido, pero sí la práctica empírica que ha demostrado su efectividad. Es un aliado de primer orden que no conviene descartar a la ligera. Con los fines que perseguimos en este capítulo se utiliza de la siguiente manera: una cucharadita de tallos y hojas triturados *(nunca bayas)* bien secos que se dejarán en maceración durante doce horas en un vaso de cristal o loza que contenga agua mineral sin gas, después de bien colado se tomará a la hora de acostarse sin endulzar.

Efectos secundarios: Carece de efectos secundarios a dosis terapéuticas. La sobredosificación o el consumo de bayas puede provocar alteraciones nerviosas y cardiacas, incluso la muerte por depresión cardiorrespiratoria.

Contraindicaciones: Hipotensión.

Tratamiento con sales de Schüssler

Algunas sales de Shüssler que favorecen una estimulación orgánica general y regulan a su vez el funcionamiento del sistema nervioso autónomo se muestran a la vez activas como reguladores indirectos del sistema hormonal y procesos espasmódicos y congestivos. En los problemas de la concepción contemplaremos tres remedios fundamentales: **Kalium sulphuricum D6, Kalium phosphoricum D6 y Magnesium phosphoricum D6.**

Tratamiento con homeopatía

Algunos remedios homeopáticos se muestran activos para regular o estimular el funcionamiento glandular, otros actúan sobre los procesos congestivos o funcionales, por lo que puede ser necesario un tratamiento combinado de estimulación y drenaje. Los remedios usados con mayor frecuencia son: **Ovarium 4 CH, Hypophysis 4 CH, Lilium tigrinum 5 CH, Sepia 5 CH, Pulsatilla 5 CH, Apis 5 CH, Moschus 5 CH y Cypripedium 4 CH.**

Tratamiento con oligoterapia

Los oligoelementos de apoyo en los problemas de la concepción son los siguientes: **Zn + Cu (cinc + cobre), Cu + Au + Ag (cobre + oro + plata) y Mn + Co (manganeso + cobalto).** Su ingesta debe mantenerse durante seis meses para que el efecto regulador se muestre plenamente.

Tratamiento con hidroterapia

Los baños genitales están en especial indicados igual que para la mayoría de afecciones genitales, pero, además, y según mi experiencia, los tratamientos con talasoterapia —que se realizan en establecimientos especializados en este tipo de terapia— brindan óptimos resultados.

Otras indicaciones de interés

Tener más relaciones sexuales *no necesariamente* aumentará las posibilidades de concepción; algunos especialistas incluso recomiendan distanciar las relaciones sexuales para mantenerlas especialmente en los días en que, según la curva menstrual, la mujer es más fértil. Personalmente no estoy de acuerdo con este planteamiento. Mi punto de vista es que ha de hacerse el amor cuando el deseo esté presente; no deberían convertirse en una obligación. Y olvídense de pensar constantemente *¿será esta vez?* Porque las actitudes ansiosas generan rigidez y tensiones en la musculatura de la zona pélvica; relájese, disfrute de un contacto placentero y la naturaleza se encargará del resto.

Recomendaciones dietéticas

Desde el momento en que estén buscando quedarse embarazadas, o exista esa posibilidad, es aconsejable que tomen ácido fólico. Se encuentra presente en numerosos alimentos, pero complementar la dieta es una medida preventiva indispensable, puesto que los estudios epidemiológicos indican que las zonas en las que por el tipo de alimentación se producen deficiencias de ácido fólico aumentan los casos de malformaciones en el sistema nervioso del feto (mielomeningocele, espina bífida, etc.). El ácido fólico previene este tipo de malformaciones pero, atención, su ingesta debe iniciarse, si es posible, antes de que se produzca el embarazo y continuarla hasta el tercer mes de gestación. La dosis media recomendada de ácido fólico para prevenir estas dolencias es de **4 miligramos/día,** que puede incrementarse hasta **10 miligramos/día** en mujeres con antecedentes de malformación en fetos.

TRATAMIENTO BÁSICO DE LOS PROBLEMAS EN LA CONCEPCIÓN

Al levantarse: Una ampolla en ayunas de **Mn + Co (manganeso + cobalto).**

DESAYUNO:

Diez minutos antes del desayuno: Dos gránulos de **Ovarium 4 CH** y dos de **Hypophysis 4 CH.** Sublinguales.

Después del desayuno: 20 gotas de **Extracto de damiana** ***(Turnera diffusa L.)*** con un poco de agua o zumo.

A media mañana: Dos comprimidos de **maca** ***(Lepidium meyenii Walp.).***

COMIDA:

Diez minutos antes de la comida: Dos gránulos de **Ovarium 4 CH** y dos de **Hypophysis 4 CH.** Sublinguales.

Después de la comida: 20 gotas de **Extracto de damiana** ***(Turnera diffusa L.)*** con un poco de agua o zumo.

A media tarde: Dos comprimidos de **Maca** ***(Lepidium meyenii Walp.).***

CENA:

Diez minutos antes de la cena: Dos gránulos de **Ovarium 4 CH** y dos de **Hypophysis 4 CH.** Sublinguales.

Después de la cena: 20 gotas de **Extracto de damiana** ***(Turnera diffusa L.)*** con un poco de agua o zumo.

Al acostarse: Baño de Kuhne.

El embarazo

CUALQUIER mujer en edad reproductiva que mantenga relaciones sexuales completas debe pensar siempre en la posibilidad de embarazo ante la falta de una menstruación y constatar lo antes posible si se trata de un simple retraso o de un embarazo efectivo. De esta manera se evitarán riesgos innecesarios para el embrión —medicamentos, radiaciones, pruebas diagnósticas, etc.

Si está embarazada, ¡enhorabuena! Quiero darle además una excelente noticia, por si tiene alguna duda: no está enferma, el embarazo no es una enfermedad. Ahora bien, debe ser consciente de que en el organismo se producen una serie de cambios muy importantes; son cambios buenos para su hijo, pero también evidentemente van a afectarla a usted. Si no está embarazada, conviene que conozca de antemano a qué obedecen los cambios que sufre una mujer encinta. Muchas mujeres (y hombres) tienen una idea bucólica del embarazo, desean únicamente los estímulos positivos y las situaciones placenteras que puede proporcionarles; cuando luego se encuentran con la realidad inmediata se dan cuenta que no todos (aunque valgan la pena) son agradables. Otras mujeres tienen una visión negativa, les parece que es algo horrible por lo que simplemente hay que pasar si quieren ser madres. Recuerdan las historias que han oído contar sobre partos horrorosos e interminables, los 20 kilos que alguien subió de peso y nunca más perdió, las varices, los tres meses vomitando, las estrías, la pérdida de los dientes. Para enfrentarse a esta situación la mujer tiene que contar con una *información objetiva y veraz.* El embarazo es una situación tan natural para la mujer como cualquier otro momento de la vida, los cambios que se producen en el organismo solo pasan a ser realmente molestos cuando el cuerpo es incapaz de ajustarse, de forma rápida y armónica, a esa nueva situación a que su fisiología la empuja. Repasaremos a lo largo de este capítulo esos pequeños trastornos que es mejor prevenir con unas normas de vida, hábitos dietéticos, suplementos nutricionales y ejercicio físico adecuado. Pero si a pesar de nuestros esfuerzos aparece algún síntoma indeseado, la mayoría de ellos podrán paliarse de manera eficaz con remedios sobre los que existe una experiencia empírica realmente muy amplia, pues siempre han existido mujeres que requirieron alguna ayuda externa en ese momento particular de sus vidas.

Lo primero que debemos considerar es que, por lo común, *un embarazo no deseado es siempre mucho más problemático que un embarazo deseado.* He visto, sin embargo, mujeres que deseaban con total fervor quedarse embarazadas e incluso a las que les ha costado un tenaz esfuerzo personal —por los tratamientos a los que se han tenido que someter—, con embarazos muy dificultosos; y mujeres con embarazos no deseados a las que, no obstante, apenas se les han presentado síntomas molestos. Es posible que la diferencia estribe muchas veces en la predisposición interna a sufrir *resignadamente* las alteraciones que se puedan padecer. A pesar de todo esto, pienso que un embarazo debe ser siempre libremente elegido y considerado por la mujer sobre la base de su situación física, anímica, social y espiritual.

Vamos a resumir con brevedad algunas de las transformaciones que se producen en el organismo de la mujer a lo largo de la gestación; también recordaremos las subjetivas, algunas de ellas tan molestas o más que las puramente físicas.

Lo primero a tener presente son los significativos cambios hormonales que se producen durante toda la duración del embarazo. La progesterona se mantiene en niveles elevados para permitir que el óvulo fecundado se adhiera al endometrio. El volumen sanguíneo de la mujer aumenta para facilitar el desarrollo del útero y la placenta y con ellos la nutrición del embrión, previniendo también la pérdida de sangre que se produce con el alumbramiento. Este incremento del volumen sanguíneo suele ser más rápido que la capacidad del organismo para producir nuevos glóbulos rojos, por lo que al estar más diluidos en sangre sus niveles descienden en la analítica determinando la llamada *anemia fisiológica del embarazo,* que nada tiene que ver con problemas en la asimilación del hierro, alimentación incorrecta o pérdidas de cualquier tipo en tanto se mantenga dentro de los niveles previstos para la gestación. No es grave, es un proceso fisiológico y el organismo está preparado para él; no necesita suplementos adicionales si se normaliza con la dieta adecuada (esto no significa comer más o por dos, sino comer mejor). En caso de que los niveles desciendan por debajo de la media, podemos aplicar los recursos que explicamos al hablar de la *anemia.*

TRASTORNOS CIRCULATORIOS

Los **trastornos circulatorios,** de la **presión arterial y el ritmo cardiaco** también corresponden al proceso de adaptación del organismo al volumen sanguíneo y el cambio hormonal. El ritmo del pulso sube en unas 10/15 pulsaciones por minuto. La presión arterial suele ser más baja que de costumbre y puede fluctuar dependiendo de la postura de la mujer; normalmente, la tensión máxima se alcanza con la mujer sentada y la mínima echada de lado; si la mujer se halla tumbada boca arriba, suele dar valores medios entre las dos medidas anteriores. Una excelente planta puede ser de gran utilidad para paliar estos síntomas: el espino blanco.

Tratamiento con fitoterapia

Espino blanco *(Crataegus monogina L.)*

Actúa sobre los espasmos vasculares, regulariza la circulación sanguínea y es un excelente tónico cardiaco que controla los extrasístoles, palpitaciones y taquicardias; ejerce además una ligera actividad antiespasmódica que procura sensación distendida de relax, sin llegar a sedar en ningún momento.

Se prepara en infusión, una cucharadita de la planta por taza de agua, dejándola reposar 15 minutos. De tres a cuatro tazas por día. Mejor después de las comidas.

Extracto Fluido de espino blanco ***(Crataegus monogina L.)***, 15 a 30 gotas tres veces al día.

Tintura Madre de espino blanco ***(Crataegus monogina L.)***, 40 a 80 gotas tres veces al día.

Efectos secundarios: Carece de efectos secundarios a las dosis indicadas, aunque se ha de tener presente la *concentración alcohólica* de los extractos y tinturas.

Contraindicaciones: No se han descrito.

Incompatibilidades: Tratamiento farmacológico con anticoagulantes y digitálicos.

La presión que el útero ejerce sobre la zona de la pelvis tiende a comprimir las arterias y venas que irrigan las extremidades inferiores apareciendo **edemas en las piernas**, sobre todo en las zonas más distantes de los tobillos, produciendo a la vez inflamaciones y deformaciones venosas, las típicas **varices y hemorroides** del embarazo que a su vez se ven agravadas por el **aumento de peso**. Son frecuentes también la aparición de capilares en la piel, las llamadas arañas basculares, características estructuras en forma de rama de color rojizo o violáceo. Para mejorar la circulación en general podemos recurrir al uso de algunos remedios tradicionales:

Tratamiento con fitoterapia

Hamamelis *(Hammamelis virginiana L.)*

El hamamelis es uno de los antivaricosos y antihemorroidales más seguros y fiables pues —además de regular la circulación sanguínea— tiene en su composición principios activos venotónicos que actúan sobre las paredes venosas protegiéndolas y dándoles mayor capacidad de adaptación y elasticidad. Ofrece la ventaja de poder tomarse durante el embarazo sin efectos secundarios significativos y con un buen nivel de tolerancia aunque se prolongue su uso. Se utiliza en la cantidad de una cucharadita de postre por taza, preparada en infusión. Se tomarán tres a cuatro tazas al día, preferentemente antes de las comidas.

Extracto Fluido de hamamelis *(Hammamelis virginiana L.)*, 15 a 20 gotas tres veces al día.

Tintura Madre de hamamelis *(Hammamelis virginiana L.)*, 20 a 30 gotas tres veces al día.

Existen en el mercado **pomadas, cremas y tónicos** de hamamelis indicados en el tratamiento local con excelentes resultados.

Efectos secundarios: Carece de efectos secundarios a las dosis indicadas, aunque hay que tener presente la concentración alcohólica de los preparados en gotas.

Contraindicaciones: No se han descrito.

Rusco *(Ruscus aculeatus L.)*

Sin duda alguna, esta planta es uno de los mejores y más potentes remedios venotónicos. A pesar de su *reputación de muy peligrosa*, originado por las intoxicaciones producidas por el *consumo de bayas*, el uso del rizoma no entraña riesgo alguno, aunque, al tratarse de un producto muy activo, conviene tomarlo siempre bajo la supervisión de un especialista —particularmente las formas concentradas o en pacientes con antecedentes de alteraciones cardiorrenales—. En el tratamiento de varices y hemorroides es donde esta planta muestra su máxima actividad. Se preparará en decocción de 30 gramos *del rizoma* por litro de agua, hervido durante dos minutos y dejándolo reposar 10 minutos; se tomará después de las comidas.

Extracto Fluido de rusco *(Ruscus aculeatus L.)*, 15 a 20 gotas tres veces al día.

Tintura Madre de rusco *(Ruscus aculeatus L.)*, 20 a 30 gotas tres veces al día.

Las **pomadas de rusco** son un tratamiento local excelente y de rápido efecto para el tratamiento de las hemorroides.

Efectos secundarios: Carece de efectos secundarios a las dosis indicadas, pero debe tenerse en cuenta la concentración alcohólica de los preparados en gotas.

Contraindicaciones: Trastornos cardiorrenales.

Tratamiento con sales de Schüssler

Las sales de Schüssler son muy recomendables en las alteraciones venosos del embarazo, carecen de las dificultades de tolerancia o dosificación que pueden tener otros productos y su eficacia es realmente alta. La más utilizada es **Calcium fluoratum D6**. Muchos especialistas recomiendan complementar con **Silicea D12,** aunque personalmente no suelo hacerlo pues el efecto de **Calcium fluoratum D6,** por lo general, lo hace innecesario; lo que sí recomiendo es utilizar la **pomada calcium fluoratum D6,** tanto en el caso de **varices** como en el de **hemorroides.** En el caso de estas últimas, si existen inflamaciones agudas, puede complementarse el tratamiento con **Ferrum phosphoricum D12,** junto con **Calcium fluoratum D6.**

Tratamiento homeopático

En el tratamiento homeopático de varices y hemorroides habría que analizar las peculiaridades específicas de cada caso, pero podemos reseñar dos grandes productos (de efecto muy general, pero extremadamente seguro): **Aesculus hippocastanum 4 CH** y **Hamamelis virginiana 4 CH.** Para las hemorroides incluiremos **Paeonia officinalis 4 CH** y la aplicación local de **pomada de paeonia.**

Tratamiento con oligoelementos

Los trastornos varicosos y hemorroides y la prevención de su aparición tienen un aliado efectivo y seguro en los siguientes oligoelementos, cuya aplicación está ampliamente documentada: **Mn + Co (manganeso + cobalto),** una ampolla diaria es suficiente, por regla general, como regulador.

EL ÚTERO

El **útero** es un músculo prodigioso. Para albergar al embrión puede dilatarse hasta alcanzar unas 1.000 veces su volumen y aumentar su peso hasta 15 veces. Este proceso no es comparable al de ninguna otra estructura muscular del organismo, máxime por cuanto se desarrolla en un tiempo récord y es además capaz de volver a su tamaño y volumen inicial tras algunas semanas después del parto. En este incremento progresivo del volumen del útero se producen contracciones que no tienen por qué ser dolorosas pero que la mujer percibe con nitidez. No constituyen motivo de alarma; se deben no solamente al aumento de volumen del útero, sino también a su proceso de acomodación, pues al iniciar el segundo trimestre de embarazo el útero se desplaza hacia el abdomen desde la pelvis, que se queda pequeña para albergarlo. El útero entra en contacto con la pared abdominal anterior, los intestinos se desplazan hacia los lados y hacia la zona superior llegando a la zona del diafragma y el hígado. Todos los órganos adyacentes tienen que acomodarse a la nueva disposición anatómica, máxime si tenemos presente que el feto cambia de posición, se mueve, lo cual repercute a su vez en toda la pared uterina y los órganos colindantes que se encuentran así en un proceso de permanente acomodación. Pero afortunadamente contamos con las hojas de frambueso, buenas aliadas del útero.

Tratamiento con fitoterapia

Frambueso *(Rubus idaeus L.)*

Las hojas de frambueso se han utilizado tradicionalmente en el tratamiento de la bulbovaginitis; pocas personas conocen que es un excelente remedio para fortalecer la musculatura uterina —tanto antes como después del parto—, para facilitar su acomodación y ayudarle a recuperar su tamaño y posición normal. Actúa como un excelente tónico que fortalece además la musculatura pélvica.

Se prepara en infusión de una cucharilla de las hojas por taza de agua, dejando reposar la mezcla 10 minutos. Se tomarán tres tazas por día, mejor antes de las comidas.

Extracto Fluido de frambueso ***(Rubus idaeus L.)***, 30 a 50 gotas tres veces al día.

Tintura Madre de frambueso *(Rubus idaeus L.)*, 50 a 100 gotas tres veces al día.

Efectos secundarios: Carece de efectos secundarios a las dosis indicadas

Contraindicaciones: No se han descrito.

MAMAS Y VAGINA

Los cambios que se producen en las mamas se van sucediendo en su presencia e intensidad según la fase del embarazo; desde hipersensibilidad durante el primer mes, con sensaciones de hormigueo e incluso pequeños pinchazos, hasta la secreción láctea que puede observarse presionando suavemente los pezones en las últimas semanas antes del parto.

A partir del segundo mes los pechos aumentan su tamaño de forma considerable —también los **pezones,** que se hacen más eréctiles y resistentes en su preparación para el amamantamiento—, lo que puede originar la aparición de estrías. Por ello resulta muy favorable la hidratación de esta zona y el uso de sujetadores adecuados que faciliten el desarrollo natural de las mamas, pues de su buen estado dependerá, en gran medida, un amamantamiento cómodo y una recuperación óptima del tejido después de la lactancia. Más adelante expondremos los cuidados necesarios y problemas específicos de las mamas en un apartado dedicado a la preparación para la lactancia, así como las molestias propias de la mastitis.

La vagina también soporta modificaciones de importancia. Es normal la aparición o **incremento del flujo** de color blancuzco, más espeso que el habitual; su presencia no entraña ningún riesgo salvo que existan infecciones asociadas, en cuyo caso puede haber irritaciones y molestias locales que deben ser tratadas. Es imprescindible consultar al tocólogo frente a cualquier duda en la variación del flujo, ya que puede haber pérdida de líquido amniótico que, aunque poco frecuente, puede suponer graves problemas para el embarazo. El **tono violáceo** que adquiere la vagina durante el embarazo es normal y se produce por el incremento de la vascularización que recibe esta zona.

NÁUSEAS MATUTINAS Y VÓMITOS DEL EMBARAZO

Las **náuseas matutinas** son una de las primeras señales que popularmente se consideran evidencia de embarazo, sin embargo, no todas las mujeres las sufren. Los cambios hormonales que se producen tras la concepción hacen que muchas mujeres desarrollen una hipersensibilidad digestiva considerable, favoreciendo la aparición de náuseas acompañadas de espasmos en el estómago que llegan a producir el vómito. Estos síntomas surgen nada más iniciarse el embarazo; con posterioridad suelen desaparecer, pero se presenta en ocasiones un segundo problema digestivo cuando el útero comienza a aumentar su tamaño. Mientras crece el feto, los intestinos —sobre todo el intestino grueso— sufren las consecuencias del desplazamiento, originando el típico **estreñimiento del embarazo;** es un estreñimiento puramente posicional y mecánico, pero debe paliarse (nunca con laxantes) de manera que la retención de heces no congestione más la zona pélvica. Un par de cucharaditas de **semillas de lino** puede ser una buena opción como tratamiento de fondo.

El estómago se ve comprimido hacia arriba, causando que los ácidos se desplacen a su vez hacia la zona inferior del esófago, lo que ocasiona sensación de **ardor, reflujo y pirosis**. El uso tradicional de **hierbaluisa, manzanilla y poleo** proporcionan buenos y rápidos resultados.

Tratamiento con fitoterapia

Hierbaluisa *(Lippia triphylla L.)*

La hierbaluisa es un tranquilizante muy suave y agradable de tomar que se utiliza en todos los trastornos digestivos relacionados con el estómago, desde digestiones lentas y perezosas hasta vómitos, gastritis y **náuseas del embarazo**. Puede añadirse a otras infusiones como saborizante para mejorar fórmulas de sabor desagradable y facilitar además su absorción digestiva.

Se prepara en infusión de una cucharadita de la planta por taza de agua, dejándola reposar 15 minutos bien tapada para que no pierda su excelente y suave aroma. Se tomarán tres a cuatro tazas por día, mejor antes de las comidas.

Extracto Fluido de hierbaluisa ***(Lippia triphylla L.)***, 15 a 20 gotas tres veces al día.

Tintura Madre de hierbaluisa ***(Lippia triphylla L.)***, 30 a 40 gotas tres veces al día.

Efectos secundarios: Carece de efectos secundarios a las dosis indicadas, aunque hay que tener presente la concentración alcohólica de los preparados en gotas.

Contraindicaciones: No se han descrito.

Manzanilla *(Matricaria chamomilla L.)*

La actividad digestiva de esta planta es tan remarcada que ha pasado a formar parte de las infusiones que se ofrecen en restaurantes, bares y cafeterías. Tal vez por su presencia cotidiana no recurrimos a ella cuando los síntomas parecen ser más intensos de lo habitual, pero la manzanilla es un digestivo excepcional que puede utilizarse con resultados muy sobresalientes para aliviar los vómitos y trastornos digestivos del embarazo. Para este fin la recomiendo siempre en infusión, una cucharilla de postre por taza, dejando reposar 10 minutos; debe tomarse bien caliente, mejor sin añadir ningún edulcorante y *siempre* con el estomago vacío o antes de las comidas.

Efectos secundarios: Carece de efectos secundarios a las dosis indicadas.

Contraindicaciones. No se han descrito.

Poleo *(Mentha pulegium L.)*

Esta planta resulta de especial interés cuando la sensación de vómito se produce después de espasmos digestivos, movimiento de gases o cuando existe la sensación de «sabor amargo» en la boca. Recomiendo prepararla siempre en infusión, una cucharadita por taza, dejándola reposar 10 minutos; se tomará bien caliente, mejor sin añadirle ningún edulcorante y, como la manzanilla, *siempre* con el estómago vacío o antes de las comidas.

Efectos secundarios: Carece de efectos secundarios a las dosis indicadas.

Contraindicaciones: No se han descrito.

Los **vómitos del embarazo** llegan a ser tan persistentes en algunas mujeres que resulta prácticamente imposible conseguir que retengan en el organismo las infusiones recomendadas o incluso otras más activas y potentes, por lo que recursos de rápida absorción como puedan ser la homeopatía, sales de Shüssler y oligoterapia resultan de mucha utilidad; no olvidemos, además, que la ACUPUNTURA proporciona excelentes resultados como complemento terapéutico.

Tratamiento con sales de Schüssler

Dentro del tratamiento con sales de Shüssler, dos combaten los síntomas de náusea y vómitos: **Kalium phosphoricum D6** y **Magnesium phosphoricum D6.**

Tratamiento con homeopatía

Los medicamentos utilizados más habitualmente en homeopatía son: **Ipeca 4 CH, Apomorphinum 4 CH, Nux vomica 4 CH, Collinsonia canadensis 5 CH, Natrium muriaticum 4 CH y Colchicum 5 CH.**

Tratamiento con oligoelementos

Los **oligoelementos** para el tratamiento de vómitos y náuseas pueden depender mucho de los síntomas asociados como estreñimiento, dispepsia, etc. Como norma general se iniciará la toma de **Mg (magnesio),** una ampolla diaria y se complementará con **P (phosphorus).**

LA VEJIGA

La **vejiga urinaria** también se ve comprimida en la mayoría de los casos provocando que la embarazada tenga que **orinar con mucha frecuencia** (polaquiuria). Este fenómeno tiende a aumentar por las noches —con la consiguiente falta de descanso— puesto que durante el día el cuerpo de la mujer embarazada tiende a retener líquidos, causando cuadros edematosos moderados que son evacuados en las horas nocturnas al activarse la eliminación renal durante el reposo. Existe un remedio tradicional que empíricamente ha demostrado buenos efectos a pesar de que su actividad farmacológica no justifica los resultados obtenidos: las **pepitas de calabaza.**

Tratamiento con fitoterapia

Calabaza *(Cucúrbita pepo L.)*

Sus pepitas se utilizan ventajososamente en el tratamiento de algunos trastornos ligados al sistema urinario del hombre (cistitis, prostatitis e hipertrofia benigna de próstata); en los casos de incontinencia urinaria femenina, tanto durante el embarazo como en la menopausia, puede mejorar la dolencia, aunque si está provocada por causas mecánicas la mejoría siempre será parcial; no obstante, vale la pena probar esta alternativa que tan buenos resultados brinda en muchas ocasiones. Cuanto antes se inicien las tomas, mejores serán los efectos. Se comerán las pepitas de calabaza a razón de 50 a 100 gramos/día, siempre fuera de las comidas.

Efectos secundarios: Carece de efectos secundarios a las dosis indicadas.

Contraindicaciones. No se han descrito.

Tratamiento homeopático

El tratamiento homeopático para la incontinencia urinaria es harto complejo, pero pueden utilizarse dos productos de amplio espectro cuyo uso es frecuente y los resultados rápidos y fiables: **Berberis vulgaris 5 CH y Natrium muriaticum 4 CH.**

Tratamiento con oligoelementos

Según algunos profesionales, los oligoelementos pueden ser de utilidad en este tipo de problemas. Suele recomendarse el consumo de **K (potasio)**, pero personalmente no he observado resultados significativos con este tipo de terapia.

LOS PULMONES

También **los pulmones,** e incluso el corazón, se ven comprimidos; así, es habitual la **sensación de disnea** y cardiomegalias fisiológicas. Los EJERCICIOS RESPIRATORIOS diafragmáticos, pulmonares y claviculares son las mejores herramientas para solucionar este problema.

LOS TRASTORNOS METABÓLICOS

El metabolismo basal de la madre aumenta de manera prodigiosa incrementándose los niveles de glucosa, colesterol y lípidos en sangre, aunque el mayor problema suele originarse con los niveles de glucosa en mujeres predispuestas a la llamada **diabetes gestacional,** que requiere un control dietético y analítico exhaustivo durante todo el embarazo. Una modesta planta, el **diente de león,** puede ser de gran utilidad.

Tratamiento con fitoterapia

Diente de león *(Taraxacum officinale L.)*

Esta planta destaca tradicionalmente como depurativo circulatorio de alcance general y activo como regulador hepatorrenal. De efecto muy suave, debe tomarse durante periodos de tiempo intermitentes para que alcance toda su efectividad. También puede utilizarse consumida fresca en forma de ensalada, siempre en pequeñas cantidades, puesto que su actividad es mucho mayor que una vez desecada. Se preparará en infusión, una cucharadita de hoja seca por taza de agua, dejándola reposar cinco minutos. Tres veces al día, preferentemente después de las comidas.

Shiitake (*Lentinula edodes L.)*

Este hongo, de enraizado uso en la medicina tradicional china, es un excelente suplemento para las tendencias diabéticas gestacionales, aunque la respuesta individual puede ser muy diferente de unas mujeres a otras. En el apartado dedicado a la endometriosis damos información adicional sobre esta planta. Dada la multitud de productos que existen en el mercado con diferentes concentraciones activas, conviene seguir las indicaciones del laboratorio fabricante o consultar directamente a un especialista.

Efectos secundarios: No se han descrito a dosis terapéuticas. Excepcionalmente, dermatitis por contacto y lesiones dermatológicas, así como reacción de fotosensibilidad después de la toma del siitake.

Contraindicaciones: No se han descrito contraindicaciones ni interacciones.

AUMENTO DE PESO

Las cuestiones relativas al **aumento de peso** no son un mero factor estético como muchas mujeres piensan; el problema real es que, junto al resto de alteraciones que se presentan durante el periodo de gestación, el estado de salud global puede resentirse. El exceso de peso se reflejará en el sistema osteoarticular, circulatorio y metabólico, por lo que debe mantenerse en los parámetros adecuados. Se considera normal un incremento de 9,5/10 kilos, que se reparten entre el acrecentamiento del útero, la placenta, el liquido amniótico y el feto; también debe considerarse el aumento del tamaño de las mamas, de volumen de sangre y la ligera retención de líquidos que edematiza los tejidos.

El peso debe seguir unas pautas que se correspondan con los cambios orgánicos de cada periodo. Normalmente en el primer trimestre se estima adecuado un aumento de 800 a 900 gramos, y en los dos trimestres sucesivos de 4.400 a 4.500 gramos aproximadamente. Algunas mujeres experimentan sin embargo un descenso de peso durante el primer trimestre, que no necesariamente es motivo de alarma y que suele estar condicionado por las prácticas dietéticas: se cuidan más, abandonan hábitos como el consumo de alcohol, dulces, embutidos, etc., y esto origina un proceso de readaptación general.

LA COLUMNA VERTEBRAL

La **columna vertebral** es otra de las estructuras orgánicas que se ve afectada durante el embarazo y a la que debemos prestar especial atención. Para compensar el exceso de peso y el desplazamiento del útero, tiende a producirse una **lordosis** que tiene su origen en las vértebras dorso-lumbares. Se desplaza el centro de gravedad hacia atrás aumentando la curvatura y ocasionando **molestias en la zona lumbar**. El EJERCICIO FÍSICO adecuado constituye el único elemento terapéutico que puede aliviar estas molestias y que facilitará, además, la preparación al parto.

LA PIEL, LAS ESTRÍAS Y EL CABELLO

El embarazo también puede dejarse notar en **piel y cabello.** Al modificarse los valores hormonales, la secreción grasa, tanto del cuero cabelludo como de la piel, puede experimentar cambios.

La caída anormal del cabello suele estar asociada con la descompensación de minerales —por lo que las pautas dietéticas deben respetarse estrictamente— o con el **estrés** que puede generar el embarazo; también en este caso debe prestársele la debida atención como comentaremos al hablar de los síntomas subjetivos.

Durante la gestación, la piel del abdomen se distiende sobremanera y, si su nivel de hidratación, nutrición e irrigación vascular no es el adecuado, pueden producirse las llamadas ***estrías gravídicas;*** si el aumento de peso es mayor del recomendable o la mujer no goza de cierta elasticidad y buen tono general de la piel, el problema se agrava. Aparece también un **oscurecimiento de la piel** debido al aumento de los melanocitos, que se hace más patente en determinadas zonas como la línea media del abdomen, aureolas mamarias y pezones, ano y vulva. También la epidermis de cara y cuello puede mostrar un ligero oscurecimiento sobre el tono habitual.

Cola de caballo *(Equisetum arvense L.)*

La cola de caballo es *ligeramente diurética* y un prodigioso *remineralizante* por su abundancia en sales de sílice, con un nivel de biodisponibilidad óptimo para el organismo, hecho que justifica su excelencia en el tratamiento del tejido conjuntivo.

Es de gran utilidad en las caídas de cabello producidas durante el embarazo —algunas comadronas tradicionales aseguran que «cuando este remedio falla hay poco que hacer»—; su asociación con otras plantas remineralizantes y reguladoras del sistema nervioso ha demostrado excelentes efectos sinérgicos. Se recomienda la infusión de 50 gramos de la planta por litro de agua; tres tazas al día, después de las principales comidas.

Extracto Fluido de cola de caballo ***(Equisetum arvense L.),*** 15 a 20 gotas tres veces al día.

Tintura Madre de cola de caballo ***(Equisetum arvense L.),*** 20 a 30 gotas tres veces al día.

Efectos secundarios: Carece de efectos secundarios a las dosis indicadas. Hay que tener presente el efecto diurético y hemostático con que cuenta la planta, así como la concentración alcohólica de los preparados en gotas.

Contraindicaciones: No se presentan en sus dosis como remineralizante.

Diferentes tipos de algas marinas, como alimento o en forma de comprimidos o cápsulas, pueden ser un suplemento muy rico en minerales y vitaminas excelentes sobre la salud de piel y cabello en el embarazo, especialmente el alga **espirulina *(Spirulina máxima* o *Sperulina platenses)*,** cuya composición resulta sumamente completa. En mi libro *Los grandes remedios naturales* (Edit. Edaf) encontrará todo un capítulo dedicado al consumo de las algas.

LOS DIENTES Y ENCÍAS

Dientes y encías deberán vigilarse durante el embarazo. La pérdida de minerales puede acarrear problemas de cierta seriedad y las **encías** están más irrigadas, sangran con mayor facilidad y son más proclives a desarrollar pequeñas infecciones. Algunas mujeres se resienten de un aumento importante de la cantidad de saliva (sialorrea). La higiene bucal y alguna visita al odontólogo nunca estarán de más, también, en esta etapa de la vida.

Tratamiento con fitoterapia

Agrimonia *(Agrimonia eupatoria L.)*

Muy adecuada en el sangrado de encías, la agrimonia tiene propiedades como astringente, cicatrizante y hemostático local, en especial sobre la mucosa de la boca, faringe y laringe; no en vano muchos cantantes, profesores, actores y otras personas que trabajan con la voz la tienen en gran estima para el tratamiento de las irritaciones propias de su actividad.

Se obtienen mejores resultados con su uso en *decocción* —que ha sido siempre la fórmula tradicional— de tres minutos, en la cantidad de 40 gramos por litro de agua, procediendo a realizar los lavados *mediante enjuagues o gargarismos* cuando el preparado todavía esté caliente. Los tratamientos pueden repetirse varias veces al día. La mejoría es siempre muy rápida tras pocas aplicaciones.

Efectos secundarios: Carece de efectos secundarios a las dosis indicadas en uso externo.

Contraindicaciones: No se han descrito.

Nogal ***(Juglars regia L.)***

Las hojas de noguera son otro regalo de la naturaleza por su acción astringente, cicatrizante y hemostática, inestimables para la recuperación de diferentes tipos de heridas, úlceras y llagas, incluidas las de la boca. Su utilización local en el embarazo, para las dolencias de boca y encías, es tradicional en aquellas zonas donde este árbol se cultiva.

Se prepara en decocción de sus hojas durante tres minutos, en la cantidad de 30 gramos por litro de agua. Los enjuagues pueden repetirse varias veces al día.

Extracto de propóleo

El extracto de propóleo, por su actividad calmante y antiséptica, es asimismo un remedio popular en los problemas de boca, encías y estomatitis. En general se harán los enjuagues y gargarismos disolviendo el preparado en medio vaso de agua a razón de 30 a 40 gotas, pero pueden realizarse aplicaciones locales del extracto puro con un bastoncito o algodón sobre las zonas afectadas. También existen comprimidos masticables de propóleo puro de sorprendentes y casi inmediatos resultados.

La **tintura de caléndula,** por sus virtudes antisépticas, es un complemento adecuado para mantener una higiene bucal correcta. Enjuagar disolviendo 40 gotas por vaso de agua. Puede repetirse tantas veces como sea necesario o después de cada cepillado.

Tratamiento con sales de Schüssler

Algunas sales de Schüssler resultan también muy útiles en el cuidado de los dientes y encías durante el embarazo; por ejemplo, **Calcium fluoratum D12** para reforzar el esmalte, **Calcium phosphoricum D6** —en el caso de que se presenten encías pálidas y débiles— y **Ferrum phosphoricum D6,** muy adecuado para encías débiles y sangrantes.

SÍNTOMAS SUBJETIVOS

Trataremos ahora sobre los llamados **síntomas subjetivos,** denominados así porque no aparecen en todas las mujeres o pueden ser extremadamente variables en su intensidad o frecuencia. El hecho de que sean subjetivos no significa que carezcan de importancia o que las mujeres que los sufren tengan algún tipo de «debilidad» añadida. Muchas veces los factores constitucionales y los cambios hormonales hacen que durante el embarazo se produzca una hipersensibilidad del sistema nervioso, que puede traducirse en múltiples síntomas no muy diferentes de los asociados al síndrome premenstrual, pero que, durante el embarazo, se manifiestan de manera más espectacular. Algunos de estos síntomas más comunes son:

Irritabilidad excesiva.
Aversión a la gente.
Deseo de compañía.
Indiferencia afectiva.
Deseo o aversiones alimenticias.
Fatiga y cansancio desmedido.
Inapetencia o bulimia.
Somnolencia a cualquier hora del día.
Insomnio o dificultad para conciliar el sueño.
Procesos depresivos.
Ansiedad.
Cefaleas tensionales.
Náuseas y/o vómitos matutinos.

Aunque el resumen no es muy pormenorizado, la magnitud de los cambios que se producen en el embarazo puede darnos una pista de por qué en muchas ocasiones es considerado casi una enfermedad. Pero la mujer embarazada debe entender que, si su estado de salud es bueno, estos cambios no dejarán de ser un proceso natural y no entran en ningún momento en el terreno patológico; ahora bien, si la capacidad de adaptación del organismo se halla mermada por enfermedades crónicas, formas de vida inadecuadas o tendencias orgánicas a las que no se les ha prestado la atención debida, el embarazo, o la etapa posterior, puede hacer que aparezcan o se reagudicen algunos problemas de salud. Muchas mujeres afirman que desde que tuvieron a su hijo no han vuelto *a ser la mismas.* Para que esta circunstancia no llegue a producirse es fundamental la preparación antes del embarazo y durante el mismo, así como en la etapa posterior al parto y lactancia.

Si usted está embarazada, no puede comportarse como si no lo estuviera; no hay que dar al embarazo mayor *importancia* de la que tiene ni vivirlo como una enfermedad, pero tampoco puede pretender mantener su ritmo habitual como si nada pasara mientras en el organismo se están produciendo cambios tan substanciales. Recordemos que los síntomas son la voz, el lenguaje que el cuerpo utiliza para indicarnos, de manera clara y muchas veces inequívoca, cómo debemos tratarlo.

Tratamiento homeopático de fondo

Muchos homeópatas recomendamos la toma durante todo el embarazo de una serie de productos fijos, aunque su dilución y dosis depende de cada especialista y de las peculiaridades de cada mujer. El objetivo de este tratamiento es procurar un estado de salud óptimo en la mujer *y en el futuro hijo.* Digamos que buscaría potenciar la inmunidad en el niño y evitar tendencias constitucionales mórbidas. Es un tratamiento muy simple y económico, pero puedo asegurar que los resultados son francamente sorprendentes. Doy la pauta del tratamiento más simple, pero, si realmente desea empezar a cuidar ya la salud de su hijo, puede consultar con un especialista que le recomendará, de forma individualizada, las pautas a seguir. Los productos indicados en el protocolo simple son:

— **Sulfur iodatum 7 CH.**
— **Tuberculinum 7 CH.**
— **Luesimun 7 CH.**
— **Medorrinum 7 CH.**
— **Psorinum 7 CH.**

Se tomarán en ayunas de forma sucesiva, 5 gránulos cada 10 días, iniciando la toma con *Sulfur iodatum;* a los diez días, *Tuberculinum;* pasados otros diez días, *Luesimun,* y así sucesivamente hasta terminar el ciclo y volver a iniciarlo con el primero. No se suspenderá durante todo el embarazo, aunque sea necesario compatibilizar con cualquier otro tratamiento. Conviene cierta meticulosidad y anotar en un calendario las tomas realizadas para evitar errores. Este tratamiento puede completarse con el de acupuntura clásica, que se realiza a los tres y siete meses, respectivamente, estimulando específicamente el punto 11 R. de forma bilateral y tonificando el punto. Cualquier acupuntor puede realizar el tratamiento y completarlo si lo considera necesario, por lo que no le será difícil encontrar un especialista para su tratamiento.

TRATAMIENTO BÁSICO DEL EMBARAZO (TRES PRIMEROS MESES)

No olvidar el tratamiento homeopático de fondo.

Al levantarse: Una ampolla en ayunas de **Mg (magnesio)** en días alternos con **P (fósforo)**.

DESAYUNO:

Incluirá zumo natural con una cucharilla de levadura de cerveza y otra de polen.

Antes del desayuno: Se tomará una infusión de **hierbaluisa** ***(Lippia triphylla L.),*** una cucharadita de la planta por taza de agua, dejándola reposar 15 minutos bien tapada para que no pierda su excelente y suave aroma.

Después del desayuno: Una cucharadita de **semillas de lino.**

A media mañana: Una tableta sublingual de **Kalium phosphoricum D6** y otra de **Magnesium phosphoricum D6.**

COMIDA:

Antes de la comida: Se tomará una infusión de **manzanilla** ***(Matricaria chamomilla L.),*** una cucharadita de la planta por taza de agua, dejándola reposar 10 minutos.

A media tarde: Una tableta sublingual de **Kalium phosphoricum D6** y otra de **Magnesium phosphoricum D6.**

CENA:

Antes de la cena: Se tomará una infusión de **hierbaluisa** ***(Lippia triphylla L.),*** una cucharadita de la planta por taza de agua, dejándola reposar 15 minutos bien tapada para que no pierda su excelente y suave aroma.

Al acostarse: Una infusión de **frambueso** ***(Rubus idaeus L.),*** una cucharadita de sus hojas por taza de agua.

TRATAMIENTO BÁSICO DEL EMBARAZO (TRES A SEIS MESES)

No olvidar el tratamiento homeopático de fondo.

Al levantarse: Una ampolla en ayunas de **Mn + Co (manganeso + cobalto).**

DESAYUNO:

Incluirá zumo natural con una cucharadita de levadura de cerveza y otra de polen.

Después del desayuno: Infusión de **espino blanco** ***(Crataegus monogina L.),*** una cucharadita de la planta por taza de agua, dejándola reposar 15 minutos.

A media mañana: Una tableta sublingual de **Calcium fluoratum D6.**

COMIDA:

Después de la comida: Infusión de **espino blanco** ***(Crataegus monogina L.),*** una cucharadita de la planta por taza de agua, dejándola reposar 15 minutos.

A media tarde: Una tableta sublingual de **Calcium fluoratum D6.**

CENA:

Antes de la cena: Infusión de **espino blanco** ***(Crataegus monogina L.),*** una cucharadita de la planta por taza de agua, dejándola reposar 15 minutos.

Después de la cena: Una cucharadita de **semillas de lino.**

Al acostarse: Infusión de **frambueso** ***(Rubus idaeus L.).*** Una cucharadita de sus hojas por taza de agua.

TRATAMIENTO BÁSICO DEL EMBARAZO (SEIS A NUEVE MESES)

No olvidar el tratamiento homeopático de fondo.

Al levantarse: Una ampolla en ayunas de **Cu + Au + Ag (cobre + oro + plata).**

DESAYUNO:

Incluirá zumo natural con una cucharadita de levadura de cerveza y otra de polen.

10 minutos antes del desayuno: Dos gránulos sublinguales de **Aesculus hippocastanum 4 CH** y dos de **Hamamelis virginiana 4 CH.**

Después del desayuno: Un comprimido de **Espirulina** ***(Spirulina máxima*** **o** ***Sperulina platenses).***

A media mañana: Una infusión de **Manzanilla** ***(Matricaria chamomilla L.),*** una cucharadita de la planta por taza de agua, dejándola reposar 10 minutos

COMIDA:

Diez minutos antes de la comida: Dos gránulos sublinguales de **Aesculus hippocastanum 4 CH** y dos de **Hamamelis virginiana 4 CH.**

Después de la comida: Un comprimido de **espirulina** ***(Spirulina máxima*** **o** ***Sperulina platenses).***

A media tarde: Infusión de **manzanilla** ***(Matricaria chamomilla L.),*** una cucharadita de la planta por taza de agua, dejándola reposar 10 minutos.

CENA:

Diez minutos antes de la cena: Dos gránulos sublinguales de **Aesculus hippocastanum 4 CH** y dos de **Hamamelis virginiana 4 CH.**

Después de la cena: Una cucharadita de **semillas de lino.**

Al acostarse: Una infusión de **frambueso** ***(Rubus idaeus L.),*** una cucharadita de sus hojas por taza de agua.

Preparación al parto

VAMOS a tratar de resumir algunos pequeños «trucos» e indicaciones que pueden hacer más fácil esta fase final del *embarazo,* ayudando a que el organismo cambie y se adapte con mayor rapidez frente al parto. Es evidente que un buen cuidado durante todo el embarazo y una forma de vida saludable es fundamental para llegar al parto en la mejor disposición posible. No puede esperar a las últimas semanas para iniciar su preparación, podrá intensificarla readaptándose a la proximidad del momento esperado, pero *nunca* deberá dejarla para última hora.

La preparación al parto, indudablemente, está condicionada por el tipo de parto que la mujer quiera desarrollar. No es lo mismo parir en el agua, en casa, en un hospital convencional o el parto con anestesia epidural. La mujer debe ser muy minuciosa a la hora de elegir la forma en que desea parir y valorar en cualquiera de los casos los aspectos positivos y negativos, ventajas y riesgos que conlleva cada una de sus elecciones. Por último, es de vital importancia el óptimo nivel de comunicación entre la mujer y las personas que vayan a atenderla en el parto. Deberá seguir meticulosamente las instrucciones que los profesionales le brinden, pues es la única manera de que los resultados sean los deseados por todos.

Como es imposible abordar en este pequeño libro todas las opciones existentes y la complejidad de la preparación de cada una de ellas, al margen de mis preferencias personales y por respeto a las lectoras que opten por una vía diferente, voy a procurar hacer un pequeño esquema de aquellos aspectos que pueden ser de utilidad, independientemente del parto que vaya a realizar cada mujer.

Espero que en ellas encuentre pequeños matices y recursos que le ayuden a superar con éxito, y los menores inconvenientes posibles, tan hermoso momento.

Lo primero que debe conocer es *en qué consiste el parto*, sus distintas etapas y cómo comportarse en cada una de ellas para colaborar con los profesionales que la atiendan. Sería conveniente que no pierda la oportunidad de presenciar un parto si tiene ocasión, o una filmación al menos, que le permita *ver* que no es nada terrible o insufrible. Esto servirá para *perder el miedo* a lo desconocido. La mayoría de especialistas coinciden en que la mujer que se enfrenta al parto sin temores o sentimientos negativos da a luz con mucha más facilidad.

El proceso de dilatación muscular que soporta la mujer desde que se inicia el parto produce dolor de intensidad variable. Si la mujer es capaz de adoptar estrategias que le permitan controlarlo, seguirá una curva descendente, dilatando con mayor facilidad; si, por el contrario, siente miedo, pánico o ansiedad, generará rigidez muscular, aumentando la sensación de dolor de manera que el proceso se realimenta haciéndose más lento e intenso. De esta manera: dolor —miedo—, incremento de la tensión muscular —aumento del dolor—, mayor miedo...

La mujer debe conocer en todo momento en qué fase de la dilatación se encuentra y, una vez iniciado el parto, cuándo y cómo *empujar* y cuándo relajarse para que la curva de las contracciones descienda; la alteración de este esquema tan simple hará el parto más largo y laborioso, pues la mujer no estará dirigiendo bien sus esfuerzos. Por ello, todo programa de preparación al parto debe incluir forzosamente técnicas que le ayuden a controlar física y anímicamente la situación. Así, se prestará especial atención a:

— Los ejercicios *respiratorios.*
— Los ejercicios de *relajación.*
— Ejercicios físicos que preparen la musculatura para el parto y posparto.
— Ejercicios físicos que mejoren el ritmo circulatorio antes, durante y después del parto.

Es fundamental que contenga también los conocimientos suficientes como para tener una idea clara de las medidas a tomar en el posparto, el cuidado del niño y la lactancia —las pautas a seguir cuando se desea amamantar al niño—, de manera que no se improvise, pues el proceso de la maternidad se inicia en el embarazo, pero no termina después de dar a luz.

Al margen del tipo de ejercicios que se realicen en cada uno de los apartados de preparación al parto —y que dependerán del tipo de parto elegido—, voy a tratar de explicar de forma muy resumida el sentido real que tiene la aplicación de las técnicas en sí mismas.

EJERCICIOS RESPIRATORIOS

Debe valorarse la respiración como una *herramienta.* Detrás del acto de respirar —inspirar y espirar— hay todo un mecanismo de respuesta biológica que implica distintos órganos y sistemas. Con cada inspiración se produce un aporte de oxígeno, con cada espiración se elimina anhídrido carbónico; la buena respuesta de un tejido radica, también, en que este proceso se lleve a cabo de manera equilibrada: no podemos pedirle a un tejido con oxigenación deficiente que su respuesta sea rápida y eficaz sin riesgo de sobrecargarlo. En la respiración, son los pulmones los receptores del oxígeno y los encargados de eliminar el anhídrido carbónico, pero es el sistema circulatorio el que realiza su transporte a través del sistema arterial y venoso respectivamente: este es uno de los motivos por los que es fundamental mantener una correcta circulación sanguínea pensando en el parto. Todo este proceso no es posible si el ritmo del corazón, que actúa como propulsor del sistema circulatorio, no es adecuado. Nuestra forma de respirar obligará al corazón a bombear de una manera u otra.

Los pulmones, al dilatarse con la inspiración, expanden la caja torácica y aumentan la presión sobre el útero a través del diafragma, de manera que si los pulmones están muy llenos de aire durante la contracción aumenta la sensación dolorosa; este es el motivo de utilizar la **respiración corta o acelerada** durante las contracciones. La función del diafragma es vital, así que los ejercicios de preparación al parto deben incluir la técnica capaz de contraerlo al inspirar para facilitar que aumente la presión sobre el útero en caso necesario y distenderlo con la espiración de manera que alivie la contracción. La **respiración profunda** tiene la misión de oxigenar y vaciar completamente los pulmones, de manera que estará reservada a los intervalos en los que no incida sobre las contracciones. Es preciso llegar al parto controlando a la perfección la respiración pulmonar y torácica, así como la **respiración abdominal,** que actúa directamente a través del diafragma sobre el útero. El ensayo práctico de los distintos tipos de respiración no puede darse por concluido hasta que se convierta en una rutina, pues tiene que salir de forma *espontánea* cuando la mujer esté pasando por las distintas fases de la dilatación; de otra forma, es difícil que en ese momento sea capaz de realizarla de forma correcta si tiene que pensar para qué sirve cada tipo de respiración y cómo utilizarla.

EJERCICIOS DE RELAJACIÓN

Los ejercicios de relajación son muy útiles en todo el proceso. Facilitan la circulación sanguínea al reducirse la presión en la zona pélvica; también las contracturas musculares de la espalda, que se halla considerablemente sobrecargada por el peso, se alivian con estos ejercicios. Las últimas semanas, cuando se hace más incómoda cualquier posición por el excesivo volumen del abdomen, es vital que la mujer pueda relajarse para lograr un descanso profundo y llegar al trabajo del parto bien descansada y con suficiente energía. Asimismo, es importante en la primera fase de la dilatación, cuando comienzan las contracciones: entre contracción y contracción es el momento de recuperar fuerzas y oxigenar bien los tejidos con respiraciones profundas. Será útil también cuando se siente la necesidad imperiosa de empujar y la comadrona insiste en que es preciso esperar todavía: es entonces cuando hay que concentrarse en hacer respiraciones cortas y relajar la musculatura de la vagina para frenar el deseo de empujar y evitar así un agotamiento innecesario. Por último, en la etapa posterior al parto el control de la relajación permitirá un mejor descanso con menos horas de sueño, haciendo más fácil volver a dormirse después de atender al niño y ayudando a que toda la musculatura pélvica, incluido el útero, vuelva a su posición y tamaño original. El yoga combina los ejercicios de elasticidad, el control de la respiración y la relajación. Existen, sin embargo, distintas técnicas de relajación: cualquiera que permita conseguir el objetivo puede ser útil.

EJERCICIO FÍSICO

Si mantener una buena forma física es siempre vital para cualquier persona que desee conservarse sana, durante el embarazo puede marcar la diferencia entre un buen parto o un parto más laborioso. Las mujeres que trabajan físicamente toda la musculatura y se acostumbran a permanecer en posiciones —estar en cuclillas, por ejemplo— que para nosotros son poco frecuentes, como sucede en las sociedades primitivas, desarrollan más la musculatura pélvica y paren con mayor facilidad.

El ejercicio físico durante el embarazo tiene dos funciones básicas:

— Mejorar el estado general de salud.
— Fortalecer la musculatura, que jugará un papel predominante en el parto.

Si no realiza ejercicio físico habitualmente, el embarazo no es precisamente el mejor momento para ponerse a batir marcas: lo primero que tiene que hacer es *empezar a moverse.* En este sentido, durante los primeros meses, la *natación* puede ayudarle a recuperar la elasticidad perdida por sus hábitos sedentarios. Es un ejercicio completo que puede prolongar mientras se sienta cómoda haciéndolo, cuidando siempre de realizarlo con suavidad y descendiendo al agua por las escaleras; se trata de moverse dentro del agua, no contra ella. Si no sabe o no quiere nadar, elija *caminar* en periodos de tiempo regulares, una hora diaria —mejor siempre la misma—, y si es posible por la mañana, cuando la musculatura aún no está fatigada después de toda la jornada; elija un parque o una zona arbolada en la que esté mentalmente relajada —andar esquivando coches o entre la gente no ayuda demasiado—; procure que la marcha sea natural, ni muy lenta ni muy rápida, irá encontrando su propio ritmo. No camine nunca durante la digestión y beba algo de agua o zumo antes de empezar; lleve siempre un caramelo y un zumo o agua por si la necesita o nota que la glucosa baja mucho durante el ejercicio.

Cuando el embarazo avance, es posible que tenga que descansar de vez en cuando, pero no abandone, recuerde que el ejercicio mejora su circulación sanguínea, tonifica sus músculos y facilita el control del peso y el ritmo metabólico. Si no puede caminar una hora completa, divídala en dos periodos de mañana y tarde. Y recuerde que lo que usted no haga por sí misma no puede hacerlo nadie.

Los ejercicios específicos de preparación al parto incluirán los músculos de la zona del periné, las ingles y abdominales —especialmente los músculos rectos y los músculos colaterales del abdomen— y la musculatura de la espalda. Cuanto antes empiece con los ejercicios, mejor llegarán sus músculos al parto; es absurdo comenzar cuando el volumen del abdomen ya no permita moverse con soltura o no va a tener tiempo de desarrollar la musculatura.

PRODUCTOS QUE FACILITAN EL PARTO

Sin duda alguna, una buena preparación durante todo el embarazo ha de ser siempre la mejor garantía para que el parto transcurra con normalidad y con nulas o leves complicaciones. No obstante, algunas plantas medicinales pueden facilitar la dilatación y el parto *aunque su empleo no está exento de riesgos.* Se trata de plantas que contienen principios activos muy selectivos y potentes, un error en el momento de la toma o en la dosificación, así como las distintas respuestas individuales frente a un mismo producto, pueden originar graves problemas durante el parto, prolongándolo o retrasándolo en función de las contracciones más o menos eficaces. Por ello recomendamos que sean exclusivamente profesionales los que supervisen el tratamiento junto a la comadrona o el tocólogo.

Sí podemos, sin embargo, recurrir a una serie de **remedios homeopáticos** cuyo nivel de efectividad es muy alto y su margen de tolerancia lo suficientemente amplio para no originar los problemas de las sustancias que siguen ciclos farmacológicos. Los protocolos de tratamiento pueden ser diferentes según los especialistas, yo apuntaré aquellos que según mi experiencia resultan más útiles y menos complejos de realizar.

Quizá el remedio más simple consiste en tomar los últimos quince días de la gestación **10 gotas de Pulsatilla D4** a la hora de acostarse. Este remedio hace que la dilatación sea muy rápida, pero, atención, la dilatación debe iniciarse de forma natural, aquellas mujeres que ya hayan parido y sepan que el inicio de la dilatación se estanca prácticamente en la primera fase o realmente su dilatación es insuficiente, deberán optar por otro tipo de preparación. Para las primíparas también puede ser recomendable iniciar el protocolo más completo que consiste en tomar durante las **tres últimas semanas** de la gestación:

— **Árnica 4 CH,** tres gránulos en ayunas media hora antes del desayuno.
— **Actea racemosa 4 CH,** tres gránulos media hora antes de la comida.
— **Gelsemium 4 CH,** tres gránulos al acostarse.

Este protocolo es muy simple, pero cuenta con una amplia cobertura. La **árnica** es un preventivo para la pérdida de sangre, la dilatación muscular y los traumatismos físicos del parto; la **actea racemos**a facilita la dilatación actuando sobre el cuello del útero, y, por último, el **gelsemium** alivia la tensión psíquica, el nerviosismo e incluso el miedo que puede preceder al parto. Una vez iniciado este, existe un remedio que puede tomarse **cada media hora para acelerar la dilatación: CAULOPHYLLUM 4 CH.** Estas tomas se mantendrán hasta el momento del expulsivo.

Después del parto convendrá mantener durante unos días la toma de **Árnica 4 CH** varias veces al día, para facilitar la recuperación, complementándose con **China 4 CH,** indicada siempre que existe una pérdida de sangre en el organismo como remedio regenerador de fondo. Se tomará además **Magnesium phosphoricum D6** (sales de Schüssler) en caso de que se produzcan los temidos «entuertos»; estos dolores espasmódicos de tipo calambroide no son frecuentes en el primer parto, pero suelen aparecer en los siguientes y no son otra cosa que el movimiento de repliegue de las fibras uterinas cuando el útero recobra su posición normal. Si su intensidad es muy aguda, puede añadirse al tratamiento **Colocynthis 5 CH,** dos gránulos cada media hora, que se irán distanciando con la mejoría, hasta que cesen las molestias.

LA TENDENCIA AL ABORTO

Desgraciadamente, la cantidad de embarazos que terminan en aborto espontáneo sigue siendo muy elevada. Los porcentajes difieren según las fuentes consultadas, pero desde luego es mucho más común de lo que se piensa. No obstante, un aborto no debe traumatizar a nadie; no significa en absoluto que los embarazos sucesivos vayan a terminar de la misma manera. Si usted ha tenido algún aborto, o presenta síntomas de poder sufrirlo, su ginecólogo —cuya supervisión es siempre imprescindible— le informará de las precauciones que debe tomar en función de las causas más probables; la dificultad a la que nos enfrentamos es que en muchos casos algunas mujeres tienen una *tendencia injustificada* al aborto, es decir *no sabemos* por qué se malogran algunos embarazos. Junto a las indicaciones de su especialista puede recurrir a algunos remedios que se han mostrado muy valiosos como preventivos. Si tiene síntomas específicos, le recomiendo que rápidamente consulte a un buen homeópata con experiencia en el tema, porque, como bien sabe usted, los síntomas particulares son prioritarios para elegir el remedio homeopático.

Como preventivo general podemos utilizar durante los tres primeros meses de embarazo:

— **Ruta graveolens 15 CH,** 5 gránulos en ayunas una vez por semana.
— **Árnica 5 CH,** dos gránulos diarios media hora antes de la comida.

— **Cuprum 7 CH,** dos gránulos diarios media hora antes de la cena.

Otro protocolo muy simple que da excelentes resultados es el de la escuela francesa, que recomienda:

— **Sabina 4 CH,** tres gránulos por la mañana y por la noche.
— **Árnica 4 CH,** tres gránulos antes de la comida y de la cena.

En todos aquellos casos donde existan abortos reiterados es imprescindible realizar un tratamiento constitucional de fondo y extremar la colaboración entre el ginecólogo y el homeópata: los resultados suelen ser muy satisfactorios en los tratamientos individualizados.

Preparación de los pechos para la lactancia

ESPERAR a que la naturaleza ejerza todas sus funciones de manera sincronizada y haga posible un amamantamiento sin problemas nos obligaría a seguir un ritmo de vida natural o a dejar la cuestión en manos del destino. Desde luego, es una cuestión muy seria para confiarla a la suerte, y nuestros hábitos de vida cada vez se alejan más de la naturaleza, por lo que conviene preparar los pechos de antemano para evitar algunos problemas muy comunes, sobre todo en los pezones, que pueden hacer fracasar la lactancia. El periodo de tiempo previo necesario dependerá, en buena medida, de aspectos morfológicos como el tamaño del pecho, del pezón y, sobre todo, si ya ha amamantado con anterioridad o se trata del primer embarazo. En términos generales, iniciar la preparación **ocho o diez semanas** antes de la fecha prevista para el alumbramiento suele ser lo prudente, contando con la posibilidad de que el parto se adelante por alguna circunstancia.

La técnica fundamental de preparación de las mamas debe cumplir unos objetivos fundamentales:

— Fortalecer los pezones para hacerlos más resistentes al amamantamiento.

— Mejorar el tamaño de los pezones; recuerde que el pezón es un órgano eréctil y que de su capacidad para dilatarse dependerá que un pezón pequeño sea perfectamente apto para la lactancia.

— Hidratar de manera adecuada la piel para evitar la formación de estrías en el pecho y grietas en los pezones.

— Tomar las medidas adecuadas ante el aumento de volumen del pecho para que no se deforme o quede caído después del amamantamiento.
— Preparar los conductos internos del pecho abriéndolos para que no se produzcan obstrucciones con los calostros durante las primeras mamadas.

Estas pautas son importantes si desea amamantar a su hijo. Lo primero que debe tener claro es que la cantidad y calidad de la leche dependerá, en buena medida, de su estado general de salud y de la alimentación que lleve durante todo el embarazo. Existen ventajosos recursos para asegurar el aumento de la leche que comentaremos más adelante, pero ahora nos centraremos en la parte más mecánica del proceso.

Será importante llevar a cabo unos cuidados higiénicos correctos para asegurar una buena lactancia. Comenzará por lavar el pecho al menos dos veces al día con agua no muy fría; no utilice jabones fuertes —los geles de avena son los más adecuados siempre que tengan un pH neutro—, y sobre todo *no utilice ningún tipo de jabón o gel para lavar los pezones*, utilice únicamente agua, preferentemente agua mineral que no contenga cloro, el jabón y el cloro pueden resecar los pezones, que se agrietarían así con más facilidad.

Para fortalecer los pezones, comenzará por realizar un masaje envolvente en los pechos con ambas manos, desde la base hasta el pezón, utilizando un poco de aceite de almendras para que las manos se deslicen con más facilidad; tras repetir este movimiento ocho o diez veces, moje bien los pezones con abundante agua mineral masajeándolos suavemente entre los dedos y, sin secarlos, con un paño de lino húmedo, frote de arriba abajo y en sentido lateral. Para finalizar, vuelva a masajear el pezón presionándolo con suavidad entre el pulgar y el índice, como si fuera a dar de mamar. Estas maniobras no deben resultar dolorosas o molestas ni irritar en ningún momento los pezones. Si repite el ejercicio dos veces al día, sus pezones estarán en las mejores condiciones cuando llegue el momento.

El problema del tamaño de los pezones es una falacia inventada seguramente por las antiguas amas de cría, con el fin de asegurarse el sustento. Un pezón pequeño es perfectamente apto, igual que un pecho pequeño, no se trata de un concurso de tamaños, sino de hacerlo útil para su función; la práctica de los ejercicios de fortalecimiento de los pezones mejora su erectibilidad, los endurece y convierte en perfectamente útiles para el amamantamiento.

Para hidratar el pecho puede utilizar **aceite de almendras**, también para las aureolas y la base del pezón —nunca en la punta—, dos veces al día. Algunas comadronas recomendaban la utilización de **miel,** lo más líquida y fresca posible, que tras algunos minutos se retira lavando la zona con abundante agua; este remedio es muy útil en las mujeres con tendencia a las mastitis infecciosas y puedo dar fe de sus excelentes resultados. Personalmente me gusta prescribir el ungüento de **miel rosada** cuya elaboración es simple:

— 30 gramos de pétalos de rosa en infusión.
— 180 gramos de miel.
— 100 gramos de agua mineral.

También las **pomadas de caléndula** son adecuadas para hidratar el pecho, sin olvidar aquellas ricas en **aceite de germen de trigo.** La lista sería larga, pues existen muchos y buenos productos; les sugiero únicamente los más comunes y económicos.

Para que los pechos no se deformen es importante que, si desea quedarse embarazada, se preocupe *con anterioridad* de hacer ejercicios que fortalezcan los músculos pectorales encargados de mantener el pecho firme. En cualquier manual de gimnasia puede encontrar ejercicios sencillos y efectivos. Si acude a algún gimnasio, puede completarlos con aparatos y trabajo con pesas. Pero una vez que esté embarazada mantendrá únicamente aquellos ejercicios que no resulten molestos o requieran un esfuerzo excesivo. Desde luego *no es el momento para iniciarlos*, deberá limitarse a los masajes en el pecho y los músculos pectorales, a intervalos regulares un par de veces al día. También puede permanecer algunos momentos sin sujetador cuando esté en casa tranquila y no realice movimientos bruscos, siempre dependerá del volumen de su pecho y de que no le resulte molesto; en todo caso, si nota pesadez insistente, deberá ponerse el sujetador. Acostúmbrese a utilizarlos amplios y siempre de algodón, lávelos con jabones suaves, no utilice suavizantes o blanqueadores y aclárelos meticulosamente. Cuando compre los sujetadores de lactancia, recuerde que después del parto su pecho aumentará nuevamente de volumen.

Las últimas semanas, si comprime las mamas desde la base hasta el pezón unas cuantas veces y luego presiona suavemente el pezón entre los dedos pueden aparecer unas gotitas de leche o un líquido transparente. Esto es bueno, indica que los conductos internos del pecho están bien abiertos y es más difícil que se obstruyan con el calostro. Pero de no salir esta secreción no se preocupe, en algunas mujeres no se produce este fenómeno hasta después del parto; insista de todos modos en cada masaje, siempre sin que produzca dolor. Si aparece un grumo en lugar de una gotita de leche, tampoco se alarme, repita la operación hasta que el resultado sea el esperado. Puede tener alguna leve molestia pasajera, pero es mejor que prepare el pecho ahora; si no es posible la lactancia en su momento porque el conducto está obstruido, la tensión mamaria aumentará, siendo dolorosa y pudiendo originar una mastitis. El masaje del pecho en general debe comprender siempre maniobras *envolventes* desde la base hasta el pezón, y las manos han de ocupar siempre *posiciones opuestas,* de manera que el masaje sea uniforme tanto en la zona superior e inferior, como en los laterales.

Después de realizar estas manipulaciones, lave el pezón con agua mineral abundante e hidrate bien el pecho. En las últimas semanas del embarazo y durante la lactancia, sobre todo si el pecho es voluminoso, conviene que duerma con un sujetador suave que no presione el pecho pero lo mantenga firme. *Evite siempre* los sujetadores con varillas o aros.

Problemas del puerperio y la lactancia

LA ACOMODACIÓN DEL ÚTERO. *ENTUERTOS* Y *LOQUIOS*

Nos referimos al puerperio cuando hablamos del periodo de tiempo que comprende desde el alumbramiento hasta la recuperación total del aparato genital femenino: es la popular «cuarentena». En este tiempo se reajustarán mecánicamente los órganos internos y el sistema hormonal. Veamos algunos síntomas propios del puerperio.

Los ***entuertos*** son contracciones del útero, que se repliega sobre sí mismo con objeto de recuperar su tamaño normal y cerrar la herida placentaria. En las mujeres que paren por primera vez son casi inapreciables, pero se dan con mucha frecuencia y diferente intensidad en las multíparas.

Los ***loquios*** son secreciones que contienen sangre y otras materias que el organismo elimina a través de la vagina durante los días posteriores al parto; poco a poco se irán reduciendo en cantidad, serán más claros y desaparecerán completamente. Pueden persistir de cuatro a seis semanas y no requieren tratamiento alguno salvo que su cantidad sea excesiva o se sospechen síntomas de infección por mal olor o fiebre.

Recuerde que las condiciones hormonales no se normalizan automáticamente después del parto y que la lactancia conlleva también una actividad hormonal que afecta al resto del organismo. Es importante, pues, ayudar a nuestro cuerpo en esta tarea.

Además de las indicaciones específicas que aparecen en este apartado, recuerde que conviene *vaciar la vejiga con frecuencia* para que se acomode mientras el útero vuelve a su posición normal. También es imprescindible *mantener un ritmo intestinal regular,* pues el estreñimiento congestiona toda la zona pélvica; tome la suficiente cantidad de fibra y, en caso necesario, utilice supositorios de glicerina o enemas, *nunca laxantes en esta fase.*

El proceso de acomodación de la musculatura vaginal y uterina, así como del intestino, puede producir algunas molestias que no tienen por qué ser dolorosas. La herida placentaria, que corresponde a la zona del endometrio en que se fijaba la placenta, ha de cicatrizar completamente de manera que el sangrado disminuya de forma progresiva en los días posteriores al parto; en caso contrario, deberá consultar con el especialista que atendió el parto.

Para ayudar al organismo en todo este natural proceso de acomodación y recuperación, y paliar las posibles molestias, conviene conocer algunos procedimientos de justificada eficacia.

Tratamiento con fitoterapia

La **raíz de jengibre,** rallada y ligeramente caliente, aplicada sobre el vientre entre dos paños de lino o algodón, calma los espasmos y facilita la acomodación de los órganos internos. Debe mantenerse hasta que se enfríe el preparado.

Las compresas de **malva** ***(Malva sylvestris L.),*** 20 gramos; **malvavisco** ***(Althaea officinalis L.),*** 10 gramos y **ortiga muerta** ***(Lamium album L.),*** 50 gramos, procuran una notable mejoría desde la primera aplicación. Se prepararán en decocción de cinco minutos, colocándose la mezcla colada y aún caliente en un tejido grueso de lino o algodón que se mantendrá sobre el vientre durante 10 minutos. Dos veces al día, especialmente después de las deposiciones.

Pie de león *(Alchemilla vulgaris L.)*

Ya hemos hablado de esta planta en el apartado de la hipermenorrea y recordábamos su especial actividad sobre la musculatura pélvica y uterina; se trata de un remedio tradicional muy efectivo para los síntomas propios del posparto, sobre todo en aquellas mujeres que ya han parido con anterioridad y sufren los típicos *entuertos*. Facilita la acomodación de los órganos internos. Una cucharadita de la planta preparada en infusión, dejándola reposar 10 minutos. Se irá tomando a lo largo del día.

Extracto Fluido de pie de león ***(Alchemilla vulgaris L.)***, 30 a 40 gotas tres veces al día.

Tintura Madre de pie de león ***(Alchemilla vulgaris L.)***, 50 a 90 gotas tres veces al día.

Efectos secundarios: Carece de efectos secundarios en las dosis indicadas. En personas sensibles puede irritar las mucosas digestivas, lo que exige un reajuste en la dosificación o una cobertura digestiva apropiada.

Contraindicaciones: Úlcera gastroduodenal y gastritis.

Tratamiento con homeopatía

Ya he comentado en el apartado de preparación al parto la efectividad de **Árnica 4 CH** para las semanas anteriores y posteriores al parto y de **China 4 CH** para compensar las pérdidas hemorrágicas.

GRIETAS EN LOS PEZONES

Las grietas en los pezones son una complicación muy común, de ahí la importancia de fortalecerlos con los ejercicios preparatorios; si pese a todo se producen, el amamantamiento puede llegar a ser muy doloroso, corriendo el riesgo añadido de procesos infecciosos que hagan suspender definitivamente la lactancia. Existen muchos remedios tradicionales para tratar esta dolencia, apunto solo aquellos en los que he observado una garantía casi absoluta de regeneración.

TRATAMIENTO CON FITOTERAPIA

Rabo de gato *(Sideritis angustifolia L.)*

Esta planta actúa como cicatrizante y antiinflamatorio, es de rápido efecto —como requiere el caso— y cómoda aplicación. Se prepara en decocción de tres minutos, 50 gramos de la planta por litro de agua; una vez reposada, se cuela, aplicándose en compresas de gasa sobre las heridas previamente lavadas con el mismo preparado. Se dejará la compresa de forma permanente, cambiándola cada media hora y distanciando las aplicaciones con la mejoría.

Llantén mayor *(Plantado major L.)*

Muchas son las cualidades que atesora esta sencilla planta, especialmente apropiada para el tratamiento del sistema respiratorio y digestivo; pero una de sus grandes virtudes *en aplicación externa* es su excelente actividad *cicatrizante,* por lo que resulta muy recomendable para el cuidado y recuperación de las grietas en los pezones. Se utiliza en infusión, 30 gramos por litro de agua; también puede prepararse en maceración de 12 horas, aumentando hasta 40 gramos la cantidad de planta. Después de dejar que repose y habiéndolo colado, se lavarán las heridas con el preparado y se colocará una compresa empapada —de algodón o lino— sobre los pezones, manteniéndola no menos de dos horas. Se repetirá la aplicación tres veces al día.

Tratamiento con homeopatía

Un específico para el tratamiento de las grietas en los pezones de probada efectividad es la **pomada de castor equi** que casi todos los laboratorios homeopáticos comercializan; su aplicación respetará las normas del fabricante dependiendo de las diluciones de preparación.

Tratamiento con sales de Schüssler

Las **pomadas de silícea D6,** según la preparación tradicional de Schüssler, es otro recurso que se muestra sumamente positivo en este tipo de problemas.

LA FALTA DE LECHE

La falta de leche es un trastorno que puede hacer fracasar indefectiblemente la lactancia, pero que tiene solución en la mayoría de los casos. Algo fundamental, de inicio, es *no angustiarse o intranquilizarse*: si es necesario, se tomará alguna **infusión relajante de melisa, tila y azahar.** También es imprescindible tomar *suficiente cantidad de líquidos*, agua, caldos vegetales, zumos e infusiones. Las *bebidas de soja* son un excelente aliado para favorecer no solamente la cantidad, sino también la calidad de la leche. Un remedio tradicional utilizado para estimular la secreción láctea son las *semillas de anís en grano.*

Tratamiento con fitoterapia

Anís *(Pimpinella anisum L.)*

Las semillas del anís en grano son un excelente galactógeno (productor de leche), que además normalizan la función digestiva como carminativas y hepatoprotectoras y tienen actividad espasmolítica, facilitando el proceso de acomodación del paquete intestinal. La prepararemos en infusión, en cantidad de una cucharilla por vaso de agua; se tomará siempre media hora antes de las comidas o con el estámago vacío, tres o cuatro veces al día.

Carece de contraindicaciones y efectos secundarios a dosis terapéuticas.

Hinojo *(Carum carvi L.)*

Con propiedades muy similares a las del anís, como digestivo y galactógeno, es de acción ligeramente más lenta pero también de efecto duradero. Personalmente prefiero utilizar ambas por separado, pues sus procesos de elaboración son diferentes, pero hay especialistas que preconizan su uso conjunto.

Tomaremos una cucharadita de la planta por vaso de agua y la haremos en decocción de 10 minutos, dejándola reposar otros 10 minutos más; siempre antes de las comidas o con el estómago vacío, tres o cuatro veces al día.

Carece de contraindicaciones y efectos secundarios a dosis terapéuticas.

Ortiga *(Urtica dioica L.)*

Esta planta es un buen remineralizante y tónico general para la etapa posterior al parto. La sopa de ortigas frescas —después de una adecuada maceración para eliminar el ácido fórmico— no tiene nada que envidiar a los famosos «caldos de gallina» que ofrecían las madres a las recién paridas: contiene hierro, sílice, calcio, potasio, manganeso y azufre, también vitamina A, B_2, C y K, ácido pantoténico y fólico que facilitarán la recuperación de la mujer y ayudarán en la lactancia. Si no disponemos de la planta fresca para realizar la sopa de ortigas, podemos recurrir a la planta seca a razón de 50 gramos por litro y preparada en decocción de dos minutos. Se tomará preferentemente después de las comidas.

Extracto Fluido de ortiga ***(Urtica dioica L.)***, 30 a 40 gotas tres veces al día mejor antes de las comidas.

Tintura Madre de ortiga ***(Urtica dioica L.)***, 50 a 100 gotas tres veces al día.

Efectos secundarios: Carece de efectos secundarios a las dosis indicadas. La sobredosificación puede producir reacciones digestivas, irritaciones en la piel y vías urinarias.

Contraindicaciones: No se han descrito a dosis terapéuticas.

Galega *(Galega officinalis L.)*

Galactógeno de uso tradicional, actúa además como un diurético suave activando la eliminación de ácido úrico y otros productos de desecho; resulta ligeramente hipotensora e hipoglucemiante y es un coadyuvante en las dietas de control de peso. Esta planta es ideal cuando existe tendencia o antecedentes de mastitis, puesto que regula el equilibrio de líquido de las mamas y facilita su drenaje. Se prepara en infusión, una cucharadita por taza de agua dejándola reposar 10 minutos. Se tomará de preferencia antes de las comidas, tres veces al día.

Extracto Fluido galega *(Galega officinalis L.)*, 30 a 40 gotas tres veces al día mejor antes de las comidas.

Tintura Madre de galega *(Galega officinalis L.)*, 50 a 100 gotas tres veces al día.

Efectos secundarios: Carece de efectos secundarios a dosis terapéuticas.

Contraindicaciones: No se han descrito a dosis terapéuticas.

Tratamiento con sales de Schüssler

Calcium phosphoricum D6 activará la producción de leche. Debe tomarse un mínimo de tres veces al día.

Tratamiento con homeopatía

Los remedios homeopáticos aconsejados con mayor frecuencia para estimular la secreción láctea son: **Calcarea carbonica 5 CH, Asa foetida 4 CH, Belladona 5 CH, Bryonia 4 CH, Cinc 4 CH y Agnus 5 CH.**

TRATAMIENTO BÁSICO DE LA FALTA DE LECHE

Al levantarse: En ayunas, una tableta sublingual de **Calcium phosphoricum D6.**

DESAYUNO:

Treinta minutos antes del desayuno: Decocción de 10 minutos de **hinojo *(Carum carvi L.)*,** una cucharadita de la planta por vaso de agua, dejándola reposar otros 10 minutos más.

A media mañana: Una tableta sublingual de **Calcium phosphoricum D6.**

COMIDA:

Treinta minutos antes de la comida: Decocción de 10 minutos de **hinojo** ***(Carum carvi L.),*** una cucharadita de la planta por vaso de agua, dejándola reposar otros 10 minutos más.

A media tarde: Una tableta sublingual de **Calcium phosphoricum D6.**

CENA:

Treinta minutos antes de la cena: Decocción de 10 minutos de **hinojo** ***(Carum carvi L.),*** una cucharadita de la planta por vaso de agua, dejándola reposar otros 10 minutos más.

Al acostarse: Una tableta sublingual de **Calcium phosphoricum D6.**

EXCESO DE LECHE

Tan problemático como la falta de leche resulta su exceso, que también puede hacer peligrar la lactancia. Los pechos sufren un aumento considerable, se endurecen produciendo dolores muy fuertes y originando mastitis con facilidad. Lo mejor que puede suceder es que la leche gotee de forma espontánea o al presionar el pecho, de esta manera es menos probable que se produzcan complicaciones; pero, de cualquier forma, precisa tratamiento. En muchos casos el exceso de leche impide que el niño pueda succionar, pues la misma presión llega a comprimir los conductos; entonces no hay más remedio que utilizar un sacaleches para aliviar esta presión y dureza del pecho de manera que el niño pueda chupar normalmente. Puede ocurrir que si la cantidad de leche es muy grande, los pechos no lleguen a vaciarse por completo y que con el vaciado artificial activemos a su vez la producción; no obstante, y mientras el tratamiento surte el efecto deseado, es imprescindible recurrir a vaciar completamente los pechos para evitar complicaciones. Existen una serie de remedios conocidos como lactífugos (del latín *lac* = leche y *fugare* = ahuyentar), que se utilizan para disminuir la secreción láctea. La dosificación deberá ajustarse según la respuesta y tolerancia individual.

Este grupo de remedios es aconsejable también al suspender definitivamente la lactancia para evitar la congestión en los pechos; se evitarían así complicaciones posteriores, sobre todo en mamas con tendencia fibroquística.

Tratamiento con fitoterapia

Vincapervinca *(Vinca minor L.)*

Esta planta es de sobra conocida en el tratamiento del sistema circulatorio, especialmente como vasodilatador cerebral; lo que pocos manuales recogen es su excelente actividad como lactífugo. Es, sin duda alguna, uno de los primeros remedios a los que recurrir cuando existe un exceso en la producción de leche.

Se preparará en decocción de dos minutos, 60 gramos por litro de agua. Tres a cuatro tazas al día, mejor después de las comidas.

Extracto Fluido de vincapervinca *(Vinca minor L.)*, 20 a 30 gotas tres veces al día.

Tintura Madre de vincapervinca *(Vinca minor L.)*, 30 a 50 gotas tres veces al día.

Efectos secundarios: Carece de efectos secundarios a dosis terapéuticas.

Contraindicaciones: Embarazo y lactancia (por el efecto lactífugo). Tensión intracraneal tumoral, infecciosa o mecánica. Hipotensión.

Mercurial *(Mercurialis annua L.)*

El mercurial tiene efecto antiprolactina, por lo que al reducirse esta la secreción láctea disminuye de manera significativa. Ya que resulta también purgante y depurativa, deberemos suavizar su efecto con otro tipo de plantas que, en caso necesario, minimicen el efecto intestinal.

Se preparará en infusión, una cucharadita de la planta por taza de agua, dejándola reposar 10 minutos. Es recomendable hacer una sola toma diaria al acostarse.

Efectos secundarios: Purgante. Carece de otros efectos secundarios a dosis terapéuticas. Al eliminarse a través de la orina produce una coloración rojiza que puede confundirse con hematuria.

Contraindicaciones: Embarazo y lactancia (por el efecto lactífugo). Irritaciones gastrointestinales.

Caña ***(Arundo donax L.)***

El rizoma de la caña común es un diurético suave, muy popular por su cultivo e implantación en muchos lugares. Es útil como depurativo o en afecciones de las vías urinarias cuando es necesario incrementar la cantidad de orina y como hipotensor. Su efecto lactífugo es suave pero muy seguro y no cuenta con las limitaciones de otros remedios más drásticos. Se utiliza el rizoma, una cucharadita por taza preparada en decocción de 15 minutos. Pueden tomarse tres o cuatro tazas al día, preferentemente entre las comidas.

Extracto Fluido de caña ***(Arundo donax L.),*** 30 a 50 gotas tres veces al día.

Tintura Madre de caña ***(Arundo donax L.),*** 50 a 100 gotas tres veces al día.

Efectos secundarios: Carece de efectos secundarios a dosis terapéuticas.

Contraindicaciones: Embarazo y lactancia (por su efecto lactífugo). Hipotensión.

Tratamiento con sales de Schüssler

El remedio más fiable sin duda alguna es **Natrium sulfuricum D6** tomado cada tres o cuatro horas.

Tratamiento con homeopatía

Los remedios homeopáticos que ofrecen mejores resultados como lactífugos son: **Belladona 4 CH, Bryonia 4 CH, Pulsatilla 5 CH y Calcarea carbonica 4 CH.**

TRATAMIENTO BÁSICO DEL EXCESO DE LECHE

Al levantarse: En ayunas, una tableta sublingual de **Natrium sulfuricum D6.**

DESAYUNO:

Después del desayuno: 20 gotas de **Extracto Fluido de vinca-pervinca *(Vinca minor L.).*** Habrá que tener presente el contenido de alcohol.

A media mañana: Una tableta sublingual de **Natrium sulfuricum D6.**

COMIDA:

Después de la comida: 20 gotas de **Extracto Fluido de vinca-pervinca *(Vinca minor L.).*** Habrá que tener presente el contenido de alcohol.

A media tarde: Una tableta sublingual de **Natrium sulfuricum D6.**

CENA:

Después de la cena: 20 gotas de **Extracto Fluido de vincapervinca *(Vinca minor L.).*** Habrá que tener presente el contenido de alcohol.

Al acostarse: Una tableta sublingual de **Natrium sulfuricum D6.**

LA MASTITIS

La mastitis es sin duda alguna la más frecuente de las complicaciones propias del puerperio junto a la aparición de grietas en los pezones; puede presentarse en cualquier momento de la lactancia, con frecuencia los primeros días, cuando los calostros obstruyen los conductos y el volumen del pecho varía mucho entre el vaciado de las mamadas y las subidas de leche. Se trata de una inflamación de las mamas producida por una obstrucción de los conductos que puede originar una infección —normalmente de estafilococos o estreptococos—. También se presentan con frecuencia mastitis por cándidas que pasan de la vagina al niño durante el parto y este acaba contaminando el pecho de la madre al succionar. Comprobar si el niño tiene muguet —manifestación frecuente de la candidiasis en los tejidos de la boca— es fácil: asoman pequeñas ampollitas blancas en la cavidad bucal que el pediatra deberá tratar para evitar la reinfección. Otro momento que favorece la mastitis es cuando el niño inicia la alimentación complementaria, pues el pecho no se vacía convenientemente en todas las tomas y los conductos pueden taponarse con más facilidad.

La mastitis produce síntomas de tumefacción, dolor e inflamación que se extiende hasta la zona linfática axilar, enrojecimiento, malestar y, en ocasiones, fiebre. Si esta inflamación y proceso infeccioso no se frena con rapidez, pueden llegar a originarse abscesos con un deterioro general de la salud y un proceso de recuperación largo y laborioso. Siempre se ha tratado de forma natural con excelentes resultados antes de que aparecieran los antibióticos sintéticos y antiinflamatorios usados en medicina alopática. Pero, además del tratamiento específico, hay que adoptar medidas que permitan aliviar la tensión del pecho con mamadas regulares —de inicio, la mastitis no afecta para nada la calidad de la leche y es un error abandonar la lactancia por este motivo—; si su hijo no vacía completamente el pecho porque la presión del mismo dificulta la succión, elimine un poco de leche con un sacaleches convencional y, después de que el niño mame, termine de vaciar bien el pecho con el mismo sistema.

Tratamiento con fitoterapia

Malva *(Malva silvestris L.)*

Su efecto antiinflamatorio y emoliente está completamente contrastado, tanto en el tratamiento interno como externo. Es quizá la planta más utilizada para este fin dada su abundancia, fácil reconocimiento y aplicación sin riesgos. Para uso tópico se preparará en decocción de 10 minutos a razón de 50 gramos de malva —flores y hojas— por litro de agua; con el líquido resultante, una vez colado y aún caliente, se empapará un paño de algodón o lino envolviendo el pecho con él sin dejar que llegue a enfriarse por completo (dependiendo de la temperatura ambiental es posible que tenga que cambiar la compresa, pues debe mantenerse un mínimo de 30 minutos). Repetirá la aplicación como mínimo tres o cuatro veces al día. Ya colada la mezcla y bien cerrada, puede guardarla —no más de 24 horas— y recalentar la cantidad necesaria para cada aplicación sin dejar que llegue a hervir en ningún momento.

Efectos secundarios: Carece de efectos secundarios.

Contraindicaciones: No se han descrito.

Malvavisco ***(Althaea officinalis L.)***

La raíz de malvavisco es un antiinflamatorio local extraordinario; a excepción de la malva, no conozco ninguna planta que me haya dado tantos buenos resultados en el tratamiento local de las inflamaciones. Su efecto es siempre muy rápido y seguro, eficaz tanto en los tejidos blandos (el caso de las mamas) como en las articulaciones. Tomaremos 30 gramos de la raíz que se preparará en decocción de cinco minutos; tras reposar, y con una temperatura soportable pero caliente, que debe comprobarse antes de su aplicación, se empapará sin colar sobre un paño de algodón o lino envolviendo el pecho mientras la mujer permanece tumbada boca arriba. Se mantendrá por periodos de unos 20 minutos varias veces al día, sobre todo antes de amamantar. La piel del pecho quedará, además, con una delicada textura.

Efectos secundarios: Carece de efectos secundarios.

Contraindicaciones: No se han descrito.

Gayuba ***(Arctostaphylos uva-ursi L.)***

Muy conocida por sus propiedades para el tratamiento de las vías renales, es un remedio muy efectivo en las cistitis. Pocos especialistas la aplican, sin embargo, en la mastitis, pero es uno de los buenos remedios que se conocen para este fin. En mi tierra natal, el Pirineo aragonés, se ha empleado desde la Antigüedad en las mastitis del ganado. Resulta igualmente apta para el tratamiento humano.

Si bien puede utilizarse la planta fresca o seca, daré la dosificación y forma de preparación de la planta seca, puesto que es más fácil de localizar en el mercado. Se hará en decocción de cinco minutos, 50 gramos de la planta por litro de agua; después de bien reposada pero aún caliente, se aplica empapada en un lienzo de algodón o lino durante 10 minutos y, tras retirarla, se cubre el pecho con un paño de lana. Esta aplicación se repite un mínimo de cuatro veces al día, principalmente antes de dar de mamar.

Efectos secundarios: Carece de efectos secundarios.

Contraindicaciones: No se han descrito.

Tratamiento con sales de Schüssler

Ante los primeros síntomas de inflamación dolorosa, **Ferrum phosphoricum D6 y Natrium phosphoricum D6**. Si aparecen síntomas de fiebre se añadirá **Kalium phosphoricum D6**. Con síntomas de endurecimiento, **Calcium fluoratum D6** y, por último, si existe supuración **Silicea D6**. Puede complementarse el tratamiento con la **pomada de Natrium phosphoricum D6.**

Tratamiento con homeopatía

Los remedios a utilizar pueden depender mucho de la fase de inflamación en la que se encuentre el proceso y de su evolución; es normal tener que ir modificando el tratamiento en función de los cambios que se produzcan. Los remedios más comunes son: **Apis 4 CH, Pulsatilla 5 CH, Silicea 5 CH, Belladona 4 CH, Bryonia 4 CH y Phytolacca 5 CH.**

TRATAMIENTO BÁSICO DE LA MASTITIS

Al levantarse, aplicación local de una decocción de cinco minutos, en un litro de agua, de las siguientes plantas:

Malva ***(Malva silvestris L.),*** 30 gramos de flores y hojas.
Malvavisco ***(Althaea officinalis L.),*** 20 gramos de la raíz.

Se aplicará en compresa según las indicaciones dadas en el capítulo.

DESAYUNO:

Diez minutos antes del desayuno: Una tableta sublingual de **Ferrum phosphoricum D6** y otra de **Natrium phosphoricum D6.**

A media mañana: Dos gránulos sublinguales de **Apis 4 CH** y dos de **Phytolacca 5 CH.**

COMIDA:

Aplicación local de una decocción de cinco minutos, en un litro de agua, de las siguientes plantas:

Malva ***(Malva silvestris L.),*** 30 gramos de flores y hojas.
Malvavisco ***(Althaea officinalis L.),*** 20 gramos de la raíz.

Se aplicará en compresa según las indicaciones dadas en el capítulo.

Diez minutos antes de la comida: Una tableta sublingual de **Ferrum phosphoricum D6** y otra de **Natrium phosphoricum D6.**

A media tarde: Dos gránulos sublinguales de **Apis 4 CH** y dos de **Phytolacca 5 CH.**

CENA:

Diez minutos antes de la cena: Una tableta sublingual **de Ferrum phosphoricum D6** y otra de **Natrium phosphoricum D6.**

Al acostarse: Aplicación local de una decocción de cinco minutos, en un litro de agua de las siguientes plantas:

Malva ***(Malva silvestris L.),*** 30 gramos de flores y hojas.
Malvavisco ***(Althaea officinalis L.),*** 20 gramos de la raíz.

Se aplicará en compresa según las indicaciones dadas en el capítulo.

LOS KILOS DE MÁS

En el mismo parto perderá el peso que corresponde al niño, placenta y líquido amniótico, también una pequeña cantidad de sangre: esto puede completar una cantidad de entre cinco y seis kilos. En la etapa puerperal seguirá eliminando líquidos y normalizando la función hormonal, lo que fácilmente puede suponer que pierda otros tres kilos. Es muy difícil sin embargo, que pierda peso durante el periodo de lactancia, por eso es importante controlar el peso adecuado en el embarazo. Durante el amamantamiento lo único que puede y debe hacer es llevar una alimentación sana y equilibrada —no crea tampoco que por comer más va a amamantar mejor—; lleve simplemente una dieta rica en sales minerales y vitaminas, tome suficientes alimentos crudos, ensaladas, verduras y frutas, no olvide los productos germinados, las legumbres, las algas y los frutos secos en pequeñas cantidades. Haga ejercicio regularmente.

Y si tiene algún kilo de más, no se preocupe y espere al fin de la lactancia; será el momento adecuado para abordar el problema. En el capítulo sobre la premenopausia encontrará consejos y remedios útiles para ello.

EL CUIDADO DE LA PIEL

Su abdomen ha de volver al tamaño original y se hace necesario que mantenga los mismos cuidados que durante el embarazo si quiere evitar la aparición de estrías. Ya he comentado la importancia de este aspecto y los cuidados necesarios. Debe seguir prestando la atención debida a la piel de sus pechos, hidratándola diariamente —consulte los cuidados indicados en el capítulo de preparación al parto—. No olvide recurrir a los extraordinarios efectos de **la pomada de Calcium fluoratum D6**.

Premenopausia

MUCHAS mujeres esperan a que sus periodos menstruales concluyan definitivamente para plantearse cómo afrontar la menopausia. Esta actitud poco previsora puede originar más de un inconveniente. Recordemos la vieja máxima que dice ***envejecemos como vivimos.*** Dependiendo de los hábitos de vida anteriores a la menopausia, esta se orientará de forma diferente.

La premenopausia es el momento de «liquidar cuentas con el organismo». Muchas enfermedades crónicas pueden agravarse en el periodo climatérico, así como esas pequeñas dolencias a las que no damos excesiva importancia; habrá que enfrentarse, además, a situaciones de cambio, que si bien no constituyen una enfermedad propiamente dicha, pueden generar ciertos niveles de malestar que conviene tener bajo control. Ha de plantearse, pues, si realmente quiere elaborar todo un proyecto de salud que le permita llegar al climaterio en condiciones óptimas; *la mejor medida terapéutica es siempre la preventiva* —y también la más barata—. Deberá prestar especial atención a:

—Los trastornos circulatorios.
—Los problemas metabólicos y el peso.
—Los trastornos anímicos y psicológicos.
—Los problemas articulares.
—Los trastornos digestivos.

LA CIRCULACIÓN SANGUÍNEA

Durante el periodo climatérico aumenta considerablemente el riesgo de sufrir trastornos vasculares; su gravedad dependerá en buena medida del punto en que se encuentre el sistema circulatorio cuando llegue la menopausia. Hay también algunos antecedentes que conviene tener presentes para valorar el riesgo vascular aunque no se hayan detectado problemas circulatorios serios hasta ese momento:

— Historial familiar de trastornos vasculares.
— Antecedentes de flebitis, trombosis, varices, hemorroides, procesos hemorrágicos, etc.
— Hipertensión, hipotensión, vértigos, cefaleas vasculares.
— Insuficiencia venosa.
— Trastornos del ritmo cardiaco.

Algunos remedios tradicionales, sin ser una panacea, se muestran especialmente útiles para situar el sistema circulatorio en un punto de partida ventajoso frente a la sobrecarga vascular que tendrá que soportar en los años posteriores.

Tratamiento con fitoterapia

Ciprés *(Cupressus sempervirens L.)*

Muchas plantas actúan sobre el sistema circulatorio, pero si hubiera que elegir una de efecto sobradamente experimentado, sin duda alguna recurriríamos a esta, a pesar de que resulta algo desagradable de tomar por su característico y fuerte sabor.

Los frutos del ciprés para el tratamiento del sistema circulatorio son tan antiguos como la misma fitoterapia. Venotónico, vasoprotector y hemostático, el ciprés reúne un conjunto de virtudes que confluyen en beneficio del sistema circulatorio, ya que actúa de forma rápida y duradera, es perfectamente tolerado y no produce la habituación generada por otro tipo de reguladores vasculares en dolencias crónicas. Mejora la circulación sanguínea en general y la respuesta de las paredes vasculares sin los efectos secundarios tan frecuentes en otros preparados. El ciprés, por su efecto hemostático, se utiliza también en metrorragias y dismenorreas.

Se elabora en decocción de 20 gramos de sus frutos por litro de agua, dejándolos hervir 10 minutos. Se tomarán de tres a cuatro tazas al día.

Extracto Fluido de ciprés ***(Cupressus sempervirens L.)***, 15 a 20 gotas tres veces al día, mejor antes de las comidas.

Tintura Madre de ciprés ***(Cupressus sempervirens L.)***, 20 a 30 gotas tres veces al día.

Efectos secundarios: Carece de efectos secundarios a las dosis indicadas, aunque en algunos casos puede resultar ligeramente astringente, hecho que se soslaya incrementando la dieta con fibra o mucílagos.

Contraindicaciones: No se han descrito a dosis terapéuticas.

Castaño de Indias *(Aesculus hippocastanum L.)*

El castaño de Indias es otro «valor seguro» por su efecto como venotónico, vasoconstrictor, antiedematoso y antiinflamatorio. Está especialmente indicado en los problemas circulatorios de las piernas con excelentes resultados en un corto espacio de tiempo.

Se utiliza la corteza en decocción, 50 gramos por litro de agua, hirviendo cinco minutos. Dos tazas al día.

Extracto Fluido de castaño de Indias ***(Aesculus hippocastanum L.)***, 10 a 15 gotas tres veces al día, mejor antes de las comidas.

Tintura Madre de castaño de Indias ***(Aesculus hippocastanum L.)***, 15 a 20 gotas tres veces al día.

Efectos secundarios: Carece de efectos secundarios a las dosis indicadas. Para paliar su posible efecto astringente se incrementará la dieta con fibra o mucílagos. Las semillas pueden originar midriasis, somnolencia y gastroenteritis.

Contraindicaciones: Hipertensión, embarazo y lactancia.

Tratamiento con sales de Schüssler

Se aconseja el **Calcium fluoratum D6**, pero es importante ser constante con su toma tres veces al día; conviene complementar el tratamiento interno con la pomada de **Calcium fluoratum D6** aplicada un par de veces al día.

Tratamiento con homeopatía

Hamamelis 4 CH, Melilotus 4 CH y Aesculus 4 CH son los tres remedios homeopáticos que cubren un espectro amplio como venotónicos y reguladores circulatorios.

Tratamiento con oligoterapia

Muchos de los problemas circulatorios son dolencias crónicas que necesitan una terapéutica de apoyo sin contraindicaciones que pueda seguirse durante largos periodos como tratamiento preventivo y de mantenimiento; en este sentido, el **Mn + Co (manganeso + cobalto)** es un remedio de primera magnitud.

Tratamiento con hidroterapia

Baste recordar el alivio inmediato que una ducha de agua fría proporciona sobre las piernas doloridas para darnos cuenta de las inmensas posibilidades que la hidroterapia tiene en los problemas circulatorios. Muchos centros termales ofrecen tratamientos específicos, personalizados y adaptados a las necesidades de cada paciente: no deje de contemplar esta alternativa, su salud se lo agradecerá.

LOS PROBLEMAS METABÓLICOS Y EL PESO

El aumento de peso durante la menopausia es uno de los temores más frecuentes de muchas mujeres, en la mayoría de casos por motivos estéticos. Si embargo, existe un serio problema de salud ligado al sobrepeso, puesto que el sistema circulatorio y óseo-articular se verá forzado a soportar una sobrecarga que los perjudica. Antes de entrar en la menopausia es el momento para quitarse de encima esos kilos adicionales. Es *normal* que la mujer aumente de peso durante la menopausia, pero «cuánto» dependerá de su capacidad para mantener en equilibrio todos aquellos factores que influyen directamente en el control de peso. Si existe una práctica previa, le será mucho más fácil adoptar las medidas adecuadas. No gaste dinero y energía en procedimientos o fórmulas mágicas, no quiera creer a quienes le prometen que perderá peso sin ningún esfuerzo, no se autoengañe. Salvo que tenga un problema metabólico que requiera atención especializada, si tiene unos kilos de más debe plantearse el *porqué*. La respuesta es muy simple: o bien la cantidad de calorías que introduce en su dieta es mayor que las necesidades reales de su organismo, o bien la actividad que desarrolla no es suficiente. En términos contables, esto funcionaría como la libreta del banco; con la dieta ingresamos calorías y las retiramos con las necesidades que nuestro organismo y actividad tiene durante el día; cuando el «saldo» aumenta, es que ingresamos más de lo que gastamos. Esto, que puede ser estupendo para su economía, no lo es para su salud. En lugar de esperar milagros, será mejor adoptar una dieta coherente y hacer el ejercicio físico necesario para que el organismo se reajuste. Es así de simple y contundente, no le dé más vueltas: la culpa es suya y no de la báscula.

No es posible abordar en un libro como este los distintos tipos de dieta, puesto que las necesidades constitucionales, actividades y ocupaciones de cada persona requieren un estudio pormenorizado. Le recomiendo, que si su problema es importante, busque la ayuda de un especialista, pero *desconfíe siempre de cualquier procedimiento para perder peso que preconice:*

— Prescindir en la dieta de algún grupo de nutrientes. Mucho cuidado con las dietas hiperproteicas que eliminan o reducen a límites extremos los hidratos de carbono.
— Utilizar productos que sustituyen a los alimentos. No crea lo que dice la publicidad, ya que las barritas concentradas, los batidos, etc., no le están aportando los nutrientes que necesita.

— Seguir dietas hipocalóricas, ya que en el momento que las abandone volverá a subir de peso con el conocido efecto yoyó.
— Tomar laxantes, diuréticos u otro tipo de productos que pueden dañar su salud; son meramente sintomáticos y no tienen nada que ver con el peso real.

Recuerde que recuperar el peso adecuado no es cuestión de pasar hambre o comer menos, sino comer mejor. Una dieta debe servir antes que nada para adquirir hábitos alimentarios correctos. Recele de cualquier régimen que no contenga un nivel alto de vegetales, frutas y verduras. Cuando elimine un alimento, plantéese qué le aporta y por cual otro puede sustituirlo; de otro modo es fácil que se produzcan carencias importantes.

Contamos con algunos recursos que pueden ayudarnos a controlar —de manera inocua para el organismo— el exceso de peso acumulado, siempre como coadyuvantes y nunca como sustitutos del régimen.

Tratamiento con fitoterapia

Fucus *(Fucus vesiculosus L.)*

Es un alga conocida desde la Antigüedad; como un buen activador del catabolismo, su alto contenido en minerales y especialmente en yodo, produce una suave activación de la glándula tiroides. Tiene además un ligero efecto diurético y laxante y ayuda a regular los niveles de colesterol.

Se utiliza en decocción de 20 gramos por litro de agua, que habrá de hervir cinco minutos. Se tomarán tres tazas al día antes de las comidas.

Extracto Fluido de fucus ***(Fucus vesiculosus L.)***, 20 a 30 gotas tres veces al día, mejor antes de las comidas.

Tintura Madre de fucus ***(Fucus vesiculosus L.)***, 30 a 40 gotas tres veces al día.

Efectos secundarios: Ligero aumento de la presión arterial.

Contraindicaciones: Hipertensión, alergia al yodo, hipertiroidismo.

Garcinia *(Garcinia cambogia L.)*

La fruta de esta planta, conocida como tamarindo malabar, se ha venido utilizando en la India desde tiempos remotos para acompañar comidas grasas y copiosas en la creencia de que ayuda en su digestión. Controla la sensación de hambre y favorece el metabolismo sin perturbar otras funciones orgánicas. En fitoterapia se utiliza la cáscara seca que contiene el porcentaje más alto de ácido hidroxicítrico, el principal responsable de su actividad. Normalmente se encuentra disponible en cápsulas o comprimidos, pues el laboratorio debe estandarizar el contenido de ácido hidroxicítrico.

Se tomarán de 500 a 1.000 mg con abundante agua, media hora antes de las comidas.

Carece de contraindicaciones y efectos secundarios a dosis terapéuticas.

Guar *(Cyamopsis tetragonolobus L.)*

El uso de distintos tipos de fibra, que retrasan la absorción de glúcidos y lípidos y producen una sensación precoz de saciedad, son una forma indirecta de favorecer la pérdida de peso. Algunos requieren el consumo de grandes cantidades que no siempre resultan fáciles de dosificar o agradables de tomar. El guar, o goma de guar como también se la conoce, es la harina purificada de una leguminosa de uso tradicional en la India que proporciona importantes cantidades de mucílagos, produciendo un efecto voluminizante, ligeramente laxante, hipoglucemiante e hipolipemiante. Cómodo de tomar y sumamente efectivo, normalmente se comercializa en cápsulas. Para el control de peso se recomiendan de 500 miligramos a un gramo, media hora antes de las principales comidas, con un gran vaso de agua. Se pretende que forme un gel en el estómago que reduzca la sensación de hambre y facilite la sensación de saciedad.

Carece de contraindicaciones y efectos secundarios a dosis terapéuticas. En caso de presentarse flatulencias o diarreas, se reajustará la dosificación para que desaparezcan los síntomas indeseados.

Tratamiento con sales de Schüssler

Conocemos un protocolo muy simple de tratamiento diario que facilita el control de peso y tiene la ventaja de contemplar tanto la regulación del sistema nervioso, la regulación metabólica y el drenaje:

Kalium phosphoricum D6 tomada antes del desayuno.
Natrium phosphoricum D6 antes de la comida.
Natrium sulfuricum D6 tomada antes de la cena.

Tratamiento con homeopatía

Los remedios homeopáticos utilizados con más frecuencia por sus óptimos resultados son: **Calcarea carbonica 9 CH, Fucus 3 CH y Phytolacca 4 CH**. Es también habitual el uso de **Pilosilla D4** preparada en gotas que se tomarán tres veces al día a razón de 15 gotas por toma, por vía sublingual.

Para controlar el deseo insistente de comer y regular esta tendencia se puede recurrir a **Anacardium 4 CH y Antimonium 4 CH.**

Tratamiento con oligoterapia

Por su lentitud, el uso de reguladores metabólicos como tratamiento de fondo es una opción terapéutica mucho menos espectacular que otras, pero se adapta perfectamente a la respuesta producida por cada organismo, resultando una técnica sumamente efectiva sin los riesgos de otros sistemas mucho más agresivos. Para el control de peso podemos contar con **Zn + Cu (cinc + cobre) y Zn + Ni + Co (cinc + niquel + cobalto)**.

LOS TRASTORNOS ANÍMICOS Y PSICOLÓGICOS

En la actualidad sabemos que hasta el 40 % de las depresiones clínicas tienen componentes hormonales. La menopausia se caracteriza por potenciar algunos desajustes nerviosos: ansiedad, depresión, cambios de carácter, irritabilidad. Si está estresada, angustiada, anímicamente mal, no piense que estos síntomas van a desaparecer precisamente en la menopausia. En la mayoría de ocasiones los estados anímicos negativos solo pueden resolverse con una terapia adecuada, con una metodología de trabajo interno y buscando soluciones a los problemas que originan los desajustes de nuestra personalidad. Siempre hay que preguntarse de dónde vienen los síntomas, no limitarnos a tratarlos: los antidepresivos y ansiolíticos de poco sirven si no cambia nuestra realidad o al menos nuestra percepción de la misma. Ser positivos es a veces difícil, pero la negatividad cuesta siempre más energía a nuestro organismo y produce peores resultados. Si usted no se quiere, se valora y se respeta a sí misma, ni siquiera percibirá cuándo los demás la quieren, valoran o respetan. De poco sirven todos los recursos que el mundo pueda ofrecerle si primero no aprende a manejar sus capacidades desde la autoestima. Solo desde el interior puede surgir la armonía en nuestras vidas. Y nunca es tarde para ponerse a la tarea.

Algunas disciplinas como el yoga, el taichi, el Chi Cum, el control mental, la meditación o la simple relajación pueden ser técnicas imprescindibles. Mi recomendación esencial sería buscar una práctica que permita relajarse de las tensiones cotidianas, dedicar un poco de tiempo a la «higiene mental», ordenar los pensamientos, reconocer que el cuerpo es muchas veces un mero autómata al dictado de la mente; meditar, respirar, actualizar pensamientos positivos, vaciarse de la basura que constituyen los miedos, la angustia y los problemas diarios. Esta práctica no le dará la sabiduría, pero será *más sabia*; inicialmente no eliminará todo el estrés, pero estará *menos estresada*; no se verá sumergida en la felicidad absoluta, pero será *más feliz*.

Al margen de la práctica de algún tipo de actividad que facilite su equilibrio mental, existen muchas plantas que actúan sobre el sistema nervioso, algunas son auténticos antidepresivos naturales, otras relajantes, ansiolíticas, etc. Personalmente creo que siempre es mejor fortalecer y tonificar el sistema nervioso antes de comenzar a tratar sus síntomas por separado; para ello le propongo que pruebe la *Avena sativa*, una planta absolutamente prodigiosa.

Tratamiento con fitoterapia

Avena *(Avena sativa L.)*

Esta modesta gramínea, pariente cercana de la avena cultivada que podemos consumir en los cereales del desayuno, tiene en su composición un conjunto de minerales, vitaminas y alcaloides que la convierten en tónico importante para el sistema nervioso. Su acción es suave y progresiva, no produce ningún síntoma externo de sedación, agotamiento o excitación, sino que favorece un bienestar, relajación interna y equilibrio mental realmente extraordinarios; pero es necesario tomarla de forma regular durante un periodo que recomiendo sea de unos tres meses; si en este tiempo no se han producido los efectos buscados, habrá que reorientar el tratamiento. Para aprovechar al máximo todas las cualidades de la planta, aconsejo que se tome siempre en forma de extracto o tintura:

Extracto Fluido de avena *(Avena sativa L.)*, 20 a 30 gotas tres veces al día mejor antes de las comidas.

Tintura Madre de avena *(Avena sativa L.)*, 30 a 40 gotas tres veces al día.

Efectos secundarios: No se han descrito a dosis terapéuticas.

Contraindicaciones: No se han descrito.

Valeriana *(Valeriana officinalis L.)*

Esta planta, tranquilizante, hipnótica y espasmolítica, es muy conocida por la mayoría de personas; su uso se ha popularizado tanto que en ocasiones se abusa. No obstante, para los síntomas leves de ansiedad, intranquilidad, insomnio o irritabilidad; puede resultar un apoyo adecuado mientras se profundiza en la raíz del problema.

Dada la multitud de presentaciones que contienen raíz de valeriana con concentraciones muy diferentes, es imprescindible ceñirse a la dosificación indicada por el laboratorio fabricante. Personalmente recomiendo siempre cápsulas o comprimidos por el desagradable sabor y olor de la planta tomada en infusión; estos formatos, además, facilitan una dosificación más segura.

Efectos secundarios: No se han descrito a dosis terapéuticas. En raras ocasiones puede originar el efecto contrario al deseado, produciendo irritabilidad o insomnio que requiere una dosificación individualizada o ritmos de administración específicos.

Contraindicaciones: Embarazo y lactancia. No debe mezclarse nunca con psicofármacos, salvo indicación profesional.

Tratamiento con sales de Schüssler

Las virtudes de **Kalium phosphoricum D6,** sal excelente para tonificar, fortalecer y regular el funcionamiento del sistema nervioso, son tan prodigiosas que realmente llega a extrañar cómo un producto tan simple, económico y fácil de tomar es capaz de contribuir a tan buenos resultados. Pero no olvidemos que es importante la constancia como en cualquier tratamiento de fondo y que no ha de suspenderse al iniciarse la mejoría para permitir que su efecto se consolide.

Tratamiento con homeopatía

Los remedios homeopáticos son rápidos y eficaces en su actuación sobre el sistema nervioso, aunque para trastornos profundos es necesaria la utilización de altas diluciones prescritas por un especialista. Apunto recursos fáciles que cubren un gran espectro y son los que aparecen indicados con mayor frecuencia: **Acidum phosphoricum 4 CH, Ignatia 5 CH, Gelsemium 5 CH y Valeriana 3 CH**.

Tratamiento con oligoterapia

De efectividad ampliamente contrastada, los oligoelementos prescritos con mayor frecuencia son: **Cu + Au + Ag (cobre + oro + plata)** y **Mn + Co (manganeso + cobalto)**. Este tratamiento puede apoyarse, dependiendo de la sintomatología, con **Li (litio)** —especialmente en los procesos depresivos— y **Al (aluminio)** en los trastornos del sueño.

LOS PROBLEMAS ÓSEOS

En este apartado vamos a extendernos especialmente en aspectos de capital importancia para un problema tan serio como el de la DESCALCIFICACIÓN; para ello tendremos que hacer algunas consideraciones técnicas con el fin de que se entienda bien el planteamiento de fondo.

Alarman los procesos de deterioro articular detectados en la actualidad en personas cada vez más jóvenes; incluso deportistas de élite y atletas profesionales presentan en edades muy tempranas descalcificaciones importantes que, con el paso del tiempo, se intensificarán por el natural proceso de envejecimiento orgánico. Los hábitos de vida y la dieta inadecuada son, desde mi perspectiva, los responsables fundamentales de este tipo de cuadros. Hoy sabemos, por ejemplo, que el consumo de bebidas gaseosas y concentrados dietéticos para deportistas, así como alimentos precocinados que tienen proteínas modificadas (caseína y lactalbumina) constituyen auténticos ladrones del calcio orgánico.

La masa ósea alcanza su incremento máximo a los 30/35 años. A partir de aquí, en condiciones normales, podemos perder un 1 % de masa ósea cada año, y las mujeres, después de la menopausia, hasta un 8 %. Somos libres de quedarnos esperando que este proceso se produzca como marcan las estadísticas o de buscar soluciones: solo depende de nosotros mismos y de la información con que contemos.

Es cierto que existen determinadas constituciones con una predisposición previa a sufrir limitaciones articulares o deterioros serios del sistema articular, pero no dejan de ser minoritarias. El deterioro del sistema óseo se puede prevenir, no se resigne a la opinión general de que «la artrosis no tiene cura» y que solo queda la posibilidad de tomar calmantes y antiinflamatorios. Es preciso frenar el proceso antes de que se produzca, puesto que difícilmente recuperaremos en su totalidad una articulación o cartílago dañado, pero siempre se puede mejorar para no tener que realizar un tratamiento sintomático. En todo caso, y de llegar a tener que paliar síntomas, lo haremos de la forma menos agresiva.

La mejor prevención para el sistema óseo la constituye la dieta y el ejercicio físico adecuado. Pero quizá los conceptos que hasta el momento tiene sobre una dieta adecuada deban cambiar. El consumo de leche se ha considerado siempre como la mejor fuente de calcio; sin embargo, el consumo de leche y derivados ha aumentado espectacularmente en las últimas décadas, pero, curiosamente, también los problemas de descalcificación. Muchas personas que afirman ser grandes consumidores de leche sufren descalcificación. Las razones son muy simples: pueden darse problemas de absorción, sin olvidar la gran cantidad de sujetos que presentan intolerancia, o tolerancia muy limitada, a la lactosa; la pérdida de la enzima lactasa en el intestino, que se produce con la edad, hace que la digestión de la lactosa resulte ineficaz; algunos hábitos, como el consumo excesivo de sal en la dieta, dan lugar a que el sodio descompense el metabolismo del calcio. Si a usted le gusta la leche, y la tolera bien, puede tomarla, pero debe DIVERSIFICAR las fuentes de calcio: existen importantísimas reservas de calcio en muchos alimentos, que se absorben con mayor facilidad que el calcio lácteo. Los suplementos de calcio tampoco serán suficiente si no se compensan con otros minerales y vitaminas.

Para que los huesos se mantengan en buen estado es necesario que se dé un conjunto de procesos (absorción, transporte y fijación al hueso) que solo es posible si están presentes, y bien compensados, el calcio, magnesio, cinc, flúor, sílice, manganeso, boro, cobre y vitamina D. Se ha demostrado que se absorben mejor 500 miligramos de calcio, si se mezclan con 600 miligramos de magnesio, que 1.500 miligramos de calcio de forma aislada, y que un aporte de vitamina C aumenta la absorción de calcio hasta un 100 %.

Es preciso, además, mantener un pH orgánico que permita el metabolismo del calcio. La mejor prevención para que el sistema óseo se mantenga en un buen equilibrio comienza por regular los niveles de acidez, para ello es imprescindible que recordemos algunos conceptos generales y cómo podemos llevar a cabo esta regulación. Decía Hipócrates: *Sin lugar a dudas, el más perjudicial de los humores es el ácido.* La medicina biológica concede un papel indiscutible a la *terapéutica de terreno*, es decir: el medio sobre el que actúa todo tratamiento. Descuidar un factor tan importante puede conducir a la aparición de nuevas patologías derivando los tratamientos en sintomáticos e incluso a la deficiente o nula actividad de un tratamiento bien planteado. Mantener un equilibrio ácido-básico estable es complejo, porque se trata de un intercambio de valores constante en el que intervienen múltiples factores: la alimentación, los hábitos de vida, la contaminación, etc.

Se hacen necesarias unas aclaraciones. En el organismo se produce continuamente H^+, pero no OH^-; esta es una de las razones más importantes de que la acidosis sea tan frecuente. Brönsted-Lowry, define el concepto de ácido como una sustancia capaz de donar un H^+ —protón— a una base, mientras una base es la sustancia capaz de aceptar dicho protón. Si un ácido libera un protón, se convierte en una base conjugada, y a la inversa, cuando una base acepta un protón se convierte en un ácido conjugado. No obstante, existen sustancias capaces de comportarse como ácido o como base, según el medio químico en el que se encuentran.

La acidez de una solución depende de su concentración de hidrogeniones H^+. En el plasma normal la concentración de H^+ es muy pequeña —log 0,00000004 = 7.3979 (aprox. 7,40 —40 nmol/l—). Para no utilizar estas unidades tan pequeñas, Sorensen propuso el concepto de pH —potencial de Hidrogeno—, que es el logaritmo negativo de la concentración de $[H^+]$: expresada en mol/l.

Potencial de Hidrogeno (pH) = — $\log_{10}$ $[H^+]$

La escala de medida del pH es la siguiente:

0_1_2_3_4_5_6_ 7 _8_9_10_11_12_13_14		
pH ácido	pH neutro	pH alcalino

El valor 7 correspondería al pH neutro. Cuanto más alta es la concentración de iones de hidrógeno más débil es el pH y se desvía la escala hacia los valores ácidos: así, el valor 0 correspondería a la acidez absoluta. Si la concentración de iones de hidrógeno es baja, la escala se desvía hacia el terreno alcalino, de manera que 14 es la alcalinidad absoluta.

En nuestro organismo el medio interno ha de mantener un pH dentro de unos límites fisiológicos compatibles con sus funciones y la vida, estos se hallan entre 7,35 y 7,45. Tanto las desviaciones hacia el terreno ácido (la más frecuente) como hacia el alcalino, son en sí mismas una patología y el terreno abonado para la aparición de diversas enfermedades.

pH SANGUÍNEO

6 MUERTE	7 ACIDOSIS	7,35 pH NORMAL	7,45 ALCALOSIS	7,8 MUERTE 9
++++++++	++++++++	++++++++++++	++++++++++++	++++++++++

Nuestro organismo, en buen estado de salud y debido a su propia fisiología, genera ácidos permanentemente que pueden clasificarse como:

— Ácidos no volátiles.
— Ácidos volátiles.

La mayoría de los **ácidos no volátiles** se generan en el metabolismo de las grasas y los hidratos de carbono; también provienen de las nucleoproteínas (ácido úrico) y de compuestos fosforados inorgánicos, así como del metabolismo de las proteínas de los alimentos, fundamentalmente de la fracción de los aminoácidos metionina y cisteína.

Los **ácidos volátiles** se producen en forma de CO_2, generándose durante la respiración celular, reaccionando con agua para formar ácido carbónico y bicarbonato.

Tres grandes sistemas orgánicos están directamente implicados en la regulación del equilibrio ácido básico:

Hepático. En el metabolismo hepático, el hígado metaboliza las proteínas produciendo iones hidrógeno (H^+).

Respiratorio. Mediante la eliminación por vía pulmonar de dióxido de carbono (CO_2).

Renal. El riñón genera en su funcionamiento nuevo bicarbonato (H_2CO_3) para restablecer el perdido por el organismo en su efecto de tapón.

Los niveles aproximados de ácidos que se producen en nuestro organismo diariamente son los siguientes:

— 80 nmol de ácido no volátil.
— 20.000 nmol de ácido volátil (ácido carbónico).

El organismo dispone de medios para reaccionar de forma rápida a la acidez. Podríamos resumir la estabilidad del equilibrio ácido base en tres grandes sistemas de defensa. La primera línea de defensa: los buffers. Un buffer es un sistema formado por un ácido débil y una sal fuerte de dicho ácido que funciona como base y cuya misión es reducir los cambios de acidez. La segunda línea de defensa: la regulación respiratoria que actúa amortiguando la acidez o alcalinidad eliminando o reteniendo CO_2, lo que disminuye o aumenta el ácido carbónico, y en consecuencia la H^+. La tercera línea: la regulación renal. El riñón contribuye al balance ácido-base regulando la excreción de H^+, en tanto que la concentración de CO_3H^- permanezca dentro de límites apropiados.

El sistema hepático, respiratorio y renal tratan de equilibrar el nivel de ácidos en el organismo; pueden conseguir unos niveles óptimos o simplemente tolerables en función de todas las variables que inciden en el proceso. Muchas veces **este equilibrio se consigue, únicamente, a costa de las reservas minerales del cuerpo o incluso «robando» minerales de nuestros huesos y dientes.**

En la práctica clínica habitual se producen con frecuencia patologías en las que el equilibrio ácido básico está alterado. Otras patologías donde inicialmente no se da este desajuste pueden a su vez conducir a la alteración de este equilibrio generando nuevas alteraciones en el organismo; por tanto, si deseamos realizar un tratamiento etiológico, debemos tener siempre presente la importancia de este concepto.

Los laboratorios de análisis clínicos disponen en la actualidad de la tecnología necesaria para dar una medición exacta de la concentración de gases sanguíneos atomizados. Esta medición es la más precisa que podemos obtener para conocer el equilibrio ácido básico del organismo, aunque tiene el problema de su alto coste económico y las molestias que la analítica sanguínea supone. En muchos tipos de patologías frecuentes y que no revisten gravedad, podemos recurrir a la medición del pH urinario para hacernos una idea bastante aproximada del medio orgánico al que nos enfrentamos. Esta técnica es cómoda y barata para el paciente, además de implicarlo directamente de manera muy activa en el tratamiento. Las tiras de medición de pH se encuentran a la venta en farmacias y tiendas de productos químicos o tratamiento de aguas, piscinas y acuarios. Basta con introducir una tira reactiva en la orina, y tras algunos segundos, compararla con la escala cromática que adjunta el medidor. Anotaremos convenientemente la medida.

Una sola medición del pH no resulta significativa. Recomendamos realizarla con la primera orina de la mañana, antes de desayunar —aunque puede tomarse agua—, y todavía mejor, si la actividad del sujeto lo permite, con la segunda orina, puesto que la primera siempre presenta una concentración más ácida después de toda la noche. Realizaremos otra medición antes de la comida y otra antes de la cena, ya que los alimentos consumidos pueden alterar los valores. Sumados los resultados de las tres mediciones y divididos por tres nos facilitarán una cifra bastante aproximada del pH de nuestra orina. Es importante tener en cuenta que las mediciones se pueden ver afectadas por cambios dietéticos bruscos o copiosos, toma de medicamentos o ejercicio físico; conviene, por tanto, realizarlas en fechas en las que llevemos la actividad y dieta predominante en nuestra vida cotidiana.

Al principio, es recomendable repetir las mediciones durante unos 15 días; cuantos más días las repitamos, más fiables serán los datos obtenidos. Posteriormente bastará hacerlo de forma esporádica para comprobar si mantenemos un pH adecuado.

Tabla de medición

Fecha						
Mañana						
Mediodía						
Noche						
Total						
T. div. 3						

Estos valores permiten:

— **Ajustar** la dieta observando los niveles óptimos de tolerancia.
— **Ajustar** la toma de ALCALINIZANTES.
— **Aumentar** cuanto más elevado es el pH (cifras por debajo de 7).
— **Reducir** cuanto más bajo es el pH (cifras por encima de 7).

Esta técnica posibilita ajustar al máximo el tratamiento en los casos graves, pero no es imprescindible en muchas ocasiones o problemas menores.

La dieta tiene mucha importancia en el equilibrio ácido básico. El excesivo consumo de alimentos ácidos y de proteínas cuyos aminoácidos contienen sulfuro (metionina, cisteína) y aminoácidos catiónicos (lisina y arginina) resulta altamente acidificante.

Los hidratos de carbono y las grasas son metabolizadas en productos finales neutros; existen, no obstante, patologías —como la hipoxia— donde la glucosa se metaboliza a H^+ y lactato y otras —como en el déficit de insulina— donde los triglicéridos se metabolizan a H+ y beta-hidroxibutirato, de manera que pueden producir una sobrecarga de ácidos.

Alimentos alcalinizantes o productores de bases

— Agua mineral alcalina.
— Algas.

— Almendras.
— Castañas.
— Cereales integrales.
— Frutas secas en pequeñas cantidades.
— Germinados frescos.
— Hortalizas de color: zanahorias, rábanos, etc. (excepto tomates).
— Hortalizas verdes (excepto espinaca).
— Lechuga.
— Nueces del Brasil.
— Patatas.
— Plátanos.
— Requesón bien escurrido.
— Suero de leche fresco y reciente.

Alimentos productores de ácidos

— Azúcar refinado y productos de pastelería.
— Aceite vegetal refinado.
— Café y té negro.
— Carnes, embutidos, productos cárnicos.
— Cereales refinados y productos elaborados con los mismos (pan, pastas).
— Frutos secos (excepto la almendra).
— Grasas animales.
— Huevos.
— Legumbres.
— Pescado y mariscos.
— Queso.

Otros alimentos ácidos

Este grupo puede producir ácidos o bases **en función del metabolismo del consumidor.** Hay que estar muy atento a los niveles de tolerancia.

— Bebidas edulcoradas: limonadas y refrescos de cola.
— Cerezas, ciruelas, albaricoques.
— Manzanas ácidas.
— Cítricos: limones, pomelos, naranjas...
— Col fermentada.
— Fruta verde inmadura y exceso de fruta dulce.
— Grosellas, grosellas negras, frambuesas.
— Leche.
— Miel.
— Suero de leche (cuando no es fresco).
— Tomates, espinaca, espárrago, puerro, ruibarbo, acedera y berro.
— Vinagre.
— Yogur, leche cuajada, kéfir.
— Zumos de frutas.

Otros factores que intervienen negativamente favoreciendo la formación de ácidos son: harinas refinadas, tabaco (nicotina), alcohol y el estrés físico y psíquico.

Existen una serie de enfermedades que se relacionan directamente con el terreno ácido, puesto que las enzimas necesitan para poder desarrollar sus funciones un pH adecuado. Mantener un pH adecuado es el primer paso para la prevención de muchas enfermedades funcionales. Conseguir un pH fisiológico estable previene de manera fiable la desmineralización. Los estudios clínicos demuestran una relación significativa entre el equilibrio ácido de los tejidos y la aparición de procesos degenerativos. Algunos autores apuntan la relación directa entre respuesta inmunológica y equilibrio del pH.

Una serie de síntomas y patologías que pueden hacernos sospechar la presencia de un terreno ácido que curse con las mismas:

— Acné.
— Astenia.
— Artrosis, osteoporosis.
— Aftas.
— Ánginas de repetición.

— Bronquitis de repetición.
— Cálculos renales y biliares.
— Calambres musculares.
— Caries dentales.
— Catarros frecuentes.
— Celulitis.
— Ciáticas y lumbalgias.
— Dermatitis.
— Eccema.
— Encías inflamadas y sangrantes.
— Grietas en los labios y comisuras.
— Herpes.
— Infecciones recurrentes.
— Migraña.
— Nerviosismo.
— Otitis de repetición.
— Reumatismo, artritis, poliartritis, gota.
— Sensibilidad en los dientes a los cambios de temperatura.
— Sinusitis crónica.
— Uñas quebradizas y caída de pelo.

Además de la imprescindible dieta, hay en el mercado productos dietéticos especialmente diseñados para regular el equilibrio ácido básico. Si la alimentación no es suficiente para controlar los niveles, siempre podemos recurrir a alguno de estos productos.

Paralelamente a las consideraciones dietéticas, otro factor es fundamental para mantener un buen nivel de masa ósea: EL EJERCICIO FÍSICO. Baste señalar que las personas inmovilizadas en cama llegan a perder hasta un 20 % de su masa ósea en apenas dos meses, además de la rigidez muscular y pérdida de masa muscular asociadas.

Tratamiento con sales de Schüssler

Como tratamiento de fondo a largo plazo, **Silicea D12;** para paliar los síntomas y complementar el tratamiento, **Magnesium**

phosphoricum D6, Kalium phosphoricum D6 y Kalium chloratum D6. Como remedio de uso tópico muy útil en los problemas articulares: la pomada de **Kalium chloratum D6.**

Tratamiento con homeopatía

Citaremos algunos recursos homeopáticos útiles tanto para paliar los síntomas como para proteger la estructura articular: **Rhus tox. 4 CH, Bryonia 4 CH, Symphytum 5 CH y Cartilago 4 CH.**

Tratamiento con oligoterapia

Los oligoelementos son un tratamiento de fondo que puede y debe continuarse durante periodos de tiempo prolongados para modificar el terreno patológico. Principalmente indicados son: **Mn + Cu (manganeso + cobre)** y **Cu + Au + Ag (cobre + oro + plata)**. Como oligoelementos asociados: **F (flúor) y S (azufre).**

LOS TRASTORNOS DIGESTIVOS

Los trastornos intestinales y digestivos pueden reagudizarse también de manera importante durante la menopausia; hay que procurar, pues, que cuando esta llegue el ritmo digestivo sea óptimo. La congestión en la zona pélvica origina molestias que se describen habitualmente como sensación de «pesadez», «inflamación interna», «congestión», etc. Lo primero que debemos hacer es normalizar el ritmo digestivo y las deposiciones. Es inconcebible cómo muchas mujeres son capaces de sobrellevar este problema durante toda su vida resignadas a la toma habitual de laxantes. El **estreñimiento** es uno de los grandes enemigos de la salud; los conceptos de «fiebre interna», «autointoxicación» o «toxicidad intestinal» fueron expresiones creadas por los antiguos naturistas para tratar de expresar lo que el mal funcionamiento digestivo ocasiona. La utilización de enemas, lavados intestinales, purgantes y dietas laxantes ha sido una constante, en ocasiones llevada hasta sus extremos menos afortunados, puesto que el uso y abuso de purgantes muy potentes se generalizó en algunas épocas con consecuencias nefastas para los pacientes. Muchos trastornos de la digestión tienen su origen en el estreñimiento; una evacuación irregular e incompleta acaba alterando el funcionamiento digestivo, sus secreciones y la flora intestinal, afectando a su vez el funcionamiento del resto de órganos involucrados en el proceso digestivo. Es preciso evacuar todos los días —dos veces mejor que una—; sin embargo, muchas personas tienen auténticos estreñimientos aunque lo hagan a diario; su ritmo digestivo es tan lento y eliminan tan poca cantidad de heces que las deposiciones diarias corresponden a heces retenidas durante uno o dos días en el intestino. La deposición no debe ser molesta ni dolorosa, es un proceso fisiológico normal para el organismo, y si resulta dificultoso es por algún motivo. El estreñimiento no se soluciona tomando laxantes, es un problema muy serio y debe ser tratado por un especialista; la aparición de pólipos, tumores y divertículos en el tubo digestivo puede estar relacionada con una dieta inadecuada y una frecuencia intestinal incorrecta.

Las indicaciones que daré a continuación son una pequeña ayuda que pueden resultar de interés para muchas mujeres que quizá solo necesiten aportar a su intestino una limpieza adicional. Empezaré recalcando la importancia *del ejercicio físico de la zona abdominal* para fortalecer la musculatura que favorece el buen tránsito intestinal, así como insistir en el consumo de *abundantes líquidos.* El aporte de *fibra* en la dieta debe ser alto; las dietas altas en fibra raramente producen problemas —excepto la menor absorción de algunos minerales que no es difícil de compensar—, mientras que la falta de fibra puede originar serias dificultades. Durante muchos años se pensó que la fibra era únicamente «material de relleno» y su consumo innecesario. Los cereales refinados y todos sus derivados alteraron por completo los hábitos alimentarios de nuestra especie que durante siglos los comió integrales; el consumo de menos alimentos crudos, frutas, verduras y ensaladas, en contraposición al aumento de proteínas, grasas y azucares en la dieta han hecho el resto.

Existen diferentes tipos de fibra, unos son solubles en agua y otros no. La fibra no soluble facilita el tránsito intestinal aumentando el bolo fecal y realizando una función de arrastre sobre las heces; la fibra soluble incide sobre el metabolismo de algunas sustancias como las grasas y la glucosa, por lo que su consumo facilita la regulación de los niveles de colesterol y glucosa en el organismo. Lo ideal es que incluyamos ambas en la dieta, pero en ocasiones es necesario aportar un suplemento, por lo menos de forma temporal. Algunos productos que se hallan en el mercado son difíciles de tomar por las cantidades requeridas para alcanzar un nivel efectivo, otros resultan caros para su consumo habitual; personalmente os recomiendo algo muy sencillo pero de una efectividad altísima: las **semillas de lino.**

Lino *(Linum usitatissimum L.)*

El lino para uso alimentario y como producto terapéutico se remonta a los albores de la humanidad; ya Hipócrates lo preconiza para el tratamiento de las enfermedades intestinales. Aunque hay muchas otras plantas utilísimas para este fin, he elegido esta por ser *de especial interés en el caso de la mujer*, y más especialmente en la época premenopáusica. El lino contiene fitoestrógenos, que tan útiles han de resultar durante la menopausia; contiene asimismo ácido linoleico —un ácido graso del grupo Omega 3—, tan fundamental para la prevención de los problemas cardiovasculares y la hipertensión, y, por último, el aporte de fibra está bien diversificado —contiene un tercio de fibra soluble y dos tercios de fibra no soluble—. Agradables al paladar y sin efectos secundarios, las semillas de lino podrán tomarse enteras o trituradas, tragándolas directamente con mucha agua o mezcladas con yogur, caldo, infusiones o zumo de frutas en la cantidad de una cucharada sopera diaria que puede aumentarse hasta las tres cucharadas.

Carece de efectos secundarios salvo los propios de las obstrucciones intestinales o inflamaciones agudas.

Contraindicaciones: Algunos autores señalan la predisposición al desarrollo del bocio.

Tratamiento con sales de Schüssler

Las sales de Schüssler se muestran eficaces para regular el ritmo digestivo y la frecuencia intestinal. Si hay deseos de evacuar improductivos pese al esfuerzo, se utilizará **Silicea D6**; si se acompaña de sensación de congestión y plenitud en el abdomen, **Kalium sulfuricum D6** que puede complementarse con **Calcium phosphoricum D6** en casos de laxitud intestinal complicados con hemorroides; como tratamiento de fondo, **Natrium muriaticum D6 y Natrium sulfuricum D6.**

Tratamiento con homeopatía

Por su actividad y eficacia reguladora sobre el ritmo intestinal y digestivo, los remedios homeopáticos que se utilizan con mayor frecuencia son: **Plumbum 7 CH, Nux vomica 5 CH, Nux Moschata 5 CH, Platina 7 CH y Chelidonium 4 CH.**

Tratamiento con oligoterapia

Trastornos digestivos como el estreñimiento mejoran frecuentemente alternando **Mn + Co (manganeso + cobalto)** y **Ni + Co (níquel + cobalto)**. Puede ser necesario complementar el tratamiento con **S (azufre).**

TRATAMIENTO BÁSICO DE LA PREMENOPAUSIA

LA CIRCULACIÓN SANGUÍNEA

Al levantarse, una ampolla en ayunas de **Mn + Co (manganeso + cobalto).**

DESAYUNO:

Diez minutos antes del desayuno: Una tableta sublingual de **Calcium fluoratum D6.**

Después del desayuno: 15 gotas de **Extracto Fluido de castaño de Indias *(Aesculus hippocastanum L.)*** con zumo o agua.

COMIDA:

Diez minutos antes de la comida: Una tableta sublingual de **Calcium fluoratum D6.**

Después de la comida: 15 gotas de **Extracto Fluido de castaño de Indias *(Aesculus hippocastanum L.)*** con zumo o agua.

CENA:

Diez minutos antes de la cena: Una tableta sublingual de **Calcium fluoratum D6.**

Después de la cena: 15 gotas de **Extracto Fluido de castaño de Indias *(Aesculus hippocastanum L.)*** con zumo o agua.

TRATAMIENTO BáSICO DE LA PREMENOPAUSIA

LOS PROBLEMAS METABÓLICOS Y EL PESO

Al levantarse, una ampolla en ayunas de **Zn + Cu (cinc + cobre)** en días alternos con **Zn + Ni + Co (cinc + níquel + cobalto).**

DESAYUNO:

Diez minutos antes del desayuno: una tableta sublingual de **Kalium phosphoricum D6.**

Después del desayuno: 20 gotas de **Extracto Fluido de fucus *(Fucus vesiculosus L.)*** con agua o zumo.

Media hora antes de la comida: 500 a 1.000 miligramos de **Garcinia *(Garcinia cambogia L.)*** con abundante agua.

COMIDA:

Diez minutos antes de la comida: Una tableta sublingual de **Natrium posphoricum D6.**

Después de la comida: 20 gotas de **Extracto Fluido de fucus *(Fucus vesiculosus L.)*** con agua o zumo.

Media hora antes de la cena: 500 a 1.000 miligramos de **Garcinia *(Garcinia cambogia L.)*** con abundante agua.

CENA:

Diez minutos antes de la cena: Una tableta sublingual de **Natrium sulfuricum D6**.

Después de la cena: 20 gotas de **Extracto Fluido de fucus *(Fucus vesiculosus L.)*** con agua o zumo.

TRATAMIENTO BÁSICO DE LA PREMENOPAUSIA

LOS TRASTORNOS ANÍMICOS Y PSICOLÓGICOS

Al levantarse: Una ampolla en ayunas de **Cu + Au + Ag (cobre + oro + plata).**

DESAYUNO:

Diez minutos antes del desayuno: Dos gránulos de **Acidum phosphoricum 4 CH** y dos de **Ignatia 5 CH.** Sublinguales.

Después del desayuno: 20 gotas de **Extracto Fluido de avena *(Avena sativa L.)*** con zumo o agua.

A media mañana: Una tableta sublingual de **Kalium phosphoricum D6.**

COMIDA:

Diez minutos antes de la comida: Dos gránulos de **Acidum phosphoricum 4 CH** y dos de **Ignatia 5 CH.** Sublinguales.

Después de la comida: Después del desayuno: 20 gotas de **extracto fluido de avena *(Avena sativa L.)*** con zumo o agua.

A media tarde: Una tableta sublingual de **Kalium phosphoricum D6.**

CENA:

Diez minutos antes de la cena: Dos gránulos de **Acidum phosphoricum 4 CH** y dos de **Ignatia 5 CH.** Sublinguales.

Después de la cena: 20 gotas de **Extracto Fluido de avena *(Avena sativa L.)*** con zumo o agua.

TRATAMIENTO BÁSICO DE LA PREMENOPAUSIA

LOS PROBLEMAS ÓSEOS

Al levantarse, una ampolla en ayunas de **Mn + Cu (manganeso + cobre)** en días alternos con **Cu + Au + Ag (cobre + oro + plata)**.

DESAYUNO:

Diez minutos antes del desayuno: Una tableta sublingual de **Silicea D12.**

Después del desayuno: Regulador dietético del equilibrio ácido básico (citrato de calcio, 150 mg; citrato de magnesio, 150 mg; citrato de potasio, 10 mg; citrato de hierro, 5 mg.).

A media mañana: Dos gránulos sublinguales de **Cartilago 4 CH.**

COMIDA:

Diez minutos antes de la comida: Una tableta sublingual de **Silicea D12.**

A media tarde: Dos gránulos sublinguales de **Cartilago 4 CH.**

CENA:

Diez minutos antes de la cena: Una tableta sublingual de **Silicea D12.**

Después de la cena: Regulador dietético del equilibrio ácido básico (citrato de calcio, 150 mg; citrato de magnesio, 150 mg; citrato de potasio, 10 mg; citrato de hierro, 5 mg).

TRATAMIENTO BÁSICO DE LA PREMENOPAUSIA

EL ESTREÑIMIENTO

Al levantarse, una ampolla en ayunas de **Mn + Co (manganeso + cobalto)** en días alternos con **Ni + Co (níquel + cobalto**).

DESAYUNO:

Diez minutos antes del desayuno: Dos gránulos sublinguales de **Plumbum 7 CH** y dos de **Nux vomica 5 CH.**

Después del desayuno: Dos cucharaditas de **Lino *(Linum usitatissimum L.)*** con abundante agua o zumo.

A media mañana: Una tableta sublingual de **Natrium sulfuricum D6.**

COMIDA:

Diez minutos antes de la comida: Dos gránulos sublinguales de **Plumbum 7 CH** y dos de **Nux vomica 5 CH.**

A media tarde: Una tableta sublingual de **Natrium sulfuricum D6.**

CENA:

Diez minutos antes de la cena: Dos gránulos sublinguales de **Plumbum 7 CH** y dos de **Nux vomica 5 CH.**

Después de la cena: Dos cucharaditas de **Lino *(Linum usitatissimum L.)*** con abundante agua o zumo.

Menopausia

ALGUNOS autores consideran que el término *menopausia* (compuesto con las raíces del griego «men», mes, y «pausis», cesación) es incorrecto, puesto que se traduce como amenorrea definitiva; suelen utilizar el de *climaterio* (del griego «κλιμακτήρ», escalón, cambio drástico) o periodo climatérico, que expresa mejor el espacio de tiempo en que se suceden diversos cambios hormonales, puesto que la desaparición de la menstruación es tan solo uno de los síntomas.

El Comité Científico de la Organización Mundial de la Salud (OMS) aconseja estas definiciones:

> *MENOPAUSIA: Es el cese permanente de las menstruaciones como consecuencia de la pérdida de la función ovárica. Es la última regla y ocurre aproximadamente sobre los 50 años.*
>
> *PERIMENOPAUSIA O CLIMATERIO: Es un término que abarca desde el periodo inmediatamente anterior a la menopausia, cuando empiezan las manifestaciones endocrinológicas, biológicas y clínicas, orientativas de que se aproxima la menopausia, y dura como mínimo hasta el primer año siguiente a esta. Es un concepto que abarca la transición de la edad fértil a la no-fértil.*

La menopausia natural se produce a partir de los 45 años, aunque es muy común que se establezca entre los 50 y 55 años. Factores constitucionales, genéticos y hereditarios pueden influir en este amplio margen de tiempo. Las menopausias prematuras son aquellas que se producen antes de los 40 años, y pueden ser naturales o inducidas quirúrgicamente; las indicaciones que daremos son de especial interés para estas mujeres, puesto que su organismo debe mantener durante más años un tono vital adecuado (una mujer con menopausia prematura por extirpación de los ovarios tiene el doble de probabilidad de sufrir trastornos cardiovasculares que una mujer de su misma edad sin intervenir).

Muchas mujeres sienten **miedo** al pronunciar la palabra menopausia cuando se refiere a ellas mismas. Fundadas en el rol de concebir, y aunque voluntariamente renuncien a esa posibilidad con el uso de métodos anticonceptivos, el hecho de entrar en una situación en la cual la reproducción ya no es biológicamente posible puede mermar su autoestima al sentir que desaparece una parte de su feminidad, que envejece y disminuye su atractivo sexual. Esta etapa se acompaña de lo que se considera «un declive físico», por ello muchas veces se enfrentan a la menopausia con más temor que información fiable. La realidad es que bastantes mujeres no manifiestan prácticamente ninguno de los signos propios de la de menopausia, otras sufren pequeños trastornos y un reducido grupo presentan síntomas realmente más serios. La respuesta global del organismo frente a esta situación de tránsito en buena medida dependerá del estado de salud, hábitos de vida, recursos nutricionales y situación anímica o psicológica de la mujer. Comenzar a tratar los síntomas cuando aparecen es como ponerse a cavar un pozo buscando agua cuando se tiene sed; puede hacerse, pero lo ideal es empezar a cuidarse ya en los años previos a la desaparición definitiva de la regla.

Frente al grupo de mujeres a las que esta época de tránsito les produce angustia y miedo, hay otras mujeres, sin embargo, capaces de vivir la menopausia como una liberación definitiva. Liberación en cuanto al riesgo de embarazo y molestias asociadas a la menstruación; coincidente además con una etapa en la que van a poder dedicar más tiempo a sí mismas y sus necesidades. En algunas culturas se considera un periodo de enriquecimiento y fortalecimiento interno de la mujer que la conduce a su plena madurez.

A pie de calle se oyen comentar demasiadas cosas que no son ciertas, o solo lo son en parte y no son de mucha ayuda en esta situación de tránsito. Vamos a repasar, de la manera más objetiva posible, en qué consiste el proceso de la menopausia, qué cambios se producen en el organismo y si podemos hacer algo para minimizar su influencia en el ritmo de vida habitual y la fisiología de la mujer.

En la menopausia, los ovarios dejan de ovular mientras las hormonas hipofisiarias aumentan su presencia en la sangre y disminuye la producción de estrógenos, andrógenos y progestágenos. De la misma manera que en la pubertad el inicio de la actividad ovárica origina cambios morfológicos, fisiológicos y anímicos en la mujer, la nueva situación hormonal en la menopausia va a dar lugar a importantes cambios que pueden traducirse en las siguientes sintomatologías:

— Inestabilidad vasomotora (sofocos) 80 %.
— Sudoración nocturna.
— Palpitaciones.
— Migrañas.
— Aumento de peso.
— Aumento de la presión arterial.
— Disminución del tamaño de las mamas.
— Reducción del tamaño de los ovarios.
— Atrofia de la piel (picores, piel seca).
— Atrofia del epitelio urogenital (sequedad vaginal).
— Osteoporosis (dolores articulares, pérdida de masa ósea).
— Crecimiento de vello en la cara.
— Caída del cabello.
— Orina frecuente, incontinencia urinaria.
— Calambres en las piernas.
— Varices.
— Trastornos intestinales.
— Nerviosismo.
— Ansiedad.
— Depresión.
— Irritabilidad.
— Cambios de carácter.
— Insomnio.
— Pérdida de la libido.

Como se ha planteado anteriormente, no todas las mujeres experimentan la globalidad de los síntomas descritos, algunas pueden apreciar uno o dos, e incluso otras describen síntomas que no señalamos por infrecuentes.

En los últimos años, la medicina alopática, auspiciada por las multinacionales farmacéuticas, ha glosado hasta la saciedad los beneficios de la *terapia hormonal sustitutiva*; se ha convertido en una *moda* que todas las mujeres en edad menopáusica utilicen *estrógenos sintéticos* en forma de parches que se adhieren a la piel, comprimidos orales, óvulos y cremas de uso vaginal. Esta terapia puede ser potencialmente muy peligrosa, ya que puede inducir, además de multitud de pequeños trastornos, la aparición de procesos degenerativos muy graves; en muchos países ya se ha cuestionado seriamente su utilización. Pero si usted desea recibir esta terapia, busque información contrastada y sobre todo realice rigurosos y meticulosos controles médicos periódicos que incluyan la citología y mamografía. Deberán indicarle si debe hacerlo de manera discontinua, alternando periodos de descanso o de forma permanente. Todo esto no significa que dicha terapia no pueda estar justificada y ser útil en determinados casos si está equilibrado el balance riesgo-beneficio, pero nunca, según mi opinión, se puede aplicar de la manera arbitraria que se está haciendo. Muchas mujeres que están siguiendo este método, literalmente no saben lo que están tomando ni los riesgos que entraña para su salud; otras me piden consejo con un planteamiento muy claro: «Si puede ayudarme, bien, y si no, prefiero sufrir los síntomas antes que tomarme *esto* después de leer simplemente el prospecto». Esta actitud fue captada perfectamente por la industria farmacéutica que ha desarrollado productos en forma de parches, puesto que siempre somos más reacios a tomar medicamentos por vía oral que al uso tópico de los mismos. Pero no nos engañemos, el resultado, finalmente, es el mismo que en su administración por vía interna. Los estrógenos, que se están utilizando desde mediados del siglo XX, se consideraron una *panacea para prolongar la juventud* de la mujer, pero no se ha tardado mucho en comprobar que su uso indiscriminado aumenta hasta diez veces el riesgo de padecer cáncer de útero. Con posterioridad, se han prescrito junto a los progestágenos, que reducen estas cifras tan alarmantes; no obstante, las contraindicaciones están suficientemente documentadas, sin olvidar aquellos grupos de mujeres en los que este tipo de tratamiento sería altamente peligroso por sus antecedentes de trastornos vasculares, hepatopatías, neoplasias, Porfirio, infartos de miocardio, etc.

Las terapias naturales ofrecen diferentes técnicas para ayudar al organismo de la mujer durante la menopausia. Son técnicas no agresivas, y puedo dar fe de su eficacia en un altísimo porcentaje, con un nivel de riesgo infinitamente menor para la salud de la mujer. La utilización de recursos naturales ha constituido una práctica empírica difícilmente superable por ningún estudio clínico. Selecciono aquellos remedios en los que he observado niveles de efectividad especialmente altos, lo cual no significa que no exista una gama mucho más amplia. Por último, recuerde que aunque los ciclos menstruales cesen, las visitas periódicas al ginecólogo/a deben realizarse con la asiduidad que el profesional le indique, puesto que el control en esta apoca es imprescindible.

Tratamiento con fitoterapia

Soja *(Glycine max L.)*

Las isoflavonas de soja han irrumpido en la vida de las mujeres occidentales, desde hace relativamente pocos años, como una alternativa válida y útil a la terapia hormonal sustitutiva alopática. Observando que las mujeres asiáticas no presentaban en la menopausia muchos de los problemas que sufren las occidentales, inicialmente se atribuyó a factores raciales, pero las estadísticas demostraron que las hijas de inmigrantes asiáticas que llegaron a Estados Unidos sufrían los mismos síntomas que las estadounidenses; entonces empezaron a analizarse los factores que podían intervenir en este cambio orgánico y se llegó a la conclusión de que el abandono de la dieta asiática tradicional, muy rica en soja, podía constituir uno de los motivos esenciales. Este fue el hecho epidemiológico que despertó el interés y la investigación de los efectos terapéuticos de la soja. El procedimiento de deducción parece un poco simple, pero no era nuevo; repitió el mismo esquema que las observaciones relacionadas con la ausencia de niveles altos de colesterol en un pueblo como el de los esquimales que consumían en la dieta grandes cantidades de pescado, lo que llevó a descubrir los saludables efectos que tienen sobre el organismo los aceites de pescado, con su posterior utilización terapéutica para el tratamiento del colesterol.

La soja es un excelente alimento: contiene proteínas, saponinas, fitosteroles, calcio, hierro, cinc, lecitina, ácidos grasos, fibra y altas cantidades de fitoestrógenos. Estos fitoestrógenos son los que resultan especialmente interesantes en la menopausia, al margen de las cualidades nutricionales de la soja. Los fitoestrógenos de la soja provienen de sus isoflavonas genisteína, gliciteína y daidceína. Estas isoflavonas han sido ampliamente investigadas y sabemos que disminuyen los niveles de colesterol en sangre, producen además un efecto antioxidante en el organismo, con importantes repercusiones como protector vascular en una época en la que aumenta el riesgo de accidentes vasculares para la mujer. Las saponinas que contienen ayudan, además, a mantener la densidad del sistema óseo.

Podemos resumir los efectos orgánicos de las isoflavonas de soja en los siguientes puntos:

— Regulación de los estrógenos. El aporte de estrógenos de la soja (1/1.000) es muy bajo comparado con los estrógenos sintéticos, pero las isoflavonas ocupan los receptores específicos de los estrógenos.
— Disminución de los niveles de colesterol. Impiden la oxidación del LDL y reducen los niveles totales.
— Reducción de la actividad plaquetaria previniendo la formación de placas de ateroma.
— Ligero efecto vasodilatador.
— Actividad antioxidante.
— Actividad inmunomoduladora.
— Prevención de las enfermedades cardiovasculares.
— Inhibición enzimática del crecimiento de algunos procesos celulares mutágenos estrógeno-dependientes.
— Inhibición de la angiogénesis en los procesos tumorales.

Algunos profesionales utilizan únicamente productos en los que predomina una determinada isoflavona (normalmente la genisteína) estandarizada con concentraciones estables. Personalmente prefiero aquellos que contienen la combinación de genisteína, gliciteína y daidceína.

ATENCIÓN. Como alternativa a la terapia hormonal sustitutoria, es importante, comenzar el tratamiento con isoflavonas en un periodo no superior a un año desde el cese de la menstruación.

En el mercado existen multitud de preparados de isoflavonas que se presentan solas o en combinación con otro tipo de sustancias (minerales, vitaminas, etc.); la dosificación dependerá de la concentración estandarizada de cada tipo de preparado. Respete las indicaciones del laboratorio fabricante y, en caso de duda, consulte a un especialista. La recomendación media suele ser de 80 miligramos/día.

Efectos secundarios: Carece de efectos secundarios a dosis terapéuticas.

Contraindicaciones: No se han descrito.

Salvia ***(Salvia officinalis L.)***

La actividad estrogénica de esta planta ya ha sido comentada al hablar de la dismenorrea; su interés añadido en la menopausia radica en la mejoría que produce sobre el exceso de sudoración que puede presentarse durante el climaterio, especialmente los sudores nocturnos. También actúa como excelente regulador en las descompensaciones de la presión arterial que aparecen durante esta época.

Se preparará en infusión una cucharilla de postre por vaso de agua dejando reposar 10 minutos.

Extracto Fluido de salvia ***(Salvia officinalis L.)***, 20 a 30 gotas tres veces al día.

Tintura Madre de salvia ***(Salvia officinalis L.)***, 30 a 40 gotas tres veces al día.

Efectos secundarios: Carece de efectos secundarios a las dosis indicadas.

Contraindicaciones: Embarazo y lactancia. Tumores mamarios estrógeno-dependientes, insuficiencia renal.

Incompatibilidades: Tratamiento farmacológico con estrógenos.

Albahaca ***(Occinum basilicum L.)***

Esta planta constituye un específico de gran utilidad para los trastornos migrañosos que aparecen durante la menopausia, con sensación de vértigo e inestabilidad asociados a trastornos digestivos.

Se preparará en infusión, una cucharadita de postre por vaso de agua dejándola reposar 10 minutos. Se tomará tres veces al día, preferentemente antes de las comidas.

Extracto Fluido de albahaca ***(Occinum basilicum L.)***, 20 a 30 gotas tres veces al día.

Tintura Madre de albahaca ***(Occinum basilicum L.)***, 30 a 40 gotas tres veces al día.

Efectos secundarios: Carece de efectos secundarios a las dosis indicadas.

Contraindicaciones: No se han descrito a dosis terapéuticas.

Lúpulo ***(Humulus lupulus L.)***

El lúpulo contiene sustancias estrogénicas y ha sido utilizado como anafrodisíaco por su suave efecto sedante y antiandrogénico. También se ha utilizado como galactógeno, pero en la época climatérica —por la especial configuración del sistema hormonal— parece ejercer una función reguladora muy general y hay mujeres que ven aminorados —cuando no eliminados— prácticamente la totalidad de los síntomas negativos de la menopausia. Es una planta con actividad desigual, pero, de resultar efectiva, su acción es rápida y duradera.

Dosificación: Una cucharada sopera por vaso de agua preparada en infusión, dejando reposar 10 minutos; se tomará tres veces al día, preferentemente después de las comidas.

Extracto Fluido de lúpulo ***(Humulus lupulus L.)***, 15 a 20 gotas tres veces al día.

Tintura Madre de lúpulo ***(Humulus lupulus L.)***, 20 a 30 gotas tres veces al día.

Efectos secundarios: Carece de efectos secundarios a las dosis indicadas. En altas dosis puede originar vértigos y náuseas.

Contraindicaciones: Embarazo.

Sauzgatillo *(Vitex agnus-castus L.)*

Esta planta, de uso tradicional en muchos trastornos menstruales, resulta de gran utilidad en la época de la menopausia; regula especialmente los síntomas generales como sofocos, rigidez articular y trastornos digestivos. Su reputación es tal, que pocos especialistas prescinden de su utilización, pues además combina especialmente bien con otro tipo de preparados. Una cucharada sopera por taza, preparada en infusión; dejar reposar 15 minutos; de tres a cuatro tazas al día.

Extracto Fluido de sauzgatillo *(Vitex agnus-castus L.)*, 30 gotas tres veces al día.

Tintura Madre de sauzgatillo *(Vitex agnus-castus L.)*, 40 gotas tres veces al día.

No tiene efectos secundarios ni contraindicaciones a dosis terapéuticas.

Cimicífuga *(Actea racemosa L.)*

La cimicífuga actúa como moduladora del sistema hormonal femenino ejerciendo un efecto selectivo sobre los receptores estrogénicos sin producir actividad luteinizante, por lo que su toma puede iniciarse en la época premenopáusica. Resulta eficaz sobre los síntomas físicos y produce excelentes resultados en los síntomas psíquicos asociados como los cuadros depresivos y ansiosos. También está especialmente indicada en mujeres con tendencia a la hipertensión y diabetes. La toma de esta planta debe mantenerse durante tres meses al menos para que alcance la plenitud de su efectividad.

Para facilitar su dosificación se tomará en forma de comprimidos, tabletas o cápsulas, ateniéndose a la dosis indicada por el laboratorio productor.

El uso más tradicional de la planta corresponde a la **Tintura Madre,** 20 gotas tres veces al día.

Efectos secundarios: No tiene efectos secundarios a dosis terapéuticas. Aisladamente se ha descrito intolerancia digestiva que obliga a reajustar la dosis, e hipotensión si se sobrepasa la dosis aconsejada.

Contraindicaciones: Embarazo y lactancia.

Dong Quai *(Angelica sinensis L.)*

Se conoce como *ginseng «femenino»* por su especial afinidad y excelentes resultados en una amplia gama de problemas relacionados con la mujer. El apelativo de *ginseng* femenino es una traslación teórica de los efectos del *Panax Ginseng,* aunque nada tenga que ver con dicha planta, que es un reputado adaptógeno e inmunoestimulante de sobras conocido por el público en general. La *Angelica sinensis* o Dong Quai produce un efecto global sobre el organismo que es una de las virtudes más apreciadas por los terapeutas, pues con un solo producto se consigue cubrir un espectro de síntomas muy amplio: mejora el tono general de la mujer y su respuesta inmunológica. Una de sus cualidades más sobresalientes, además de las ya citadas, es que puede mejorar considerablemente los trastornos relacionados con la vejiga y el deseo de orinar frecuente o incontrolado que puede aparecer durante el climaterio. En medicina tradicional china se utiliza en la menopausia junto al tratamiento de acupuntura que tonifica el yin del riñón.

Es mejor tomarla en cápsulas por facilitar su dosificación, que será de 500 miligramos dos veces al día. No sobrepasar esta dosis.

Contraindicaciones: Esta planta está contraindicada en las úlceras gastroduodenales.

Efectos secundarios: Puede producir fotosensibilidad a los rayos solares.

Tratamiento con sales de Schüssler

Algunos de los síntomas específicos del climaterio pueden ser tratados con sales de Schüssler con buenos resultados:

— Sudoración profusa: **Silicea D12**.

— Sofocos, palpitaciones, trastornos del sueño: **Magnesium phosphoricum D6 y Ferrum phosphoricum D6.**

— Cansancio, agotamiento, tono vital bajo: **Kalium phosphoricum D6.**

Tratamiento con homeopatía

Muchos son los remedios homeopáticos indicados durante el climaterio; los utilizados con mayor frecuencia son: **Aristolochia 5 CH, Lachesis 5 CH, Sanguinaria 5 CH y Sepia 7 CH.** Otros remedios: **Acidum Sulf. 5 CH, Belladona 5 CH, Cimicifuga 5 CH, Ignatia 7 CH y Sulfur 7 CH.**

Tratamiento con oligoterapia

En la menopausia está especialmente indicado el consumo de **Mn + Co (manganeso + cobalto)** como regulador de las funciones neurovegetativas, recomendándose un mínimo de una ampolla diaria. Los oligoelementos de **Li (litio)** están indicados en los trastornos depresivos de la menopausia, nerviosismo, agresividad, ansiedad, trastornos del sueño y la afectividad. Dependiendo del cuadro, pueden tomarse de 2 a 6 ampollas diarias sin producir efectos secundarios o contraindicaciones.

Suplementos nutricionales

Dolomita

La **dolomita** es una combinación natural de **calcio** y **magnesio,** minerales que deben estar presentes en la dieta de cualquier mujer; pero la especial atención que debemos prestar al sistema óseo, por la importante pérdida de masa ósea que puede llegar a producirse, hace necesario el diversificar las fuentes, tanto en la alimentación como en los suplementos que ocasionalmente podamos utilizar. La dolomita combina dos minerales cuyo balance en el organismo tiende a regularse de manera indirecta, una de las misiones importantes del magnesio es el transporte del calcio, su metabolismo e impedir que el calcio se deposite en los tejidos blandos del organismo. Un exceso de calcio en la dieta puede llevar implícito un descenso en los niveles de magnesio que es necesario para activar muchos procesos enzimáticos, incluido el funcionamiento nervioso. Los suplementos de calcio y magnesio por separado pueden requerir una mayor precisión en la dosis, las tomas son más complicadas y el coste económico mayor: la dolomita simplifica estos pequeños inconvenientes. Existen diversos preparados en el mercado en forma de polvo, cápsulas o tabletas, algunos aparecen enriquecidos con vitamina D. El contenido de dolomita en cada uno de estos productos puede diferir mucho según los fabricantes, y por tanto también su dosificación, por lo que es recomendable seguir las indicaciones del laboratorio; la proporción media de las presentaciones en tabletas está entre los 130-150 miligramos de calcio y los 75-85 miligramos de magnesio por tableta, y su dosis dependerá del requerimiento de cada mujer, pudiendo oscilar de 2 a 6 tabletas al día, que se recomiendan tomar después de las comidas.

No tiene efectos secundarios ni contraindicaciones a dosis terapéuticas.

Vitamina E

La vitamina E natural como d-Alfa Tocoferol es especialmente útil en la etapa menopáusica por el efecto antioxidante que ejerce sobre las grasas poliinsaturadas frenando la actividad de los radicales libres. Protege las paredes de los vasos sanguíneos y las membranas celulares en general. Se considera un antioxidante biológico que, junto a la vitamina C y el beta-caroteno, juegan un papel determinante en el proceso de prevención del envejecimiento orgánico. En una época en que aumenta el riesgo de problemas vasculares para la mujer, esta vitamina debe estar, sin duda alguna, presente en la dieta. La dosificación de la vitamina E debe realizarse con arreglo a las necesidades estimadas de cada mujer y puede oscilar en esta etapa de 100 a 1.000 u.i./día.

Efectos secundarios: No se han descrito a dosis terapéuticas.

Contraindicaciones: Las mujeres en tratamiento con anticoagulantes deben informar a su especialista que desean tomar vitamina E, puesto que puede aumentar la acción de los mismos. Las mujeres con hipertensión deben iniciar el consumo de forma gradual y progresiva con dosis bajas, e ir comprobando la respuesta orgánica a la vez que se va reajustando la dosificación. Ya hemos citado en otros capítulos que el **germen de trigo** y su aceite son la fuente natural más rica en vitamina E.

Beta-caroteno

El beta-caroteno se encuentra fundamentalmente en las frutas y vegetales, se considera una provitamina, un precursor de la vitamina A, en la cual se transforma en el hígado y los intestinos. El uso de beta-caroteno es preferible al de vitamina A, puesto que aunque su consumo sea elevado no llegan a producirse cantidades tóxicas como puede suceder con la vitamina A. El beta-caroteno se almacena en los tejidos grasos y, en caso de consumo excesivo, puede llegar a producir una coloración amarillenta en la piel, pero no provoca lesiones orgánicas y su efecto como poderoso antioxidante que combate los radicales libres y frena los procesos de envejecimiento lo hacen especialmente indicado en la menopausia. Mejora las condiciones de la piel y la mucosa.

Dosificación: Como complemento dependerá siempre de las cantidades de beta-caroteno y vitamina A presentes en la dieta, pero por término medio se recomiendan de 15 a 30 miligramos/día.

Efectos secundarios: No se han descrito a dosis terapéuticas. La sobredosificación origina coloración amarillenta en la piel.

Contraindicaciones: No se han descrito a dosis terapéuticas.

Otras indicaciones

Los **baños solares** regulares serán una práctica muy aconsejable en esta época para facilitar que el calcio se fije por la acción de la vitamina D. Aproveche los días soleados para una exposición de unos 20 minutos, cuando la temperatura no sea especialmente alta —nunca superior a los 25 grados.

Mantenga una **actividad física constante**, haga ejercicio de forma regular y camine todo lo que pueda; es un ejercicio sencillo y agradable que proporciona un buen tono general al organismo.

Tratamiento con hidroterapia

Si los baños termales están indicados en cualquier edad, en la menopausia pueden resultar especialmente favorables; las aguas minero-medicinales y la variedad de tratamientos que se ofrecen en las estaciones termales pueden ser una alternativa muy sugestiva que vale la pena probar.

TRATAMIENTO BÁSICO DE LA MENOPAUSIA

Al levantarse: Una ampolla en ayunas de **Mn + Co (manganeso + cobalto).**

DESAYUNO:

Diez minutos antes del desayuno: Dos gránulos sublinguales de **Lachesis 5 CH.**

Después del desayuno: 20 gotas de **Tintura Madre de cimicífuga *(Actea racemosa L.)*** con agua o zumo.

A media mañana: 80 miligramos de **isoflavonas de soja *(Glycine max L.).***

COMIDA:

Diez minutos antes de la comida: Dos gránulos sublinguales de **Lachesis 5 CH.**

Después de la comida: 20 gotas de **Tintura Madre de cimicífuga *(Actea racemosa L.)*** con agua o zumo.

A media tarde: Dos comprimidos de **dolomita.**

CENA:

Diez minutos antes de la cena: Dos gránulos sublinguales de **Lachesis 5 CH.**

Después de la cena: 20 gotas de **Tintura Madre de cimicífuga *(Actea racemosa L.)*** con agua o zumo.

Al acostarse: Una tableta sublingual de **Silicea D12**.

Posmenopausia

En los años que siguen a la menopausia deberán mantenerse una serie de cuidados mínimos que garanticen un estado de salud óptimo: hago especial hincapié en resaltar esta idea porque muchas mujeres, pasados un par de años desde la última menstruación y cuando desaparecen aquellos síntomas más aparentes —como los sofocos, por ejemplo—, empiezan a descuidar algunos hábitos que sería importante mantener para evitar el declive progresivo del organismo.

Lo primero es **la alimentación**. Deberán vigilar la cantidad y calidad de los alimentos y mantener el peso con las menores fluctuaciones posibles, indicio de que dieta y actividad están bien compensadas —por lo menos a nivel calórico.

En segundo lugar deberán seguir practicando algún **deporte** o la gimnasia de mantenimiento adecuada a la edad y constitución física.

No menos necesario será tratar de buscar o mantener el **equilibrio anímico.** Aristóteles afirmaba que la perfección del cuerpo no se alcanza antes de los treinta y cinco años y la del alma antes de los cincuenta. La serenidad, sabiduría y paz interna que puede lograr una persona a partir de esta edad son difíciles de conseguir en otros momentos de la vida sujetos a más tensiones y exigencias ambientales, económicas, laborales, etc. Ahora bien, es necesario estar alerta: la jubilación, el alejamiento de los hijos, la pérdida de amigos son circunstancias propias de esta nueva etapa que será preciso aprender a encarar y aceptar.

Por último, al margen de las características específicas o necesidades de cada mujer en concreto, hay una serie de **suplementos**

nutricionales de alto interés general que pueden ser de gran ayuda para vivir este tiempo en las mejores condiciones. La cercanía de la vejez o la vejez misma no tienen por qué ser sinónimo de achaques, molestias ni enfermedades.

La mujer observa que, además de los cambios que ha sufrido con la menopausia por la involución de su sistema hormonal, tiende a perder masa muscular que puede alcanzar hasta un 20 %; a aumentar el volumen de grasa corporal y los depósitos de grasa que durante los años anteriores tienen una especial afinidad por el tejido subcutáneo y ahora se afianzan en el tronco; una deshidratación generalizada que puede llegar hasta el 10 %; la visión, oído e incluso el gusto pueden verse alterados; el sistema circulatorio, el ritmo cardiaco y los vasos sanguíneos van perdiendo de forma progresiva su capacidad de respuesta y adaptación; disminuye la capacidad de regeneración de los tejidos musculares.

Pero veamos qué podemos hacer.

LA ALIMENTACIÓN

La alimentación en la mujer posmenopáusica está determinada por los cambios fisiológicos que se producen en el organismo. Disminuye la acidez de estómago incidiendo directamente en la digestión de las proteínas y en la absorción de minerales como el calcio o el hierro; disminuye la secreción de bilis, que se refleja en una peor digestión y tolerancia de las grasas; las papilas gustativas pueden verse reducidas a la mitad, por lo que los sabores se aprecian con más dificultad, y se segrega menos saliva que obstaculiza la absorción de los hidratos de carbono. Estos son algunos de los motivos por los que muchas personas mayores prefieren los alimentos jugosos, líquidos, purés, caldos, sopas, guisos...

Todos estos cambios pueden alterar profundamente el ritmo digestivo, si no se lleva una dieta bien adaptada, y originar problemas paralelos como el estreñimiento, que se verá agravado con la inactividad física.

Daré algunas pautas generales para una alimentación equilibrada:

Diversifique, no se limite a comer siempre las mismas cosas.

Si tolera peor un alimento, procure reducir su consumo, pero no lo elimine completamente; quizá su organismo no digiera bien un gran plato de legumbres, pero sí una pequeña porción mezclada con verduras.

Ponga el mismo esmero en la preparación de los alimentos si cocina para varias personas o para usted sola.

Dedique el tiempo necesario a comer tranquilamente.

Considere el agua como un alimento más; beba lo suficiente para mantenerse bien hidratada y nunca menos de litro y medio de agua.

Reduzca en lo posible el consumo de sal, la dieta habitual contiene 20 veces más de la sal necesaria.

Tome fibra para mantener a raya el estreñimiento.

Preste especial atención al contenido de vitaminas y minerales en su dieta, en la que han de predominar productos frescos, germinados, ensaladas y frutas.

El azúcar refinado no es precisamente el mejor amigo de su organismo: utilice otros edulcorantes como la miel, la melaza o el azúcar de caña.

Sustituya lo fritos por alimentos cocinados a la plancha.

Consuma solamente aceite de oliva virgen, es sin duda el más saludable.

No tema probar nuevos alimentos, siempre hay una primera vez.

EL SISTEMA NERVIOSO

Las enfermedades que producen un deterioro importante del sistema nervioso se han convertido en los últimos años en un auténtico riesgo para la salud. El Alzheimer, el Parkinson y la demencia senil afectan a personas cada vez más jóvenes. Otro tipo de procesos no menos graves desde su perspectiva invalidante —como el síndrome de fatiga crónica— han hecho también su aparición en el panorama sanitario con una intensidad preocupante.

Todas estas enfermedades son la expresión más grave de pequeñas disfunciones neurológicas y nerviosas que aparecen o se agravan con la edad. El proceso de envejecimiento y deterioro del organismo se manifiesta en todos y cada uno de los órganos; si la capacidad de regeneración es muy reducida o nula, como en el caso de las neuronas, todo se complica.

Son diversas las líneas de investigación que se están desarrollando para conocer por qué existe este nivel de desajuste entre la edad cronológica de un sujeto y la edad biológica de sus tejidos. El problema es muy complejo, ya que son muchos los factores involucrados y que se interrelacionan entre sí. Pero, en cualquier caso, frenar la presencia de los radicales libres —que agreden directamente las células— y mantener una dieta con un alto contenido en algunos tipos de sustancias protectoras son los mejores mecanismos **preventivos** a los que deberemos recurrir. No podemos quedarnos cruzados de brazos esperando que nuestras neuronas mueran y las funciones cerebrales se debiliten. Algunos remedios, que pueden resultar vitales en este proceso, son económicos, carecen de efectos secundarios y han demostrado un buen nivel de respuesta, si no en todos los casos, sí en muchos de ellos. Pero atención, PREVENIR significa adelantarse a lo que está por venir, anticiparse, actuar antes; «tomar precauciones para evitar un daño», según mi diccionario. La degradación de las funciones nerviosas es siempre un proceso de aparición lenta, pero alcanzado un cierto punto su progresión es muy rápida y poco menos que imparable. Los estudios clínicos realizados con algunas sustancias demuestran claramente que se pueden mejorar algunos aspectos específicos —como la memoria, por ejemplo— en sujetos todavía sanos; pero cuando el proceso tiene una evolución superior a tres o cuatro años, los resultados son francamente desalentadores.

Ante esta perspectiva, conviene incluir en la dieta algunas sustancias *preventivas*, bien sea con un alto contenido de las mismas en los alimentos o como complementos específicos:

Acetilcolina.
Vitamina B_{12} (cianocobalamina).

Vitamina B_1 (tiamina).
Ácido fólico.
Antioxidantes.

La acetilcolina juega un papel fundamental en la transmisión de los impulsos nerviosos en la sinapsis cerebral; el consumo habitual de **lecitina de soja** es un complemento simple que aporta esta sustancia tan beneficiosa para el organismo. El 30 % del peso de nuestro cerebro desecado está compuesto por lecitina; la actividad de los fosfolípidos es conocida no solamente por el aporte ponderal que hacen a la estructura de nuestro organismo, sino por la regulación y protección de procesos orgánicos —que incluyen desde el funcionamiento hepático o la regulación de los niveles de colesterol hasta la protección del tejido nervioso—. Existen distintas presentaciones de lecitina en el mercado: cápsulas, tabletas, aceite, polvo, granulada —la más popular—. En su presentación granulada, salvo necesidades especiales, una cucharada sopera suele cubrir las necesidades diarias.

Vitaminas del grupo B. Si todas las vitaminas de este grupo son fundamentales para el buen funcionamiento del organismo, la tiamina y la cianocobalamina aparecen como deficitarias reiteradamente entre la población madura. El hecho de que se trate de vitaminas hidrosolubles, que no se almacenan en el organismo, puede generar importantes carencias si las dietas son deficitarias.

La vitamina B_1 es imprescindible para el metabolismo de los hidratos de carbono, pues permite liberar el ácido pirúvico, que es, ni más ni menos, que el componente energético de los hidratos de carbono. Para darnos una idea de la importancia de esta vitamina, baste señalar que su carencia extrema (enfermedad conocida como beriberi) origina parálisis, atrofia muscular y neuritis. El consumo de cereales integrales previene considerablemente su carencia.

La cianocobalamina, o vitamina B_{12}, es necesaria en dosis muy pequeñas, pero su función en la formación de glóbulos rojos, proteínas y funcionamiento del sistema nervioso la convierte en un aliado imprescindible para la regeneración orgánica. Su carencia es más frecuente en las dietas vegetarianas incorrectas, por lo que conviene controlar debidamente su consumo con alimentos que la contengan.

El aporte de una dosis diaria de **levadura de cerveza** en cualquiera de sus presentaciones no solamente facilita el aporte de estas dos vitaminas, sino otras del mismo grupo, sin olvidar los aminoácidos y minerales que contiene. Otra fuente importante de estas vitaminas, junto a una excelente estructura de minerales y aminoácidos, lo constituye el **alga espirulina,** cuyas cualidades como nutriente no dejaremos de ponderar.

EL SISTEMA CIRCULATORIO

Con la edad, y en la época posmenopáusica, el riesgo de sufrir problemas vasculares aumenta; algunos factores de riesgo añadidos, como la hipertensión, la diabetes y la hiperlipemia, pueden agravar considerablemente los riesgos de sufrir un accidente vascular. La arteriosclerosis es desgraciadamente muy habitual en la edad avanzada, pero no se produce de la noche a la mañana; sigue todo un largo proceso que se inicia en edades tempranas y se agrava en progresión geométrica con el tiempo. Hay que tener en cuenta que el ritmo circulatorio disminuye con la edad y las arterias se engrosan y pierden elasticidad, se producen depósitos de calcio en las paredes que originan que el flujo circulatorio disminuya, por lo que las extremidades inferiores y también el cerebro sufren las consecuencias de este envejecimiento arterial. Mantener las arterias con un buen nivel de elasticidad, prevenir la formación de depósitos en sus paredes y mejorar la circulación en general es una tarea básica si pretendemos tener una vejez placida y sin sobresaltos vasculares.

Además de la dieta adecuada y el ejercicio físico moderado, contamos con algunos remedios que son especialmente útiles para la prevención de estas dolencias.

Ginkgo *(Ginkgo biloba L.)*

La reputación del ginkgo biloba en el tratamiento circulatorio —especialmente en la mejoría de la insuficiencia circulatoria cerebral—, la mejoría de la memoria y el rendimiento intelectual, está sobradamente contrastada por la práctica empírica y rigurosos estudios clínicos. Muy aconsejable en geriatría, es sin duda alguna un producto que —con su toma continuada— puede proporcionar excelentes resultados, mejorando la memoria inmediata, así como síntomas residuales de accidentes vasculares recientes. Otras dolencias menores —como vértigo, cefaleas vasculares, uveítis, retinopatías y acúfenos— también pueden verse mejorados con la simple toma de esta planta. También resulta efectivo para la circulación de los miembros inferiores, las claudicaciones intermitentes, varices y flebitis.

Se utilizan las hojas en infusión, de 10 a 15 gramos por taza de agua, dejándola reposar 10 minutos antes de su toma. Tres tazas al día, preferentemente antes de las comidas.

Extracto Fluido de ginkgo ***(Ginkgo biloba L.)***, 30 a 50 gotas tres veces al día.

Tintura Madre de ginkgo ***(Ginkgo biloba L.)***, 50 a 100 gotas tres veces al día.

Efectos secundarios: Carece de efectos secundarios a dosis terapéuticas. Raramente pueden aparecer, en personas sensibles, trastornos digestivos y cefaleas.

Contraindicaciones: No se han descrito a dosis terapéuticas.

Vincapervinca *(Vinca minor L.)*

La vincapervinca está especialmente indicada en la insuficiencia circulatoria cerebral; estudios clínicos demuestran que *aumenta* el riego cerebral hasta en un 20 %. Su uso en la edad avanzada permite prevenir el deterioro vascular en un órgano tan vital como el cerebro. Aconsejada en la arteriosclerosis, hipertensión, trastornos coronarios y problemas menores como acúfenos, retinopatías, vértigos y cuadros jaquecosos vasculares. Actúa como un vasodilatador cerebral y coronario y tiene un suave efecto diurético y vasoprotector.

Se prepara en decocción de dos minutos, 60 gramos por litro de agua. Se tomarán de tres a cuatro tazas al día, preferentemente después de las comidas.

Extracto Fluido de vincapervinca *(Vinca minor L.)*, 20 a 30 gotas tres veces al día.

Tintura Madre de vincapervinca *(Vinca minor L.,)* 30 a 50 gotas tres veces al día.

Efectos secundarios: Carece de efectos secundarios a dosis terapéuticas.

Contraindicaciones: Embarazo y lactancia. Tensión intracraneal tumoral, infecciosa o mecánica. Hipotensión.

LAS ARTICULACIONES Y LA ARTROSIS

El envejecimiento de nuestros tejidos es un hecho biológicamente irrefutable. Todo nuestro organismo está sometido al paso del tiempo. Aproximadamente alrededor de los 40 años, el sistema óseo comienza un progresivo desgaste que, según características genéticas, trabajo y hábitos de vida, será más o menos intenso. Factores endógenos y exógenos juegan un papel determinante que forzosamente se incrementan con la edad, y especialmente en la menopausia y posmenopausia. Para poder abordar de forma adecuada un nuevo enfoque en el tratamiento y prevención de estas patologías, señalaremos de forma breve algunos conceptos elementales sobre el problema.

Las articulaciones disponen de una sustancia retráctil protectora que evita el roce de los huesos entre sí: el cartílago articular. El cartílago ejerce una función mecánica protectora durante el movimiento, impidiendo el roce directo. En diferentes enfermedades óseas, la pérdida del equilibrio del tejido origina una disminución y adelgazamiento del cartílago articular causando inflamación, dolor y pérdida de movilidad articular. Debemos recordar que el cartílago está constituido por:

— Complejos moleculares: los proteoglícanos.
— Materias fibrosas: el colágeno.
— Agua: entre un 70 % a 80 %.

El equilibrio hídrico de la articulación es fundamental para mantener una adecuada estructura de la misma, regulada mediante los proteoglicanos, que actúan como una esponja. El organismo trata de regenerar el tejido articular dañado mediante la fabricación de condrocitos para conseguir así un aumento de proteoglicanos y colágeno que sustituyan las pérdidas ocasionadas. Mediante un proceso enzimático se elimina los restos del cartílago deteriorado manteniendo la articulación sin partículas extrañas.

Llegados a este punto, el enfoque terapéutico debe encaminarse a frenar el curso de desarrollo de la enfermedad, objetivo que no se consigue con los métodos exclusivamente paliativos como los analgésicos y antiinflamatorios. Numerosos estudios clínicos avalan la problemática del uso prolongado e incorrecto de los AINES (antiinflamatorios no esteroides):

> «En realidad, los medicamentos antiinflamatorios no esteroides empeoran a la osteoartritis. Realmente aceleran el deterioro del cartílago.» (Newman NM, Ling RSM, «Acetabular bone destruction related to non-steroideal anti-inflammatory drugs on chrondrocyte metabolism in vitro and in vivo», *Am J Med 83* (Suppl. 5A): 29-34, 1987). «Y no solo puede el uso de los fármacos empeorar el metabolismo subyacente básico de la osteoartritis, sino que tienen otros efectos adversos. Pueden causar náuseas, ocasionalmente pueden dañar al hígado y hasta pueden producir hemorragia en el tracto gastrointestinal. Más importante, pueden causar —según algunos investigadores— el síndrome del intestino permeable, el cual puede llegar a causar sensibilidades alimenticias y químicas, así como la formación de autoanticuerpos y el desarrollo de enfermedades autoinmunes» (Rogers Sherry, M.D., *Townsend Letter for Doctors & Patients, One of the best kept secrets in Medicine: osteoarthritis is reparable,* p. 108, April 1996).

En los últimos años la búsqueda de nuevos productos no agresivos para el tratamiento articular, capaces de frenar el desarrollo de la enfermedad y su deterioro, ha puesto de manifiesto la importancia en esta lucha de dos sustancias especialmente útiles:

— **La glucosamina.**
— **El condroitin sulfato.**

La glucosamina es una sustancia orgánica (síntesis de glucosa y un aminoácido, la glutamina) constitutiva de los proteoglícanos, bajo la forma de glucosaminglicanos, cuya función es estimular la elaboración de condrocitos y abastecer de agua al cartílago articular. En el mercado encontramos el **sulfato de glucosamina,** que es la sal sulfato del aminomonosacárido natural, glucosamina. El sulfato de glucosamina es un mucopolisacárido que se halla presente en importantes cantidades en:

— **Cartílagos.**
— **Tendones.**
— **Ligamentos.**

Se considera un antiinflamatorio de acción lenta en comparación con algunos fármacos como la indometacina, frente a la cual presenta una actividad entre 50 y 300 veces menor, pero el margen terapéutico de la glucosamina es muchísimo más amplio, pues su índice de toxicidad es entre 1.000 y 4.000 veces menor que el presentado por la indometacina.

El sulfato de glucosamina aumenta la síntesis de proteoglícanos y también la síntesis de colágeno tipo II. El equilibrio del sulfato de glucosaminas en nuestro organismo facilita:

— **la flexibilidad articular,**
— **la movilidad,**
— **la regeneración del cartílago sano,**
— **la recuperación del cartílago dañado,**
— **la protección del tejido conjuntivo,**
— **la protección del cartílago frente a procesos inflamatorios.**

Por la importancia de la muestra, cabe destacar un estudio clínico abierto conducido por 252 médicos, en el que más de 1.200 pacientes tomaron el sulfato de glucosamina por periodos de uno a dos meses. El 95 % experimentó efectos positivos, los cuales persistieron durante tres meses después (Tapadinhas, M. J.; Rivera, I. C. and Bignarnini A. A.: «Oral glucosamine sulfate in the management of arthrosis: report on a multi-centre open investigation in Portugal», *Pharmatherapeutica,* 3:157-68, 1982).

El **condroitin sulfato** es un mucopolisacárido formado por unidades repetidas de sulfato de glucosaminas de un tamaño 200 veces superior al sulfato de glucosamina. Igual que este, presenta una actividad antiinflamatoria que mejora el metabolismo del cartílago, disminuye la formación de granuloma e incrementa los niveles de ácido hialurónico endógeno. Otros estudios han demostrado que aumenta la concentración de proteoglicanos de la matriz pericelular y disminuye la actividad colagenolítica.

La **artrosis** se engloba dentro de las enfermedades primarias que afectan el sistema óseo. Sabemos que se trata de una degeneración no inflamatoria del cartílago articular y que los procesos inflamatorios asociados son una reacción del tejido al material de desecho producido por el daño articular. Es de sobra conocido que la artrosis aumenta con la edad y los cambios que con el trascurso del tiempo sufre el organismo; la terapéutica deberá, pues, estar encaminada a LA PREVENCIÓN. La composición del cartílago articular es bien conocida: 2/3 de agua y 1/3 de tejido cartilaginoso, cuyo componente principal es el colágeno, que se halla recubierto y protegido por una sustancia amorfa que se compone, a su vez, de ácido hialurónico y proteoglicanos. Los proteoglicanos están formados por proteínas y mucopolisacáridos (glucosaminoglicanos).

La edad produce un descenso en los porcentajes de glucosaminoglicanos del cartílago, siendo especialmente significativa la reducción de condroitin sulfato, que a edades avanzadas se encuentra minimizado. A los 90 años prácticamente ya no se encuentra condroitin-6-sulfato. La menopausia es la época de la vida de la mujer en que, por los cambios del sistema hormonal y la pérdida de las reservas de calcio, se agravan muchas patologías articulares.

La investigación ha demostrado, mediante el análisis del cartílago, cómo evoluciona el proceso de envejecimiento y su relación con los niveles de condroitin sulfato:

0-20 años, descenso del condroitin-4-sulfato.
20-50 años, descenso del condroitin-6-sulfato.

Por el descenso del condroitin sulfato podemos observar un descenso de los grandes proteoglicanos que se agrava a partir de los 50 años, cuando desciende el nivel se sulfato de queratano compuesto por el disacárido galactosa y N-acetilglicosamina-6-sulfato.

Una prevención responsable debe pasar por la incorporación a la dieta de las mujeres, en periodo climatérico y posmenopáusico, de aquellos suplementos que facilitan al organismo los recursos necesarios para mantener una óptima respuesta biológica.

La dosis media diaria de **sulfato de glucosamina** es de 1 y 1,5 gramos, dependiendo de la riqueza de glucosamina. Debe tomarse en periodos cíclicos de tres meses para que alcance su máxima efectividad.

Efectos secundarios: Raramente se han descrito trastornos digestivos leves y reacciones cutáneas.

Contraindicaciones: Embarazo y lactancia (no existen estudios clínicos por lo que es mejor evitar su consumo)

Interacciones: Disminuye la absorción de penicilina oral y cloramfenicol. Aumenta la absorción de las tetraciclinas orales.

En algunos países estas sustancias se consideran complementos alimenticios, mientras en otros están clasificados como medicamentos. Si desea tomarlos, deberá informarse al respecto.

En el marco del tratamiento articular existen también muchos principios vegetales que proporcionan excelentes resultados en la sintomatología inflamatoria y dolorosa; uno de los más sobresalientes es el *Harpagophytum,* conocido popularmente como garra del diablo.

Garra del Diablo *(Harpagophytum procumbens D.C.)*

Esta planta, que toma su nombre del aspecto curvo y espinoso que tienen sus frutos, es un excelente antiinflamatorio, analgésico, antiespasmódico, depurativo y antirreumático. Constituye un remedio de primera instancia frente a los problemas articulares como coadyuvante de cualquier forma de tratamiento. Se trata de una planta sobre cuyas cualidades existe una documentación excepcional; mi tesis de licenciatura en la Columbia State University versaba específicamente sobre la asociación de un antiinflamatorio no esteroide *(Harpagophytum procumbens)* y un inmunoestimulante no específico *(Echinacea angustifolia)* en el tratamiento de la artrosis de rodilla. Es, pues, un viejo conocido en cuyos resultados confío por su demostrada eficacia.

Por tratarse de una raíz de sabor desagradable, cuyos principios activos antiinflamatorios son heterósidos solubles en agua, la decocción resulta poco recomendable, máxime puesto que no es conveniente endulzarla; recomiendo siempre la utilización de preparados estandarizados en forma de cápsulas o comprimidos que se administrarán siempre con abundante agua y según la cantidad recomendada por el laboratorio productor. No aconsejo nunca los extractos o tinturas alcohólicos. Para que esta planta muestre toda su efectividad es necesario mantener el tratamiento un **mínimo de seis a ocho semanas.**

Efectos secundarios: Suave efecto laxante. La sobredosificación puede originar alteraciones hepáticas.

Contraindicaciones: Embarazo, por su efecto oxitócico. Úlcera gastruduodenal y gastritis crónica.

TRATAMIENTO BÁSICO DE LA POSMENOPAUSIA

Al levantarse: En ayunas, un zumo natural con lecitina de soja y levadura de cerveza.

DESAYUNO:

Diez minutos antes del desayuno: 30 gotas de **Extracto Fluido de ginkgo *(Ginkgo biloba L.)*** con agua o zumo.

Después del desayuno: Dos comprimidos de **garra del diablo *(Harpagophytum procumbens D.C.).***

COMIDA:

Diez minutos antes de la comida: 30 gotas de **Extracto Fluido de ginkgo *(Ginkgo biloba L.)*** con agua o zumo.

Después de la comida: Sulfato de glucosamina —500 miligramos— **y condroitin sulfato** —500 miligramos— **(en periodos de tres meses alternando con un mes de descanso).**

CENA:

Diez minutos antes de la cena: 30 gotas de **Extracto Fluido de ginkgo *(Ginkgo biloba L.)*** con agua o zumo.

Después de la cena: Dos comprimidos de **garra del diablo *(Harpagophytum procumbens D.C.).***

Infecciones genitales

LA existencia de flora bacteriana es normal en la vagina, al igual que lo es en el intestino o la mucosa bucal; la diferencia estriba en que existen bacterias que son benéficas para el ser humano y otras que producen infecciones propiamente dichas.

Los bacilos de Doederlein, que se encuentran en la vagina, son los auténticos precursores del equilibrio ácido y protección de la vagina, verdaderos «bacilos beneficos». La vagina es un medio ácido (pH 3,5 a 4,5) que garantiza (con sus secreciones claras, blanquecinas, de olor ligeramente salado —que aumentan o se vuelven más espesas a mediados del ciclo menstrual, cuando usted está ovulando—) la lubricación, humedad y no proliferación de gérmenes patógenos en su interior. No obstante, al margen de infecciones de transmisión sexual o exógenas, pueden producirse infecciones locales por la proliferación de bacterias u hongos que son residentes habituales del organismo. Cuando estos gérmenes se encuentran en pequeñas cantidades, como en el caso más común de **la cándida,** el sistema inmunológico y los mecanismos de defensa locales mantienen sus poblaciones en unos niveles que no resultan patológicos para el ser humano. Si, debido a bajadas bruscas de defensas —originadas por infecciones generales, antibióticos, malnutriciones, etc.—, el sistema inmunológico se ve desbordado, pueden aparecer infecciones que requieran un tratamiento específico. Casi todas las mujeres —con independencia de que mantengan o no relaciones sexuales— han tenido al menos una infección vaginal en su vida. En la vagina, la aparición de procesos infecciosos, bien sean bacterias u hongos, se caracteriza por los siguientes síntomas:

— Dolor.
— Ardores.
— Picor.
— Escozor.
— Secreción de flujo blanco, amarillo claro o espeso con olor.
— Dolor o irritación al orinar.
— Dolor o irritación al mantener relaciones sexuales.

Las infecciones vaginales se conocen con el nombre genérico de **vaginitis.** Las causas más comunes de estas infecciones son:

— Infecciones por hongos *(Candida albicans)* y micoplasmas. Aparece flujo de color blanco amarillento con formación de grumos, picor, ardor y enrojecimiento de la vulva. Los síntomas suelen aumentar antes de la menstruación.
— Trichomona (protozoo). Aparece una secreción acuosa purulenta, grisácea y frecuentemente con olor fuerte y desagradable, con picor, quemazón y sensación irritante que aumenta después de la menstruación.
— Vaginitis bacteriana *(Gardnerella vaginalis).* Aparece flujo blancuzco, gris o de color amarillo turbio, con un olor a «pescado» que aumenta cuando la secreción se vuelve alcalina al lavarse con jabón o durante y después del coito.
— Infección en el cuello uterino como gonorrea *(Neisseria gonorrhoeae)* o chlamydia.
— Estreptococos.
— *Escherichia coli* y estafilococos.
— Vaginitis virales y herpes virus.

Por último, cabe destacar que existen otros tipos de vaginitis mecánicas o no infecciosas. El estrés, la menopausia o el embarazo pueden también facilitar la aparición de infecciones vaginales por cambios en la acidez de la vagina.

Los factores desencadenantes de este tipo de procesos pueden ser diversos; algunos de los más comunes son los siguientes:

— Mecánico-infecciosos. Es importante que las niñas pequeñas aprendan a limpiarse de manera correcta después de defecar —de delante hacia atrás— para evitar el arrastre de bacterias de la zona del ano hacia la vulva; evitarán también el contacto de esta zona con las manos sucias, tierra, etc.
— El uso de jabones alcalinos, la composición de determinadas aguas, el exceso de cloro en el agua, las duchas vaginales o el uso de desodorantes vaginales pueden debilitar el manto ácido de la vagina y favorecer la aparición de infecciones vaginales.
— La humedad favorece la proliferación de hongos; por tanto, la zona de alrededor de la vulva debe permanecer siempre bien seca y evitarse las ropas mojadas (bañadores, etc.).
— Algunos medicamentos, como antibióticos, cortisona, inmunosupresores, óvulos o cremas espermicidas, incluso la píldora anticonceptiva, pueden debilitar la flora vaginal.
— Las ropas ajustadas o sintéticas que no permiten la transpiración normal de la zona.
— Uso de tampones o compresas a las que se produzcan respuestas alérgicas o imitativas. Algunos de estos productos incorporan perfumes, colorantes o blanqueantes irritantes.
— Relaciones sexuales de riesgo sin uso de preservativo.
— Las mujeres que utilizan diafragmas deben mantener una correcta limpieza de los mismos, asegurándose de lavarlos con agua tibia y jabón y de secarlos bien.

Algunas medidas de interés general para abordar globalmente el tratamiento:

— Deberá evitarse el coito —incluso con preservativo— hasta la completa recuperación aunque se halle en tratamiento, para evitar la irritación de las paredes vaginales sometidas a un proceso inflamatorio.
— Para la depilación del vello púbico se cuidará de no usar productos que puedan irritar la vulva, y aplicar tras la depi-

lación una **pomada de caléndula;** utilizar siempre instrumentos escrupulosamente limpios y **nunca cuchillas** —ni siquiera desechables.

— Será fundamental que **los dos miembros de la pareja** sigan un tratamiento conjunto para evitar reinfecciones. En el hombre los síntomas de algunas infecciones no son aparentes, pero pueden transmitirlos a sus compañeras; conviene consultar a un especialista que descarte la existencia de gérmenes de fondo e indique las medidas higiénicas o el tratamiento a seguir.

Un remedio tradicional para el tratamiento de las infecciones vaginales son los **óvulos de caléndula** ***(Calendula officinalis)*** que contienen 0,50 gramos de Tintura Madre de caléndula, por óvulo de 10 a 12 gramos, con una base de glicerina. Existen distintos preparados en el mercado con composiciones similares. Se aplicará un óvulo en la vagina por la noche al acostarse. Carece de efectos secundarios.

Los **óvulos de caléndula e hydrastis** ***(Calendula officinalis*** **e** ***Hydrastis canadensis)*** son también un remedio tradicional, muy efectivo y más activo que la caléndula; suelen aplicarse en infecciones cronificadas o de repetición. Su composición —para un óvulo de 10 a 12 gramos— es de 0,50 gramos de Tintura Madre de caléndula y 0,50 gramos de Tintura Madre de hydrastis. Se aplicará —salvo indicación expresa— un óvulo al acostarse. Carece de efectos secundarios.

Espliego *(Lavandula angustifolia L.)*

Muchas son las cualidades que atesora esta bella planta, tradicionalmente destinada a la elaboración de perfumes. El espliego es también eficaz como diurético, hipotensor y espasmolítico y tiene actividad digestiva y colerética. Para el tratamiento de la vaginitis nos interesa expresamente por el efecto antiséptico que posee; se emplea en irrigaciones vaginales, especialmente en los casos de candidiasis y vulvovaginitis. Para su aplicación local, se preparará en decocción de 10 minutos, en la cantidad de 50 gramos de la planta (sumidades floridas) por litro de agua. En casos agudos se aplicará tres veces al día. Carece de efectos secundarios o contraindicaciones a dosis terapéuticas.

Pie de León ***(Achemilla vulgaris L.)***

Utilizada históricamente como vulneraria, cicatrizante y antiséptica. En el tratamiento para la vaginitis es recomendable en lavados o irrigaciones vaginales, 50 gramos de la planta por litro de agua en decocción de cinco minutos. Dos aplicaciones diarias normalmente. Carece de efectos secundarios o contraindicaciones a dosis terapéuticas en su aplicación local.

Roble ***(Quercus robur L.)***

Esta planta —y más concretamente la corteza de sus ramas jóvenes— es un excelente antiinflamatorio y antiséptico de las mucosas. Para lavados y gargarismos en el tratamiento de faringitis, laringitis, amigdalitis y estomatitis, aparece recogido en muchos tratados de fitoterapia. Su aplicación en la vaginitis (irrigaciones o lavados vaginales) es menos conocido, pero resulta muy efectivo y es de actuación rápida. Se preparará en decocción de 10 minutos, 60 gramos por litro de agua. Dos aplicaciones diarias. Carece de efectos secundarios o contraindicaciones a dosis terapéuticas en su aplicación local.

Para optimizar el tratamiento local es recomendable tomar por vía interna alguna planta inmunoestimulante que aumente las defensas globales del organismo y alguna de efecto antiséptico.

Echinácea ***(Echinacea angustifolia DC.)***

El uso de la echinácea como coadyuvante en la prevención y tratamiento de los procesos infecciosos está plenamente documentado y tiene en el terreno concreto de las infecciones vaginales una aplicación que no podemos obviar dada la complejidad de los procesos de resistencia a los tratamientos con antibióticos convencionales que desarrollan muchos gérmenes y la interrelación entre las bajadas inmunológicas y la proliferación de algunos gérmenes como la *Candida albicans.*

Extracto Fluido de echinácea ***(Echinacea angustifolia DC.).*** Se tomarán de 20 a 30 gotas tres veces al día, disueltas en un poco de agua o zumo.

Tintura Madre de echinácea ***(Echinacea angustifolia DC.).*** Se tomarán de 30 a 40 gotas tres veces al día, disueltas en un poco de agua o zumo.

Carece de efectos secundarios o contraindicaciones en las dosis indicadas. En altas dosis puede aparecer sialorrea.

Ajo *(Allium sativum L.)*

Además de un alimento, el ajo es un auténtico y buen recurso terapéutico. Las antiguas matronas combinaban la toma de ajos por vía interna con aplicaciones locales en la vagina. Para este fin recomendaban pelar un diente de ajo despojándolo de la capa externa de piel y atravesarlo con un hilo de algodón, de manera que se pudiera introducir en la vagina como si fuera un óvulo y retirarlo después simplemente estirando del hilo. La recomendación incluía cambiar el ajo cada dos horas durante el día y descansar por la noche. Esta práctica era mantenida durante cuatro días y se complementaba con irrigaciones vaginales de diferentes plantas. En la actualidad esta práctica se encuentra en desuso y, de ser necesario, se utilizan óvulos preparados con extracto de ajo.

En uso interno (siempre dependiendo de la tolerancia digestiva o existencia de úlceras, gastritis, etc. —en cuyo caso está contraindicado—), pueden tomarse dos o tres dientes de ajo al día mezclados con el alimento o directamente troceados con un poco de líquido. Para evitar el olor o los trastornos digestivos, puede recurrirse a preparados dietéticos de ajo desodorizado en forma de perlas o cápsulas.

Contraindicaciones: Úlceras, gastritis.

Otras alternativas

Un remedio tradicional de excelentes resultados para recuperar el equilibrio ácido de la vagina son las **duchas vaginales con yogur** activo no pasteurizado.

El uso de **suero láctico,** también conocido como **suero de leche,** proporciona unos resultados inmejorables para el tratamiento de las vaginitis en general. El suero láctico puede prepararse a partir de leche fresca del día, separando con fermentos o simplemente con limón el suero de la leche cuajada; basta con llevar la leche a punto de ebullición y añadir el zumo de un limón para que se cuaje, quedando un líquido claro ligeramente amarillento que se utilizará en irrigaciones vaginales dos veces al día. Existen en el mercado sueros lácticos ya preparados de excelente calidad, algunos de ellos son más concentrados que los de preparación doméstica y pueden diluirse en agua para su aplicación.

Algunas matronas recomendaban (para el tratamiento de la vaginitis) un preparado a base de medio litro de agua y dos cucharadas de **vinagre de vino,** asegurando sus excelentes resultados; pero no tengo ninguna experiencia en su utilización.

Otro recurso tradicional es la utilización de infusiones **de manzanilla** ***(Matricaria chamomilla L.)*** a la que se añade el **zumo de un limón**. Se prepara a razón de 60 gramos de flores de manzanilla por litro de agua, añadiendo después a la infusión el zumo de un limón.

Conviene prepararla siempre cuando se vayan a realizar las irrigaciones.

Tratamiento con sales de Schüssler

Algunas sales de Schüssler se muestran muy útiles en el tratamiento de las infecciones vaginales, especialmente: **Kalium sulphuricum D6 y Calcium sulfuricum D6.**

Tratamiento con homeopatía

El tratamiento homeopático en las infecciones vaginales requiere mucha experiencia, pero existen algunos remedios de amplio espectro que pueden proporcionar buenos resultados. Destacan: **Collibacillinum 5 CH, Pulsatilla 5 CH, Hydrastis 4 CH** y **Pyogenium 7 CH.**

Tratamiento con oligoterapia

En el tratamiento con oligoterapia seguiremos el esquema básico de los procesos infecciosos con: **Mn + Cu (manganeso + cobre), Cu + Au + Ag (cobre + oro + plata) y Cu (cobre),** estos remedios son especialmente interesantes en los procesos crónicos por su actividad sobre el terreno infeccioso.

TRATAMIENTO BÁSICO DE LAS INFECCIONES GENITALES

Al levantarse: Una ampolla en ayunas de **Mn + Cu (manganeso + cobre)** en días alternos con **Cu + Au + Ag (cobre + oro + plata).**
Ducha vaginal con suero láctico.

DESAYUNO:

Diez minutos antes del desayuno: Una tableta sublingual de **Kalium sulphuricum D6** y otra de **Calcium sulfuricum D6.**
Después del desayuno: 30 gotas de **Extracto Fluido de echinácea *(Echinacea angustifolia DC.)*** con un poco de agua o zumo.
A media mañana: Dos gránulos sublinguales de **Pyrogenium 7 CH.**

COMIDA:

Diez minutos antes de la comida: Una tableta sublingual de **Kalium sulphuricum D6** y otra de **Calcium sulfuricum D6.**
Después de la comida: 30 gotas de **Extracto Fluido de echinácea *(Echinacea angustifolia DC.)*** con un poco de agua o zumo.
A media tarde: Dos gránulos sublinguales de **Collibacillinum 5 CH.**

CENA:

Diez minutos antes de la cena: Una tableta sublingual de **Kalium sulphuricum D6** y otra de **Calcium sulfuricum D6.**

Después de la cena: 30 gotas de **Extracto Fluido de echinácea** ***(Echinacea angustifolia DC.)*** con un poco de agua o zumo.

Al acostarse: Un óvulo de caléndula e hydrastis ***(Calendula officinalis*** e ***Hydrastis canadensis).***

El herpes genital

EL herpes genital es una infección vírica de transmisión sexual en la que se alternan episodios repetidos y cíclicos de pequeñas erupciones vesiculosas, muy dolorosas en los órganos genitales y épocas de inactividad del virus. Más del 75 % de las personas infectadas por el virus HSV-2 no tienen síntomas de ningún tipo entre las fases agudas, pero cuando se produce una recaída los síntomas son muy evidentes y dolorosos.

La cifra estimada de personas que sufren herpes genital en el mundo es de 86 millones de individuos aproximadamente; otras estadísticas hablan de 1 por cada 1.000 personas. Aunque es imposible conocer con exactitud las cifras reales, lo que está fuera de toda duda es el incremento progresivo de la enfermedad en los últimos decenios. En 1994 el *International Herpes Management Forum (IHMF)* informó de los datos obtenidos en nueve países controlados en los años anteriores, demostrando el crecimiento alarmante del herpes genital, que supera a otras enfermedades de transmisión sexual como la gonorrea o la sífilis.

El herpes genital se origina por virus pertenecientes al grupo *herpevirus hominus.* Se clasifican como herpes simple tipo 1 (HSV-1) y como herpes simple tipo 2 (HSV-2); ambos virus se transmiten por contacto sexual pene-vagina, boca-genitales o relaciones sexuales anales, y aparecen combinados en muchos cuadros infecciosos aunque el virus tipo 1 (HSV-1) responsable del conocido herpes labial es causa exclusivamente de entre el 5 y 10 % de los herpes genitales. Los epidemiólogos estadounidenses que, por su incidencia en la población, han investigado ampliamente la enfermedad, consideran que *el 90 % de la población ha estado expuesta al VHS-1 (herpes oral) y que el 25 % de la población entre 25-45 años de edad de los Estados Unidos ha estado expuesta a la infección por el VHS-2 (herpes genital)*. Los sujetos infectados por el virus pueden desconocer su estado si la infección carece de síntomas evidentes, pero pueden transmitir igualmente la enfermedad liberando el virus a través de la mucosa durante las relaciones sexuales. La infección inicial del herpes oral VHS-1 generalmente ocurre en la niñez y no se clasifica como una enfermedad de transmisión sexual. El 80 % de la población adulta es portadora del virus del herpes simple y puede haberlo adquirido de manera no sexual; no obstante, en la edad adulta puede producir herpes genital a través de transmisión durante el sexo orogenital, por lo que ambas cepas del virus se pueden considerar de transmisión sexual.

El uso de preservativo de látex es la actuación más segura para evitar el contagio del virus del herpes genital, de otro modo la prevención es imposible, dado que puede existir sin síntomas evidentes de infección: es imprescindible que aquellas personas que se sepan portadoras del virus adviertan a sus parejas y tomen **siempre** las medidas oportunas para no transmitir la enfermedad. Asimismo, resulta inexcusable que las personas aquejadas de herpes genital eviten el contacto sexual cuando presentan lesiones activas.

Los síntomas iniciales del desarrollo de la enfermedad presentan signos generales y locales. Entre los generales hay que resaltar:

— Dolores musculares generalizados.
— Fiebre.
— Malestar.
— Falta de apetito.

La manifestación de los síntomas locales se produce inicialmente en la zona que ha tenido contacto con la mucosa oral o genital, siendo los lugares más comunes en la mujer la vulva, vagina y cérvix; en el hombre aparece en el glande, escroto y a lo largo del pene. En ambos sexos se pueden ver afectados la cara interna de los muslos, el ano y la boca. Los síntomas locales de infección más comunes, según su secuencia de aparición, son:

— Sensación de ardor y dolor en la piel.
— Irritación e hipersensibilidad de la zona.
— Formación de vesículas con fondo rojizo y llenas de un líquido claro o amarillento.
— Rotura de las ampollas.
— Aparición de úlceras en el lugar de las ampollas.
— Aparición de costras que cicatrizan entre los 7 y 14 días.
— En la mujer, además, puede aparecer dolor al orinar, flujo vaginal e inflamación de los ganglios inguinales.

En la actualidad, una vez que un sujeto se halla infectado por el virus **no se puede curar por completo;** las crisis agudas dependen en buena medida del estado del sistema inmunológico, de manera que pueden distanciarse hasta doce o catorce meses, o, si existen malas condiciones inmunológicas, hacerse prácticamente permanentes.

Los datos aportados deben hacer pensar a la mujer especialmente en la trascendencia del problema; digo especialmente porque esta enfermedad es más problemática y de consecuencias más graves para las mujeres que para los hombres —para quienes generalmente las crisis agudas son más leves y de duración más corta—. Algunas de esas graves secuelas para la mujer son:

— El virus del herpes genital aparece implicado en la aparición del cáncer de útero, se agrava combinado con el virus HPM responsable de los condilomas (verrugas) genitales, constituyendo un factor de riesgo añadido.
— La presencia del virus en la zona genital puede ser transmitida a los niños durante el parto, originando cuadros muy graves como meningitis víricas y cuadros herpéticos. Si los cultivos indican que el virus se halla activo en el canal del parto o zonas adyacentes, puede ser recomendable practicar una cesárea para evitar graves riesgos al bebé.

Existen diferentes causas que se han mostrado como probables desencadenantes de crisis recurrentes después de adquirida la enfermedad. Algunas de las más claras son: irritación mecánica, irritaciones solares, sobreexposición solar y quemaduras, contactos sexuales, menstruaciones largas y profusas, procesos depresivos, estrés, infecciosas bacterianas, infecciones del VIH, hepatitis crónica. En general, todas aquellas situaciones orgánicas que puedan inducir la inmunodepresión son susceptibles de originar una nueva recaída; las bajadas generales de defensas son el principal causante de recidivas; de este hecho podemos deducir cuál es la mejor manera de mantener el virus inactivo: dotar a nuestro sistema inmunológico de todos aquellos medios susceptibles de mejorar su capacidad defensiva. El tratamiento alopático convencional se basa en la administración de antivíricos o retrovirales cuyo espectro de actuación limitado y efectos secundarios son bien conocidos, máxime en un proceso crónico donde la paciente es susceptible de seguir de forma continuada el mismo tipo de tratamiento sintomático.

Dentro de las terapias naturales existe un amplio abanico de productos que han demostrado muy buenos niveles de efectividad en el tratamiento del herpes genital, tanto en las fases agudas como en la prevención de las recaídas. Al margen del tipo de tratamiento, según mi experiencia es fundamental empezarlo siempre lo antes posible —con la aparición de los primeros síntomas—, tratando la fase aguda de la manera menos agresiva posible para el organismo y activando periódicamente el sistema inmunológico en previsión de recaídas.

Tratamiento con fitoterapia

Corazoncillo *(Hypericum perforatum L.)*

Esta planta, también conocida como hipérico o hierba de San Juan, se ha popularizado para uso interno como antidepresivo (se la califica de «prozac vegetal»); quizá por este hecho, pocos autores se han preocupado de su uso como vulneraria y antiséptica. Sin duda alguna, es una de las plantas más polivalentes para tratar heridas, úlceras, abscesos, fístulas y quemaduras. En mi libro *Las 40 plantas medicinales más populares* (Edit. Edaf) explicaba de forma clara cómo preparar el **aceite de hipérico,** un producto que no debería faltar en ningún botiquín casero. Si le resulta difícil encontrar la planta para elaborar el preparado, existen comercializados distintos productos tanto en crema como en aceites que pueden ser de gran utilidad en el tratamiento de todos los procesos herpéticos. Su aplicación sobre las zonas afectadas debe realizarse varias veces al día después de lavar la zona meticulosamente con agua tibia. Recomiendo empapar un paño de algodón o lino en el aceite y dejarlo sujeto de forma permanente en las zona a tratar. Sus resultados son óptimos aplicados en cualquier fase del desarrollo del herpes. Puede aplicarse una vez al día como método de mantenimiento en los periodos asintomáticos, de manera que la piel se regenere y se encuentre en perfectas condiciones frente a las recaídas.

Carece de efectos secundarios en las aplicaciones locales. Conviene no tomar el sol mientras se realice el tratamiento, puesto que en contadas ocasiones puede originar fotosensibilidad en la piel.

Melisa *(Melissa officinalis L.)*

Esta planta es otra de las grandes olvidadas para uso tópico. Sus cualidades en el tratamiento del sistema digestivo y nervioso han eclipsado otras excelentes propiedades como antivírica, antiséptica y cicatrizante. Las **pomadas** preparadas con extracto de melisa, con una concentración de 70:1, son un remedio sumamente efectivo para el tratamiento de todo tipo de herpes —incluido el genital— que pueden utilizarse durante periodos prolongados sin ningún riesgo. Se aplicará cuatro veces al día después de lavar la zona con agua tibia.

Carece de efectos secundarios o contraindicaciones en uso externo, salvo sensibilidad alérgica individual. Algunos autores señalan que su aplicación local puede potenciar la actividad de fármacos sedantes, pero personalmente no he observado nunca este efecto.

Áloe *(Aloe vera L.)*

Poca presentación necesita esta popular planta. El uso del áloe en el tratamiento dermatológico y cosmético es antiquísimo y su efectividad está refrendada por la cantidad de productos derivados de esta planta que se comercializan con excelente acogida y satisfacción del público en general. Para el tratamiento del herpes recomiendo utilizar siempre las **cremas o pomadas** con una base ligeramente grasa —mejor que el gel puro, jabones u otro tipo de preparados—, pues la base grasa favorece una mejor actuación del producto. Deberá buscar en el mercado —o pedir a su farmacéutico que le prepare— una crema con una concentración de áloe de 0,5 % que se aplicará sobre la zona afectada tres a cuatro veces al día, después de lavarla con agua tibia.

Carece de efectos secundarios y contraindicaciones en su aplicación tópica.

Tratamiento con geoterapia

La aplicación de compresas de arcilla irradiada de uso cosmético o dietético —nunca arcilla para modelar— sobre la zona afectada es uno de los procedimientos más rápidos para acortar la evolución de los procesos herpéticos y aliviar las molestias locales. El tratamiento resulta un poco más engorroso que otros, pero sus efectos son realmente buenos.

Con la ayuda de un utensilio de madera o la misma mano, mezclaremos, en un recipiente de cristal o loza (nunca plástico o metal), una cantidad de agua mineral a temperatura ambiente con la cantidad de arcilla necesaria para formar una masa consistente, ni muy dura ni muy blanda; una vez preparada la mezcla, basta aplicarla sobre la zona a tratar —con un espesor aproximado de un centímetro— y cubrirla con un paño para evitar que se mueva. La mujer permanecerá tumbada durante el tiempo suficiente como para que la mezcla se endurezca; después se retirará con agua tibia y se aplicará *otra cataplasma*. Este procedimiento *continuo* resulta muy útil en las fases agudas, cuando el herpes está brotando, para acelerar el proceso; llega a evitar la formación de ampollas y alivia muchísimo el dolor y las molestias inherentes. En los casos menos agudos puede utilizarse durante la noche y alternarlo con las cremas o pomadas indicadas en el apartado de fitoterapia. Carece de efectos secundarios y contraindicaciones.

Complementos dietéticos

La toma diaria de de 300 a 600 u.i. de **vitamina E**, siempre que no esté contraindicada con algún medicamento o trastorno vascular específico, resultará muy beneficiosa en el tratamiento de los procesos herpéticos. Algunos profesionales defienden los óptimos resultados obtenidos con la utilización suplementaria de **vitamina D;** personalmente no he comprobado nunca este tipo de tratamiento.

El aminoácido **L-Lisina** se ha mostrado útil en la prevención de los brotes continuados de herpes, no así en el tratamiento de las crisis agudas. La dosis mínima es de 1,250 miligramos de L-Lisina por día, aunque en algunos estudios clínicos se han llegado a prescribir hasta tres gramos durante seis meses; personalmente considero muy alta esta dosificación, pues el consumo continuado de estas cantidades puede elevar los niveles de colesterol e incrementar el riesgo de litiasis biliar.

Otras recomendaciones

Existe un tratamiento poco conocido de efecto sorprendentemente rápido en muchos casos, aunque debo señalar que en otros se muestra por completo ineficaz; no obstante, vale la pena comprobar la respuesta individual, pues cuando funciona su acción es notable, además de resultar económico y fácil de utilizar y carecer de efectos secundarios y contraindicaciones. El procedimiento es el siguiente:

Se aplicará sobre la zona afectada una capa de yogur no pasteurizado y seguidamente una capa de vitamina C cristalizada o en polvo; se dejarán actuar durante media hora, retirándose posteriormente con agua tibia. Repetir tres veces al día —de ser eficaz, se observarán resultados a las tres o cuatro aplicaciones.

Es imprescindible mantener una dieta rica en alimentos y complementos alcalinizantes, ensaladas, verduras, frutas, productos germinados, algas, complejos inmunoestimulantes, así como evitar situaciones de estrés o agotamiento físico y psíquico. También es necesario reducir al máximo la toma de fármacos inmunodepresores. Recomiendo tener presentes las observaciones del capítulo sobre los problemas óseos en la premenopausia, en el que se habla sobre la regulación del pH, ya que puede ser de gran utilidad a la hora de regular el terreno infeccioso.

Tratamiento con homeopatía

Ranunculus bulbosus 5 CH, Arsenicum album 5 CH, Rhus toxicodendrom 5 CH, Sepia officinalis 5 CH, Graphites 5 CH.

Sales de Shüssler

Natrium muriaticum D6 se puede utilizar como coadyuvante en el tratamiento de los procesos herpéticos. Tres tomas diarias. Combinar con la aplicación local de **Natrium muriaticum D6** en pomada.

Atendiendo al contenido de las vesículas herpéticas, podemos establecer un tratamiento interno que resulte específico para cada tipo de proceso:

— Ampollas acuosoamarillentas: **Kalium chloratum D6.**
— Ampollas con contenido denso de color amarillento: **Natrium phosphoricum D6.**
— Ampollas de coloración amarillo oscuro: **Natrium sulfuricum D6.**
— Ampollas con contenido claro, casi transparente: **Natrium muriaticum D6.**
— Ampollas con líquido maloliente: **Kalium phosphoricum D6.**
— Ampollas con contenido denso color blanquecino: **Calcium phosphoricum D6.**

Atención

Recuerde siempre que el herpes es una infección vírica y que debe mantenerse una higiene y asepsia meticulosa con la ropa, toallas y todos aquellos elementos que entren en contacto con las zonas afectadas para evitar contagios, especialmente cuando las ampollas o úlceras se hallan en fase activa.

TRATAMIENTO BÁSICO DEL HERPES GENITAL

Al levantarse, una ampolla en ayunas de **Cu + Au + Ag (cobre + oro + plata).**

Lavado con agua tibia y aplicación de **pomada de melisa *(Melissa officinalis L.).***

DESAYUNO:

Diez minutos antes del desayuno: Dos gránulos sublinguales de **Ranunculus bulbosus 5 CH.**

Después del desayuno: 1,250 miligramos de L-Lisina.

A media mañana: Una tableta sublingual de **Natrium muriaticum D6.**

COMIDA:

Diez minutos antes de la comida: Dos gránulos sublinguales de **Ranunculus bulbosus 5 CH.**

A media tarde: Una tableta sublingual de **Natrium muriaticum D6.**

CENA:

Diez minutos antes de la cena: Dos gránulos sublinguales de **Ranunculus bulbosus 5 CH.**

Después de la cena: 300 a 600 u.i. de **vitamina E.**

Al acostarse: Lavado con agua tibia y aplicación de **aceite de hipérico *(Hypericum perforatum L.).*** Mantener una gasa o paño de algodón durante la noche.

Bartolinitis

Las glándulas de Bartolino tienen como función segregar un fluido encargado de lubricar la entrada de la vagina favoreciendo principalmente las relaciones sexuales; están situadas a ambos lados de la vagina, entre la pared genital y los labios menores. En condiciones normales pasan completamente desapercibidas, pues no se observan a simple vista salvo cuando se hallan inflamadas y producen lo que se conoce como bartolinitis.

Esta inflamación se origina por un proceso obstructivo de una o ambas glándulas, lo que origina un aumento de su volumen debido al líquido retenido que afecta las zonas adyacentes al no poder drenar con facilidad; simultáneamente o con posterioridad aparece un proceso infeccioso que encuentra en los fluidos retenidos un caldo de cultivo ideal para expandirse de forma rápida, causando un dolor muy intenso al menor movimiento o contacto de la zona o sus anexos. No obstante, hay que descartar siempre la presencia de quistes o tumores que originen la obstrucción. En los procesos agudos puede llegar a producir fiebre e incluso desmayos por el intenso dolor; toda la vulva se convierte en un foco doloroso que se agrava al caminar, sentarse o incluso tumbada en la cama. Tanto el movimiento como el reposo pueden agravar los síntomas, por lo que en muchos casos, si no se trata en sus inicios, para aliviar los síntomas el cirujano tiene que realizar una ligera incisión que permita el drenaje en previsión de situaciones más críticas.

Uno de los remedios tradicionales que mejores resultados proporciona consiste en realizar una infusión de 100 gramos de

Hipérico *(Hypericum perforatum L.)* en un litro de agua, dejándola reposar durante 10 minutos; después de colada y ya fría se preparará una cataplasma con el líquido resultante y arcilla —que puede encontrase en cualquier centro de dietética, farmacia o herboristería y sirve tanto la de uso cosmético como la de uso interno, pero nunca arcilla de modelar—. En un recipiente de cristal o loza —no metal o plástico—, y removiendo la mezcla con una cuchara de madera, se procurará obtener una consistencia pastosa ni demasiado líquida (dificulta la aplicación) ni demasiado espesa (se seca con excesiva rapidez); se aplicará directamente sobre la zona sin gasas o paños de por medio; el espesor de la cataplasma será por lo menos de un centímetro y no se retirará hasta que esté prácticamente seca. Es importante permanecer en reposo durante el proceso, así que procure adoptar la postura más cómoda posible —que puede aprovechar para leer, escuchar música o simplemente relajarse—, y taparse bien para evitar el frío. Se retirará la cataplasma con agua fresca, aplicándose después una ligera capa de aceite de hipérico con un suave masaje. Esta aplicación debe repetirse tantas veces como sea necesario hasta que la inflamación se reduzca, y puede hacerse durante la noche y dormir con ella; procure cubrirse con un paño de algodón o lana para evitar enfriamientos o manchar la ropa de la cama.

Esta práctica puede resultar ligeramente engorrosa por su preparación y aplicación, pero vale la pena frente a la alternativa del bisturí.

Mirra *(Commiphora marmol L.)*

A menudo los tratados se refieren a la mirra como una resina, aunque realmente contiene una pequeñísima porción de esta sustancia. Es un poderoso antiséptico, especialmente eficaz utilizada en forma de gargarismos, para las afecciones de la garganta, faringitis y laringitis, así como en lavados bucales para casos de gingivitis y estomatitis; también recomendado tradicionalmente para la higiene de la boca tras las extracciones dentales. En el tratamiento de la bartolinitis se prepara diluyendo en agua tibia una cucharada sopera por litro de agua; se lavará bien la zona y se aplicará empapada en forma de compresa dejándola actuar durante 15 minutos; una vez retirada la compresa, se espolvoreará la zona con mirra reducida a polvo —lo más finamente molido que resulte posible— manteniéndolo durante media hora y retirándose con el mismo preparado utilizado para la aplicación de las compresas.

Endometriosis

La endometriosis constituye uno de los retos más difíciles con los que se enfrenta actualmente la ginecología. La complejidad del problema es doble: por una parte, su progresión en los últimos años es muy significativa, pues alrededor del 15 al 20 % de las mujeres durante sus años reproductivos se ven afectadas en algún grado por la endometriosis; por otra parte, no existen alternativas terapéuticas que realmente constituyan una solución si excluimos las puramente quirúrgicas, que no siempre consiguen resultados satisfactorios. El volumen de mujeres que sufren de endometriosis llega hasta un 20 % de la población global; esta cifra se incrementa hasta un 40 % en el caso de mujeres no fértiles.

La etiología de la endometriosis sigue siendo confusa, barajándose diversas teorías sobre sus causas, aunque muchos especialistas coinciden en reconocer que el origen pueda muy fácilmente englobar un buen porcentaje de cada uno de los supuestos sin descartar plenamente ninguno. Las teorías más sólidas y contrastadas son:

— La constitucional, que parte de la base de que existen mujeres que presentan factores hereditarios que predisponen a la endometriosis. Aparece con mayor frecuencia en mujeres con madres o hermanas que padecen la enfermedad.

— La llamada menstruación retrógrada, basada en la teoría de que las células del endometrio que se liberan durante la menstruación pueden retornar a través de las trompas de Falopio y llegar a la pelvis, donde se diseminan implantándose y creciendo en las zonas adyacentes.

— La teoría inmunológica, que parte de la base de que el sistema inmunológico se ve bloqueado como consecuencia de algún tipo de alteración inespecífica y permite que el tejido endometrial se disemine, implante y crezca en áreas diferentes al endometrio sin que el organismo sea capaz de controlar esta proliferación.

La endometriosis, sea cual sea su causa, presenta las siguientes características: el tejido endometrial, que reviste internamente el útero y es eliminado durante la menstruación, prolifera y crece fuera del útero; su presencia origina tumores o engrosamientos del tejido que producen:

— Fuertes dolores **antes y durante los periodos menstruales.**
— **Dolor durante el acto sexual.**
— Sangrados profusos e irregulares.
— En muchos casos se origina infertilidad, pues **puede proliferar tejido en la trompa de Falopio y en el ovario, impidiendo la permeabilidad de las trompas, de manera que el óvulo no puede alcanzar el útero.**

La endometriosis puede afectar zonas muy dispares, especialmente el llamado «fondo de saco» (localizado hacia el final de la vagina y detrás del útero); desde allí se irradia hacia: los ovarios, el tejido que recubre la pélvis, las trompas de Falopio, la vejiga, la vagina, los intestinos, el recto, partes externas del útero. **Se produce con mayor frecuencia en mujeres sin hijos entre los 25 y 40 años de edad, aunque puede afectar a cualquier mujer en edad de procrear, inclusive aquellas que ya han tenido descendencia. Es preciso insistir en la importancia de respetar escrupulosamente los controles ginecológicos, pues no siempre produce sintomatología. Los síntomas pueden ser muy difusos hasta estadios avanzados; en otras ocasiones, ni siquiera la existencia de endometriosis avanzada produce síntomas especialmente significativos, pues no siempre existe una relación entre la intensidad de las molestias y el tamaño de las masas endometriales —el dolor, en buena medida, dependerá de la zona en que se hallen albergadas.**

Una vez que las células endometriales se implantan en un tejido fuera del útero se convierten en un problema, pues cada mes los ovarios producen hormonas que estimulan a las células del revestimiento uterino a que se multipliquen y se preparen para recibir un óvulo fecundado (se inflaman y engrosan). Las células endometriales fuera del útero responden de la misma manera ante esta señal, pero carecen de la capacidad de separarse del tejido donde están alojadas y desprenderse durante el periodo menstrual. En ocasiones, sangran un poco, pero sanan y son estimuladas de nuevo durante el siguiente ciclo. Este proceso continuo produce que durante la menstruación los tumores endometriales puedan sangrar, ya que responden a los estímulos del ciclo hormonal, igual que el tejido endometrial, pero al no poder eliminar de forma natural la sangre como sucede en las paredes uterinas se producen procesos inflamatorios y congestiones en los tejidos y zonas anexas. Frente a esta agresión cíclica del tejido, el organismo puede responder generando adherencias compuestas por tejido cicatrizante. Estas adherencias suelen originar los síntomas dolorosos más serios y persistentes de tipo calambroide que se presentan durante el ciclo menstrual; no obstante, dada la magnitud de la inflamación y la existencia de tejido adherente permanente, las molestias pueden permanecer a lo largo de todo el ciclo hormonal hasta la menstruación siguiente, siendo estas las formas más invalidantes de la enfermedad por lo mucho que pueden llegar a limitar la vida de la mujer.

La endometriosis suele ser diagnosticada entre los 25 y 35 años, pero el problema se inicia habitualmente al aparecer la menstruación en la adolescencia, con síntomas difusos como calambres o malestar severo, aunque estos suelen ser ignorados o erróneamente considerados molestias «normales». No me cansaré de repetir que nuestro organismo no da señales de alarma de forma aleatoria; el dolor, la inflamación o cualquier otro síntoma, es siempre un indicio de que algo no está funcionando de forma correcta y *ese* es el momento de actuar. Es inconcebible que muchas mujeres tengan que pasar sus ciclos menstruales a base de calmantes o antiinflamatorios, resignadas a la *normalidad* del hecho, sin alternativa de tratamiento. Y por si fuera poco, un porcentaje elevado acabará sufriendo problemas como la endometriosis, que solo se diagnosticará cuando la presencia de la proliferación del tejido la haga evidente.

Algunas condiciones específicas se consideran dentro de los factores de riesgo para sufrir endometriosis, por lo que habrá que prestar especial atención a los siguientes supuestos:

— Aparición temprana de la menstruación con ciclos dolorosos.
— Ciclos menstruales de 27 días o menos.
— Menstruaciones con duraciones de siete días o más.
— Los orgasmos durante el ciclo menstrual se han vinculado a la menstruación retrógrada y pueden incrementar factores de riesgo.

En muchas ocasiones, las endometriosis leves no son sometidas a tratamiento y simplemente «se vigilan»; en los casos más agudos, el tratamiento alopático convencional se orienta a controlar la producción de estrógenos y progesterona que estimulan los tumores endometriales; en otros casos se prescribe cirugía para eliminar las masas endometriales o un tratamiento mixto que comprenda tratamiento farmacológico y quirúrgico. Dentro de los tratamientos quirúrgicos, el más drástico y definitivo consiste en practicar **la histerectomía radical (extirpación del útero y de ambas trompas y ovarios). Con esta intervención se origina una menopausia quirúrgica y, aunque se elimina el problema, se incapacita a la mujer para procrear y la introduce en una menopausia precoz que también puede generar otro tipo de complicaciones si no es tratada convenientemente. Dentro de los tratamientos medicamentosos, algunos especialistas proponen el uso de liberadores de hormonas foliculoestimulantes y luteinizantes que, utilizados durante largos periodos, interrumpen la producción de estrógenos, como consecuencia de lo cual las masas endometriales cesan su actividad, pudiendo originarse mejorías sintomáticas parciales, pero con los efectos secundarios propios del tratamiento y síntomas similares a los de la menopausia.**

Alternativas terapéuticas

De todas las alternativas terapéuticas que pueden barajarse, por mi experiencia profesional considero que el uso de enzimas proteolíticas puede brindar una alternativa terapéutica muy significativa en el tratamiento de la endometriosis, no solamente como tratamiento asintomático, sino buscando un enfoque global del problema. Como esta alternativa terapéutica puede resultar novedosa para muchos lectores, explicaré las bases en las que se asienta el tratamiento.

La inflamación es un mecanismo de defensa mediante el cual el organismo aísla y cerca un proceso patológico. Esta demarcación del tejido alterado se caracteriza por un desequilibrio intersticial en el que proliferan restos celulares provenientes de lesiones —más o menos significativas—, así como materiales antigénicos encargados de la reparación tisular.

En condiciones óptimas, el organismo es capaz de reparar las lesiones que se presentan y a su vez eliminar los restos de sustancias nocivas para el tejido. No obstante, si los mecanismos de reparación tisular, los mecanismos de defensa endógenos y el sistema de eliminación fallan o no se hallan bien sincronizados, nos encontramos con gran probabilidad en la primera fase de una inflamación recurrente que puede cronificarse y sentar las bases de procesos degenerativos e incluso autoinmunes. Sabemos que muchos de estos detritus y complejos antígeno-anticuerpo pueden escapar del sistema fagocitario o no ser degradados por los mecanismos endógenos habituales.

La búsqueda de alternativas a la estrategia terapéutica clásica, basada en los antiinflamatorios no esteroides (AINES), corticoides y analgésicos, pasa forzosamente por el uso de preparados enzimáticos como sustitutos o coadyuvantes, que han demostrado su alto nivel de efectividad en las patologías inflamatorias.

Algunas enzimas actúan como un modulador específico del proceso inflamatorio acelerando el ritmo de recuperación natural. Normalizando el desequilibrio tisular como reguladores biológicos y limitando el desarrollo de la inflamación a los tejidos adyacentes. Este aspecto de demarcación juega un papel decisivo en muchos procesos inflamatorios que afectan a tejidos en los que el cuadro mórbido se desarrolla rápidamente.

Las enzimas actúan sobre la microcirculación mejorando la eliminación de desechos y normalizando el aporte de oxígeno y nutrientes en el tejido afectado, incluso llegando a recuperar parte de la microcirculación deteriorada.

Las enzimas facilitan la degradación de las proteínas plasmáticas presentes en los tejidos desestructurados durante la inflamación aguda. Los restos de proteínas degradados de los espacios intersticiales pueden de esta manera ser eliminados con mayor facilidad por vía linfática o sanguínea.

Los depósitos de fibrina que se aglutinan en determinadas zonas del tejido inflamatorio se reabsorben con mayor facilidad bajo la actividad enzimática reduciendo su presencia a los niveles normales de la estructura. El mismo proceso de degradación sufren las proteínas extravasculares causantes del edema que se ven degradadas por la función enzimática.

Por último, en esta respuesta enzimática compleja y polivalente se observa cómo algunos mediadores de la inflamación, como la bradicinina, son despolimerizados y eliminados por acción enzimática inhibiendo el desarrollo del edema.

Podría resumirse la actividad enzimática en el cuadro inflamatorio por los efectos:

- **Antiedematoso.**
- **Trombolítico.**
- **Antiinflamatorio.**
- **Inmunomodulador.**
- **Analgésico.**

El efecto inmunomodulador de las enzimas cobra una mayor importancia si consideramos que cada vez son más los investigadores que afirman que las enfermedades inflamatorias crónicas están basadas en reacciones autoinmunes. Más específicamente, determinadas respuestas inmunoalérgicas locales pueden progresar y desarrollar patologías autoinmunes. Este mecanismo de respuesta contra estructuras endógenas se basa en reacciones inmunocelulares y la respuesta de los anticuerpos. Existen condiciones en las cuales el organismo no es capaz de tolerar sus propios antígenos alterando el nivel de respuesta inmunitaria. Este desequilibrio de los complejos antígeno-anticuerpo no es en sí mismo un factor para el desarrollo de enfermedades autoinmunes, pero contribuye a cronificar los procesos, existiendo enfermedades derivadas del desequilibrio en la respuesta antígeno-anticuerpo y patologías asociadas directamente a dicho desequilibrio.

Los complejos antígeno-anticuerpo estimulan la ingestión y fagocitosis de los monocitos y macrófagos. Los complejos antígeno-anticuerpo se producen al fijarse anticuerpos a estructuras antigénicas, siendo un mecanismo de reconocimiento y eliminación para bacterias, virus y restos celulares.

El efecto inmunoestimulante de las enzimas proteolíticas sistémicas podría resumirse, según los investigadores y estudios clínicos realizados hasta la fecha, como:

— **Estimulación de las células asesinas citotóxicas.**
— **Estimulación de los macrófagos citotóxicos.**
— **Estimulación de la formación de rosetas por linfocitos T.**
— **Estimulación del Título de linfocitos T.**
— **Estimulación funcional de los macrófagos.**

Las enzimas son proteínas que están formadas por largas cadenas de aminoácidos unidos mediante enlaces peptídicos. Tienen la función de catalizar las reacciones químicas del metabolismo celular.

Se caracterizan por su alta acción específica y por trabajar a baja presión y en condiciones moderadas de temperatura y pH. La mayoría de las enzimas tiene su temperatura óptima entre 30º y 70º C y pH óptimo cercano a 7.

La unión de la enzima con la molécula que va a transformar (llamada sustrato) se realiza en el sitio activo, formando un complejo enzima-sustrato, sobre el cual ocurre la reacción química. Se genera un producto y se libera la enzima activa, para continuar con un nuevo ciclo catalítico.

Se han identificado unas 5.000 enzimas, pero se cree que este número es apenas una fracción del número total de enzimas que existe en la naturaleza, estimado en 25.000 por algunos autores.

Las proteasas son enzimas que hidrolizan las cadenas polipeptídicas de las proteínas sustrato; se caracterizan por tener gran variedad de actividades específicas. De acuerdo con el aminoácido o metal que posean en su sitio activo, se clasifican en cuatro familias: serinaproteasas, asparticoproteasas, cisteinaproteasas y metaloproteasas.

Las enzimas EXCLUSIVAMENTE VEGETALES que considero idóneas para el tratamiento son la papaína y la bromelina.

Papaína

El término papaína se aplica tanto a las preparaciones enzimáticas crudas obtenidas del látex de la *Carica papaya* como a las distintas fracciones protéicas del mismo. Las enzimas papaína y quimopapaína son las principales proteasas del látex (10 y 45 % de la proteína soluble), el cual contiene también lisozima (20 %). La cisteína número 25 es esencial para la actividad de la papaína, y su oxidación por agentes oxidantes o iones de metales pesados causa inactivación.

Bromelina

Se obtiene del jugo de la fruta madura o de los tallos de la piña (*Ananas comosus)* en un proceso de ultrafiltración y liofilización. Es una glicoproteína del grupo de las cisteinaproteasas. Actúa sobre los enlaces peptídicos, amídicos y estéricos, en los que precipita los aminoácidos lisina, alanina, gricina y tirosina.

Dada la diversidad de dosificaciones que pueden presentar los preparados existentes en el mercado estandarizados aleotoriamente con diferentes concentraciones de enzimas, es imprescindible ceñirse a las indicaciones del laboratorio fabricante. En caso de duda, consulte a un profesional.

Contraindicaciones. Las personas con trastornos graves de la circulación, como hemofilia, insuficiencia hepática grave, los diabéticos, así como los pacientes sometidos a diálisis, deben tomar enzimas siempre bajo estricto control.

Suplementos nutricionales

Shiitake *(Lentinula edodes L.)*

Para la medicina tradicional china este hongo es un remedio para nutrir el ***Shen***, es decir, el «espíritu»; se considera que su poder medicinal trasciende lo puramente físico y regula e incrementa la energía. Entre las múltiples cualidades que se le atribuyen sobresale la de fomentar la longevidad, resultando, según todos los autores, un tónico general inapreciable. Aparece citado con diferentes nombres medicinales: ***Xiang gu, Hua gu y Hsiang ku***, remontándose su utilización a unos tres mil años de antigüedad. Además de su uso terapéutico, cabe destacar que el shiitake es un hongo comestible de gran valor culinario muy apreciado en gastronomía, especialmente en Japón, donde tiene un consumo muy alto. Las investigaciones llevadas a cabo a lo largo del siglo XX han conseguido desvelar algunas de las causas de las propiedades terapéuticas atribuidas a esta planta, corroborando objetivamente la práctica empírica tradicional. Entre sus peculiaridades más específicas cabe destacar su riqueza en minerales (sodio, potasio, sílice, hierro, fósforo, magnesio, azufre, calcio y aluminio) y vitaminas del grupo B (tiamina, riboflavina, niacina), incluyendo la vitamina B_{12}, vital para el metabolismo celular y la regulación hormonal en el organismo; también induce la formación de algunos aminoácidos —especialmente importantes en la época menopáusica y posmenopáusica—, como la leucina y la lisina; la primera resulta vital para la estimulación de la síntesis proteica en el músculo, y la segunda facilita la absorción del calcio en el intestino. Dada su actividad alcalinizante, el siitake es también un potente defatigante, pues inhibe la reacción ácida de la sangre que se produce durante la fatiga.

Para resumir las características de este peculiar hongo habría que resaltar:

— Actividad inmunomoduladora.
— Actividad hipolipemiante.
— Actividad antibiótica.

— Actividad antiviral.
— Actividad antitrombótica.

Su aplicación en el ámbito terapéutico cubre un espectro realmente amplio, pero todavía guarda otra peculiaridad de extremo interés, ya que cuenta en su composición con *lentinano,* que es un polisacárido que ha demostrado en los ensayos su capacidad para combatir algunos tipos de cáncer, puesto que activa los macrófagos y linfocitos T, de manera que puede llegar a inhibirse el desarrollo de ciertas células tumorales. En la investigación en ratones, el shiitake inhibe la mutagénesis inducida por ciclosfosfamida y N-etil-N-nitrosourea (estudios publicados en los *Annals of Internal Medicine, vol. 102).* Muchos especialistas lo consideran adecuado como una terapia de apoyo en procesos oncológicos terminales no susceptibles de tratamiento quirúrgico. Pero atención, el lentinano no se absorbe por vía oral en el tratamiento oncológico, se administran 0,5-1 miligramos de lentinano por vía intravenosa, dos veces por semana, o 2 miligramos una vez por semana.

Así pues, el lentinano, por sus especiales cualidades antitumorales e inmunoestimulantes, puede utilizarse como coadyuvante en el tratamiento convencional del cáncer junto a la terapia quimioterápica y radioterápica.

El lentinano se ha mostrado también eficaz como un activador de la producción orgánica de interferón, cuya actividad inmunológica llega al ámbito de la defensa antivírica y ha sido utilizado como coadyuvante en el tratamiento del virus HIV responsable del SIDA, puesto que bloquea las primeras fases de la infección por HIV de manera similar a los fármacos retrovirales *in vitro;* «el lentinano inhibe la infección, célula a célula, del virus HIV-1, HIV-2 y virus linfotrópico humano» *(Medicinal Microbiology and Immunology,* vol. 177, n.º 5).

Otra de las propiedades especialmente significativas del siitake como preventivo del riesgo vascular en la menopausia y posmenopausia, está relacionada con un polisacárido llamado eritadenina, que también forma parte de su composición y que previene la trombosis arterial al disminuir la agregación plaquetaria y regular la presión cardiaca, por lo que, además, resulta útil para la prevención de crisis cardiadas. Esta misma sustancia, por su poder hipoglucemiante, se muestra activa para la reducción de los niveles de colesterol y las alteraciones del metabolismo de la glucosa que originan las crisis diabéticas.

La actividad antibacteriana del siitake se ha corroborado ampliamente en laboratorio, y conocemos el espectro de gérmenes que se encuentran dentro de su efecto antibiótico; así, actúa sobre el *Bacillus megaterium, Streptococcus pyognenes, Staphylococcus aureus, Prevotella sp.* y *Porhyromonas sp., Streptococcus sp., Actinomyces sp.* y *Lactobacillus sp.* Se muestra inactivo frente a otro tipo de gérmenes muy comunes como *Escherichia sp., Bacillus sp., Candida sp., Enterococcus sp.* y *Staphylococcus sp.*

También confirmado en laboratorio, el extracto de shiitake estimula la producción de prostaglandinas, pues inhibe la motilidad gástrica y las lesiones agudas de la mucosa gástrica inducidas en ratas.

El siitake es consumido en diversas formas. Es posible hacerlo en fresco, si tiene la posibilidad de acceder a él, aunque lo habitual es tener que recurrir a las formas deshidratadas. Su versatilidad es manifiesta: los japoneses producen vino, galletas y dulces con shiitake.

Efectos secundarios: No suelen presentarse a dosis terapéuticas, excepcionalmente se han descrito dermatitis por contacto y lesiones dermatológicas, así como reacción de fotosensibilidad después de la toma de siitake.

Contraindicaciones: No se han descrito contraindicaciones ni interacciones.

Otros consejos de interés

— Practique **ejercicio físico** regularmente, ayuda a regular los niveles de estrógenos.

— Tome cantidades importantes de **fibra en la dieta** que facilitan la eliminación de estrógenos. Consuma regularmente **semillas de lino**.

— Incluya en su dieta diferentes tipos de **algas marinas.**

— **Limite el consumo de alcohol y estimulantes** que puedan estimular la producción de estrógenos.

— Elimine de la dieta las grasas hidrogenadas, parcialmente oxigenadas y los aceites poliinsaturados. Consuma **aceite de oliva virgen**.
— Incluya en la dieta alimentos ricos en **ácidos grasos Omega 3,** como los pescados.
— Elimine de la dieta todos aquellos productos susceptibles de contener **residuos hormonales**: aves, huevos, leche y derivados, carnes industriales, etc., y sustitúyalos por productos certificados de origen y cultivo biológico.
— Evite, o limite al máximo, los productos ricos en **azúcar refinado**.
— Procure consumir siempre **cereales, pastas y pan integral.**
— Evite los productos que mejoran el rendimiento deportivo, pueden estimular la secreción hormonal.

TRATAMIENTO BÁSICO DE LA ENDOMETRIOSIS

DESAYUNO:

Antes del desayuno: Un comprimido de 100 miligramos de **shiitake *(Lentinula edodes L.).***

Después del desayuno: Papaína —60 miligramos— **y Bromelina** —100 miligramos.

COMIDA:

Diez minutos antes de la comida: Un comprimido de 100 miligramos de **shiitake *(Lentinula edodes L.).***

Después de la comida: Papaína —60 miligramos— **y Bromelina** —100 miligramos.

CENA:

Diez minutos antes de la cena: Un comprimido de 100 miligramos de **shiitake *(Lentinula edodes L.).***

Después de la cena: Papaína —60 miligramos— **y Bromelina** —100 miligramos.

Al acostarse: Baño de Kuhne.

Enfermedades mamarias

YA hemos dedicado un apartado al tratamiento de la mastitis y la preparación de los pechos para la lactancia, vamos a profundizar un poco más en las patologías benignas de las mamas. La mayoría de las complicaciones que las afectan se corresponden con su función glandular; las molestias premenstruales y los tumores benignos completan el abanico de problemas más frecuentes que presentan las mamas.

Tanto la estructura de los senos como su funcionamiento durante la lactancia se corresponden con una clara e ineludible dependencia hormonal, esto hace que sean sumamente sensibles a los cambios que se producen dentro del sistema endocrino y que en ocasiones, de forma indirecta, acaben reflejando alteraciones hormonales generales. Algunas hormonas tienen una actividad selectiva y específica, como la prolactina, que favorece la secreción láctea durante la lactancia; la prolactina se inhibe a su vez mediante otra sustancia hormonal llamada P.I.F. (prolactina inhibition factor) que se produce en el hipotálamo. Otras hormonas, como los estrógenos, intervienen en el desarrollo de los canales galactóforos y aumentan la vascularización de los tejidos mamarios; la actividad de los estrógenos se ve regulada y frenada por la progesterona, que limita el crecimiento y desarrollo de los canales galactóforos, favoreciendo además el drenaje natural del seno, que se edematiza y dilata durante el ciclo hormonal entre cada menstruación.

La anatomía de las mamas es ciertamente compleja, pues cuenta con una estructura ramificada de conductos. Los senos son dos glándulas compuestas por lóbulos glandulares, de 15 a 20, que se corresponden con un canal galactóforo que vierte en el pezón. Estos canales se ramifican a su vez en lóbulos intralobulares e interlobulares que terminan en un grupo de células secretoras de leche. Toda esta estructura se halla envuelta de tejido conjuntivo y recubierto a su vez de tejido adiposo. Cualquier inflamación puntual en uno de estos conductos puede originar una congestión del tejido que altere su estructura, pero, afortunadamente, la capacidad de adaptación del tejido mamario es muy alta —la naturaleza se ha encargado de perfeccionarlo durante milenios— para minimizar el impacto que los cambios hormonales habituales puedan producir en su estructura, de manera que la mayor parte de estos procesos se corresponden con procesos funcionales y no entrañan ninguna gravedad. No obstante, la mujer debe estar alerta, aprender a explorar sus senos según las indicaciones de su ginecólogo y consultar cualquier inflamación o cambio que note en los mismos; algunas patologías mamarias pueden ser muy graves y deben descartarse *a priori* antes de iniciar cualquier tratamiento paliativo.

Ya hemos hablado de la mastitis durante la lactancia como proceso inflamatorio agudo, por lo que en este apartado nos referiremos a patologías mamarias benignas —como los adenofibromas, las placas mastósicas o el quiste de seno simple—. Para poder abordar con eficacia estas patologías es imprescindible contar con la ayuda de un buen especialista que colabore junto a su ginecólogo, puesto que debe combinarse el tratamiento puntual —durante la aparición de procesos inflamatorios— con el tratamiento de terreno que impida de forma progresiva la reaparición del problema.

El tratamiento de terreno dependerá siempre de la constitución, edad, estado hormonal y salud general, por lo que las diferencias entre unos tratamientos y otros pueden ser muy significativas; las indicaciones que daré seguidamente son una solución de emergencia hasta que pueda llevar un tratamiento completo. Recuerde y repase las indicaciones generales que realizamos en el apartado dedicado al sindrome premenstrual, son perfectamente válidas como directrices para el tratamiento de fondo; tenga presente además que el dolor no siempre es un síntoma de la gravedad del problema, pueden existir procesos tumorales malignos que resulten completamente indoloros y dolores agudos que no revistan peligro alguno.

Tratamiento con sales de Schüssler

Con la aparición de los primeros síntomas de inflamación dolorosa, **Ferrum phosphoricum D6 y Natrium phosphoricum D6.** Si aparecen síntomas de endurecimiento. **Calcium fluoratum D6.**

Tratamiento con homeopatía

Los remedios de uso tradicional pueden depender mucho de la fase de inflamación en la que se encuentre el proceso y de su evolución, es normal tener que ir modificando el tratamiento en función de los cambios que se produzcan. Los remedios más comunes a utilizar son: **Apis 4 CH, Pulsatilla 5 CH, Silicea 5 CH, Belladona 4 CH, Bryonia 4 CH y Phytolacca 5 CH.**

TRATAMIENTO BÁSICO DE LAS ENFERMEDADES MAMARIAS

DESAYUNO:

Diez minutos antes del desayuno: Dos gránulos sublinguales de **Phytolacca 5 CH.**

A media mañana: Una tableta sublingual de **Ferrum phosphoricum D6 y** otra de **Natrium phosphoricum D6.**

COMIDA:

Diez minutos antes de la comida: Dos gránulos sublinguales de **Phytolacca 5 CH.**

A media tarde: Una tableta sublingual de **Ferrum phosphoricum D6 y** otra de **Natrium phosphoricum D6.**

CENA:

Diez minutos antes de la cena: Dos gránulos sublinguales de **Phytolacca 5 CH.**

LINFEDEMA POSMASTECTOMÍA

El linfedema se caracteriza por la inflamación causada por acumulación en el tejido intersticial de líquido procedente de los vasos linfáticos. La prevalencia de los diferentes tipos de linfedema difiere según las fuentes consultadas, pero todas coinciden en considerar el linfedema **posmastectomía** como el más frecuente. La **mastectomía radical** con tratamiento radioterápico genera mayor número de apariciones de linfedema, debido tanto al traumatismo quirúrgico como a la incidencia de la radioterapia sobre las vías de drenaje linfático.

El tratamiento farmacológico habitual (penicilina G sódica, penicilina retardada, benzopironas, diuréticos, trombolíticos, heparina sódica, etc.) obtiene resultados sumamente diferentes de unos pacientes a otros; lo mismo sucede con las dietas hiposódicas y la fisioterapia descongestiva (drenaje linfático manual).

Dada la complejidad del problema, debemos recordar la anatomía patológica del linfedema. Sabemos que el líquido del linfedema es rico en proteínas y contiene fibroblastos. Este medio tiende a generar fibrosis progresiva originando nuevas induraciones y obstrucciones mecánicas que precipitan la aparición de nuevas retenciones de líquido en una cascada difícil de ser frenada, pues el proceso vuelve a comenzar. El resumen del proceso es simple:

Tejido intersticial > retención de líquido rico en proteínas y fibroblastos > fibrosis de la dermis y tejido celular subcutáneo.

El líquido retenido en los espacios intersticiales puede derivar con frecuencia en cuadros infeccioso-inflamatorios, como la linfagitis y erisipela, que todavía agravan y cronifican más el proceso.

Las enzimas proteolíticas pueden resultar de gran ayuda en el tratamiento del linfedema, puesto que su actividad hidrolítica reduce los títulos de antiproteasa y el nivel de proteínas en la fase aguda; también se reduce el nivel de antígeno-anticuerpo circulante. Las proteínas sedimentadas se ven degradadas con mayor facilidad en el detritus celular, mientras se produce un incremento del plasminogeno. Esta actividad bioquímica de las enzimas proteolíticas confluye en la reducción de la viscosidad del líquido retenido incrementando su fluidez. Otro efecto que mejora el drenaje es el aumento de la fibrinólisis y la disminución de la tendencia a la coagulación favoreciendo la permeabilidad del tejido; además, las enzimas reducen la agregación eritrocítica.

La suma de características antiedematosas, trombolíticas y antiinflamatorias hacen de las enzimas proteolíticas una herramienta insustituible para conseguir un tratamiento biológico adecuado. Este enfoque terapéutico no es novedoso, existen numerosos estudios clínicos realizados al respecto; ya en 1991 Stichhan e Inders realizaron una revisión de los resultados obtenidos con este tipo de tratamientos. Desde esta fecha los logros obtenidos permiten corroborar y perfilar un tipo de tratamiento no agresivo que puede proporcionar excelentes resultados.

La tendencia a la cronicidad del linfedema puede requerir tratamientos de mantenimiento de larga duración.

Dada la diversidad de dosificación que pueden presentar los preparados existentes en el mercado, estandarizados aleatoriamente con diferentes concentraciones de enzimas, es imprescindible ceñirse a las indicaciones del laboratorio fabricante. En caso de duda, consulte a un profesional.

Contraindicaciones. Las personas con trastornos graves de la circulación, como las hemofílicas, insuficiencias hepáticas graves, diabéticas, así como las pacientes sometidas a diálisis, deberán tomar enzimas siempre bajo estricto control profesional.

Tratamiento con homeopatía

Los remedios homeopáticos prestan una ayuda insustituible en este tipo de procesos. Con frecuencia el tratamiento de drenaje debe estar compuesto por más de un producto y sus diluciones pueden variar durante el mismo; es, pues, importante la supervisión de un especialista. Los productos que mejores resultados me han proporcionado son: **Myosotis arvensis 4 CH, Veronica 4 CH, Teucrium scorodonia 4 CH, Pinus silvestres 4 CH, Genciana lutea 4 CH, Equisetum hyemale 4 CH, Sarsaparrilla**

4 CH, Scrophularia nodosa 4 CH, Juglans regia 4 CH, Fumaria officinalis 4 CH, Aranea diadema 4 CH, Geranium robertianum 4 CH, Nasturtium acuaticum 4 CH.

TRATAMIENTO BÁSICO DEL LINFEDEMA POSMASTECTOMÍA

DESAYUNO:

Diez minutos antes del desayuno: Dos gránulos sublinguales de cada uno de los siguientes remedios homeopáticos: **Myosotis arvensis 4 CH, Scrophularia nodosa 4 CH y Juglans regia 4 CH.**

Después del desayuno: Papaína —60 miligramos— **y Bromelina** —100 miligramos.

COMIDA:

Diez minutos antes de la comida: Dos gránulos sublinguales de cada uno de los siguientes remedios homeopáticos: **Myosotis arvensis 4 CH, Scrophularia nodosa 4 CH y Juglans regia 4 CH.**

Después de la comida: Papaína —60 miligramos— **y Bromelina** —100 miligramos.

CENA:

Diez minutos antes de la cena: Dos gránulos sublinguales de cada uno de los siguientes remedios homeopáticos: **Myosotis arvensis 4 CH, Scrophularia nodosa 4 CH y Juglans regia 4 CH.**

Después de la cena: Papaína —60 miligramos— y **Bromelina** —100 miligramos.

El síndrome de fatiga crónica

He querido dedicar un apartado al síndrome de fatiga crónica por la alta incidencia que en los últimos años está teniendo entre la población y la escasa información de que dispone todavía el público en general. Aparece principalmente en personas de 20 a 50 años de edad, con una incidencia máxima entre los 49 y 50, aunque también puede presentarse entre adolescentes y en edades avanzadas. Si bien no es una enfermedad grave —en el sentido de poner la vida en peligro—, resulta muy incapacitante para la persona que la sufre, pues la afecta a distintos niveles: psicológico, afectivo, familiar, económico, laboral, etc. Pero el síndrome de fatiga crónica no es una enfermedad nueva; ya en el siglo XIX, si repasamos historias clínicas sobre lo que se diagnosticaba como neurastenia o agotamiento nervioso, podemos deducir con certeza que algunos de estos cuadros se podrían corresponder con el síndrome de fatiga crónica.

A pesar de que en la actualidad afortunadamente disponemos de criterios de evaluación específicos para considerar que constituye en sí misma una enfermedad bien definida, no siempre se diagnostica correctamente, puesto que, como bien refiere su nombre, es un SÍNDROME, es decir, un «conjunto de síntomas y signos que existen a un mismo tiempo y definen clínicamente un estado morboso»; el problema radica en que ese conjunto de síntomas no siempre se presenta claro, o se enmascara bajo una superposición que no es fácil discernir por la intensidad con que aparece o su frecuencia. Tampoco resulta sencillo poner completamente de acuerdo a todos los especialistas, pues algunos concluyen que no es una enfermedad real, sino una colección de síntomas que pueden ser atribuidos a distintas causas, que incluyen desde las meramente físicas a las estrictamente psicológicas.

Para unificar criterios, se ha consensuado una definición que considera el síndrome de fatiga crónica como aquel tipo de fatiga que no obedece a enfermedades físicas o psíquicas concretas y permanece durante un periodo de tiempo superior a seis meses, produciendo deterioro y merma en la actividad normal del individuo. No obstante, esta definición coincide con la de otro tipo de enfermedad, la fatiga idiopática, que se refiere a un tipo de fatiga que no tiene una causa conocida. Precisamente por esto es necesario que para hablar del síndrome de fatiga crónica aparezcan una serie de síntomas bien definidos.

Distintos autores han realizado recopilaciones de los trabajos e investigaciones referidos al síndrome de fatiga crónica; personalmente he seguido los estudios de Buchwald, que establece una serie de criterios claros para el diagnóstico:

— Hipertermia. Temperatura oral entre 37,5 y 38,6 ºC; temperatura rectal entre 37,8 y 38,8 ºC.
— Faringitis no exudativa.
— Ganglios linfáticos cervicales o axilares, anteriores o posteriores, palpables y dolorosos.
— Debilidad muscular generalizada sin motivo aparente.
— Agujetas, dolores musculares.
— Cansancio prolongado (más de 24 horas) tras un esfuerzo físico que se toleraba bien.
— Cefaleas generalizadas que se diferencian, por su carácter e intensidad, de las cefaleas previas.
— Artralgias migratorias.
— Alteraciones neurofisiológicas (fotobia, escotomas transitorios, falta de memoria, irritabilidad, confusión, dificultad para concentrarse, depresión).
— Trastornos del sueño (insomnio o hipersomnia).
— El síntoma principal, «cansancio», se manifiesta de forma casi permanente y no durante unas horas o días.

La frecuencia de aparición de síntomas específicos es como sigue:

SÍNTOMA	FRECUENCIA (%)
Cansancio	100
Hipertermia	60-95
Mialgia	20-95
Trastornos cognitivos	50-85
Trastornos del sueño	15-90
Depresión	70-85
Cefaleas	35-85
Faringitis	50-75
Ansiedad	50-70
Debilidad muscular	40-70
Agravación premenstrual	50-60
Rigidez	50-60
Trastornos visuales	50-60
Nicturia	50-60
Náuseas	50-60
Estupor	30-50
Artralgia	40-50
Taquicardia	40-50
Parestesias	30-50
Ojos «secos»	30-40
Sequedad bucal	30-40
Diarrea	30-40
Tos	30-40
Dedos hinchados	30-40
Sudor nocturno	30-40
Ganglios linfáticos dolorosos	30-40
Exantemas	30-40

Para sospechar la existencia de un síndrome de fatiga crónica debe existir una fatiga severa que no se alivia con el reposo, como sucede con la fatiga o el cansancio pasajero. Además, la fatiga crónica impide llevar a cabo el trabajo y las ocupaciones cotidianas. Por último, debemos tener presente que el síndrome de fatiga crónica se inicia puntualmente en el tiempo, no se corresponde con un estado adinámico de toda la vida, muchos enfermos manifiestan haber tenido un cuadro con síntomas similares a la gripe que desencadenó la fatiga. Frecuentemente la enfermedad se inicia como una infección vírica de las vías respiratorias altas con síntomas de fiebre, dolor de cabeza, dolores musculares, dolor de oído y garganta, tos, rinorrea o congestión nasal, diarrea y fatiga. En los procesos infecciosos comunes los síntomas siguen una curva ascendente y descendente y desaparecen en pocos días, pero en el síndrome de fatiga crónica la fatiga y otros síntomas reaparecen y persisten durante meses e incluso años. La mínima actividad que requiera un esfuerzo, con frecuencia agrava los síntomas generales y particularmente la fatiga.

Al día de la fecha, y especulaciones al margen, no sabemos con seguridad por qué se produce este síndrome. Entre las explicaciones plausibles se barajan los procesos infecciosos de algún tipo de virus o retrovirus, pues algunas de sus manifestaciones son similares a las infecciones víricas: infecciones causadas por hongos, alergias, trastornos inmunitarios, problemas musculares, trastornos cerebrales, trastornos del sueño e incluso la depresión, aunque algunos especialistas consideran que la depresión puede ser uno de los síntomas del síndrome, pero no originar propiamente el síndrome de fatiga crónica.

Con el tipo de síntomas expuestos, muchos enfermos entran en un laberinto de especialistas que tratan por todos los medios de determinar qué tipo de problema sufre el paciente, pero no existe ninguna prueba diagnóstica capaz de determinar la existencia de un síndrome de fatiga crónica, por lo cual el diagnóstico se realiza DESCARTANDO la existencia de otro tipo de enfermedades que justifiquen los síntomas, de manera que estemos bien seguros de que estos no provienen de otras enfermedades como hepatitis, hipotiroidismo, diabetes, procesos infecciosos, enfermedades degenerativas —como el cáncer—, trastornos neuromusculares —como la miastenia— o la esclerosis múltiple; incluso problemas reumáticos o artríticos.

El tratamiento alopático convencional está encaminado a paliar la sintomatología más angustiosa para el paciente, siendo habitual el uso de antidepresivos y ansiolíticos, así como calmantes y antiinflamatorios —de forma aislada también se han usado medicamentos antivíricos—. No obstante, dadas las limitaciones en el tratamiento y teniendo presente que es siempre paliativo, muchos enfermos se han unido para tratar de buscar complementos o alternativas, y existen en todo el mundo asociaciones que orientan a las personas aquejadas de este síndrome para mejorar su calidad de vida.

Alternativas terapéuticas

Difícilmente las terapias naturales pueden aportar una respuesta definitiva a una enfermedad cuya causa no está bien definida, pero teniendo presente la máxima «naturalizar los medios», aportaremos al organismo los recursos necesarios para que se halle en un estado de salud y respuesta inmunológica idóneo. Para conseguir este objetivo debemos adoptar una serie de normas de vida, lo más equilibradas y estables posibles, con arreglo a nuestra constitución y estado orgánico; de esta manera no eliminamos la enfermedad, pero los síntomas se hacen mucho más llevaderos. Para los síntomas residuales recurriremos siempre a un tratamiento no agresivo; la homeopatía y la acupuntura son alternativas a tener en cuenta, pero no son milagrosas. El síndrome de fatiga crónica solo puede ser abordado de manera global. No olvide los siguientes consejos:

- El síndrome de fatiga crónica requiere un tratamiento individualizado, es decir, organizado a la medida y según las necesidades de cada paciente.
- Desconfíe de cualquier procedimiento que asegure la curación total.
- Busque un profesional con amplia experiencia, que conozca bien diferentes alternativas terapéuticas para que pueda elegir en cada momento la más adecuada.
- Los recursos terapéuticos que hayan podido ser útiles a otras personas quizá no lo sean para usted.
- No pruebe todo lo que le digan, suele ser una pérdida de tiempo y de dinero; contraste la información antes de aceptarla.

— Tenga presente su «reloj biológico», es decir, los momentos del día en que se encuentra mejor y peor y organice su actividad o reposo con arreglo a estos momentos de máxima o mínima sintomatología.
— Procure observar, sin obsesión, todos aquellos factores que mejoran o agravan sus síntomas, para poder evitar en la medida de lo posible todo aquello que le empeora y fomentar todo lo que le resulta positivo.
— Dedique un tiempo diario a la relajación, la meditación o cualquier técnica que le proporcione tranquilidad física y mental.
— Evite el estrés. Las situaciones personales o laborales tensas son un inmunodepresor comprobado; puede hacerle más daño diez minutos de tensión psíquica que un día completo de actividad relajada.
— Practique ejercicios que le ayuden a mantener la atención, juegue al ajedrez, resuelva pasatiempos, escriba, haga esquemas, fomente sus aficiones: no deje que su mente se vuelva inactiva.
— Haga una actividad física acorde con su estado para mantenerse elástica y musculada, para evitar la atrofia muscular.
— Lleve una dieta baja en grasas y alta en fibra, rica en sales minerales y vitaminas con abundantes frutas y vegetales frescos. No olvide el consumo de cereales integrales, algas y germinados.
— Duerma las horas necesarias, pero no abuse del sueño, que también puede agotarla.
— Evite cualquier sustancia estimulante o nociva para el sistema neuromuscular (café, té, cola, alcohol, tabaco, estupefacientes).
— Solicite apoyo psicológico o terapia de apoyo si no se encuentra a gusto consigo misma o con su situación: le ayudará a clarificar sus pensamientos y sentimientos.
— Tenga presente que lo que usted no haga por sí misma no podrá hacerlo nadie: usted es la principal responsable de su salud.

La fibromialgia

TAMPOCO la fibromialgia es una enfermedad nueva. Aparece descrita en abundante literatura con el nombre de FIBROSITIS. En la actualidad se ha adoptado el término *fibromialgia* porque describe mejor las características de la enfermedad; la fibrositis consideraba que, además del proceso doloroso, existe una inflamación del tejido, y en la actualidad sabemos que se trata de un proceso no inflamatorio.

He querido dedicar un breve espacio a la fibromialgia en este libro porque constituye una enfermedad realmente muy problemática para quien la padece y sobre la que existe un gran desconocimiento incluso dentro de los profesionales de la salud. No es una enfermedad grave, pero sus síntomas pueden ocasionar un alto grado de sufrimiento e incapacidad si no se diagnostica y es tratada a tiempo. Afecta aproximadamente al 2 % de la población, y solamente en Estados Unidos se calcula que existen cinco millones de personas que tienen la enfermedad. Muchos pacientes ignoran que tienen fibromialgia y peregrinan de un especialista a otro tratando de paliar los múltiples síntomas que origina —y los efectos secundarios de los tratamientos que reciben— hasta que la fortuna quiere que coincidan con un especialista capaz de observarla de forma global y no como un conjunto de órganos y síntomas.

La fibromialgia se encuentra clasificada dentro de las enfermedades reumáticas crónicas y se caracteriza por dolores difusos en determinadas zonas del organismo —cabeza, cuello, hombros, columna vertebral, brazos, caderas, rodillas—, de las que se ha elaborado un mapa específico con 18 puntos dolorosos. Los síntomas dolorosos se manifiestan sobre todo en músculos, ligamentos y tendones, es decir, en el tejido fibroso, y se acompañan de agotamiento o sensación de cansancio, rigidez, tensión muscular, hormigueos y adormecimiento de los miembros, calambres, trastornos intestinales, trastornos del sueño, pérdida de memoria, etc. Los síntomas son muchos y no siempre claros, por lo que siempre hay que descartar la existencia de cualquier otra enfermedad que pueda ocasionarlos —especialmente las alteraciones del tiroides—; no existen pruebas diagnósticas específicas salvo la palpación de los puntos dolorosos y su valoración por parte del especialista. Muchos enfermos acaban su ciclo en el psiquiatra, pues al no encontrar una causa orgánica directa a las molestias que relatan se acaba atribuyendo a desórdenes psíquicos. Entre los síntomas más sobresalientes siempre existe la base común del dolor difuso, errático o generalizado. Esto contrasta con la idea que exponía anteriormente de que existen determinadas zonas dolorosas muy concretas, pero estas localizaciones se utilizan para el diagnóstico y son el «centro» doloroso, lo que no indica que el dolor no se pueda irradiar; además, cuando un dolor es persistente las zonas adyacentes se sensibilizan. Recuerdo una paciente que me dijo directamente: «No sé por dónde empezar, me duele *hasta el pelo*». Además del dolor difuso existen algunos síntomas que se reproducen con gran frecuencia; los más comunes son:

— Estreñimiento y colon irritable.
— Sequedad en la boca y en los ojos.
— Circulación deficiente en las extremidades tanto en las manos como en los pies.
— Espasmos musculares o calambres.
— Los síntomas cambian según la hora del día y la actividad realizada.
— Sensibilidad a los cambios climáticos y presión atmosférica.
— Clara agravación por la falta de sueño o el estrés.
— Rigidez articular y muscular generalizada, sobre todo al levantarse o iniciar el movimiento.
— Sensación de inflamación o congestión en manos y pies.
— Sensación de hormigueos, especialmente en las estremidades.

— Cansancio permanente no relacionado con la actividad.
— Mala tolerancia de cualquier tipo de esfuerzo que agrava los síntomas.
— Falta de sueño reparador, el paciente se levanta muy cansado pese a dormir bastantes horas.
— Procesos migrañosos y jaquecosos.
— Aparición de ansiedad y depresión asociada al dolor.
— Menstruaciones dolorosas y síndrome premenstrual muy marcado.

La mayoría de especialistas coinciden que para poder diagnosticar con exactitud una fibromialgia debe haber por lo menos once puntos dolorosos o hipersensibles de los dieciocho que se consideran indicativos de la enfermedad. Los puntos específicos aparecen reseñados en la siguiente imagen según los datos del American Collage of Rheumatology.

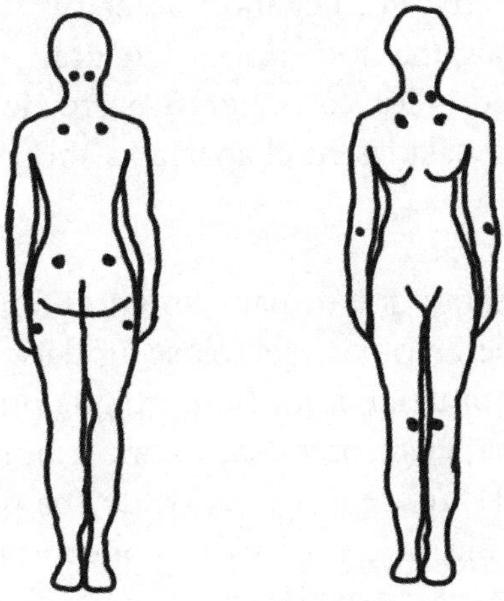

Debemos tener presente que, además de los datos que se barajan sobre las posibles causa de la enfermedad (y que incluyen desde los trastornos inmunológicos hasta los puramente psicológicos, pasando por una amalgama de alteraciones musculares y hormonales que no se han clarificado hasta la fecha), queda patente que en la fibromialgia se produce una hipersensibilidad al dolor, en un proceso que parece multiplicar los mecanismos de percepción o control del mismo con que cuenta nuestro organismo (de hecho, se ha constatado la existencia de niveles bajos de algunas sustancias que intervienen en la regulación del dolor —especialmente la serotonina—). Todos los esfuerzos terapéuticos deben ir encaminados a regular esta situación, individualizando el tratamiento con los niveles de respuesta específicos que requiera cada individuo.

Alternativas terapéuticas

En la actualidad no existe, como ya hemos comentado, un tratamiento específico para la fibromialgia. Lo primero que exige el proceso es un diagnóstico claro y definido y un esquema o patrón individualizado de indicaciones para cada sujeto; de esta manera los síntomas, si bien no desaparecerán plenamente, pueden aliviarse considerablemente, llegando a ser casi imperceptibles. No obstante, existen algunas indicaciones de gran utilidad que pueden ser comunes a todos los casos, gran parte de las cuales pueden coincidir con las señaladas en el apartado sobre el síndrome de fatiga crónica.

- Tenga presente que tomar calmantes raramente lo aliviará y puede generar otros efectos secundarios; recurra al tratamiento natural del dolor siempre que pueda —acupuntura, homeopatía, electroterapia, ozonoterapia, etc.
- Descubra la frecuencia y ciclos de sus procesos dolorosos; existen técnicas de relajación, concentración y control del dolor que pueden ayudarle.
- No busque el medicamento mágico, no existe en la actualidad.
- No descuide su estado psicológico y nivel de motivación, nuestro organismo es capaz de segregar muchas sustancias que alivian el dolor, pero para eso es necesario equilibrio anímico; si necesita apoyo psicológico, búsquelo; la autocompasión no es un arma terapéutica.

— Adopte hábitos de vida saludables y evite cualquier sustancia o alimento que sobrecargue su organismo (no le beneficia y puede empeorar sus síntomas).
— Mantenga un ritmo de actividad física adecuado a su edad y posibilidades: el ejercicio físico y una adecuada fortaleza muscular son sin duda las más eficaces herramientas terapéuticas.
— Evite la ansiedad, la depresión y el estrés, y, si aparecen, procure pedir ayuda y trátelos inmediatamente o su enfermedad se agravará.
— Los tratamientos locales como el masaje, la quiropráctica, cataplasmas, electroterapia y la neuralterapia con productos homeopáticos pueden calmar los síntomas, pero recuerde que su dolencia sigue latente.
— Procure tener actitudes posturales que no sobrecarguen la musculatura, utilice sillas y colchones que faciliten las posturas fisiológicas correctas. No utilices tacones o calzado que tensione tu musculatura.
— Evite levantar o sostener pesos para los que su musculatura no esté preparada.
— Mantenga un peso adecuado; la obesidad o el sobrepeso agrava los síntomas de su enfermedad.
— La natación es un ejercicio que alivia a muchos pacientes con fibromialgia. Pruébelo, puede serle muy beneficioso siempre que no sobrecargue la musculatura.

Los procesos depresivos

PROBABLEMENTE habrá utilizado muchas veces la palabra *depresión* refiriéndose a otras personas o a sí misma; seguro que trataba de expresar un estado anímico o, mejor dicho, físico-anímico, caracterizado por una bajada general de tono unido a la sensación de tristeza. No voy a decirle que esa situación carezca de importancia, puede tener distintas lecturas y motivos, pero puede estar segura de que aisladamente no se trata de una depresión. Una persona sana puede en determinados momentos presentar uno o varios de los síntomas que habitualmente aparecen en una depresión sin estar por ello deprimida. Para poder diferenciar con claridad, lo primero que habremos de tener presente es la duración de los síntomas —es decir, si son pasajeros o permanentes—, y en segundo lugar la intensidad de los mismos. En contraposición a esas situaciones pasajeras, paradójicamente existen también personas que realmente están deprimidas y lo ignoran por completo, atribuyendo su estado a enfermedades, exceso de trabajo, problemas económicos, etc.

Los estudios epidemiológicos refieren que aproximadamente el 15 % de la población sufre un proceso depresivo en algún momento de la vida; teniendo en cuenta que a menudo los cuadros depresivos pueden presentarse de forma recurrente, es primordial conocer algunos aspectos generales sobre los mismos y qué medidas tomar cuando todos los indicios apunten a que estamos desarrollando una depresión. Tenga presente que por lo general no se produce de un día para otro; es un cuadro que evoluciona desde pequeñas manifestaciones hasta sus síntomas más agudos.

Hago estas distinciones para que conozca que la enfermedad que clínicamente se diagnostica como depresión está claramente definida y no cubre todos los trastornos anímicos o psicológicos, ni todas las manifestaciones de tristeza o decaimiento son una depresión. Tambien deberá descartarse la existencia de enfermedades físicas como tratornos hormonales, neurológicos o trastornos degenerativos e inmunológicos que puedan confundirse o mezclarse con la sintomatología depresiva.

Para poder diagnosticar una depresión es necesario que concurran síntomas que incluyan un tono anímico bajo o irritable, junto a la falta de interés o motivación y la incapacidad para sentir placer durante un periodo de tiempo de al menos dos semanas, y que junto a estos síntomas aparezcan cuatro o más de los síntomas siguientes:

— Cambio en el apetito y en el peso, incluyendo tanto el aumento como la disminución.
— Trastornos del sueño (sueño excesivo, dificultad para conciliar el sueño o para mantenerlo).
— Fatiga o pérdida de energía.
— Agitación o retardo psicomotor, sensación de lentitud.
— Sentimiento de culpabilidad, minusvalía o desprecio y autorreproches.
— Disminución de la capacidad para concentrase y tomar decisiones.
— Pensamientos recurrentes de muerte o suicidio, intentos de suicidio.
— Dolores y molestias crónicas que no responden a tratamiento.
— Llanto excesivo.
— Irritabilidad.
— Desinterés por las actividades ordinarias, incluido el sexo.

Diferenciaremos claramente lo que consideramos tristeza de un cuadro depresivo, porque en este último no se mantiene la capacidad de respuesta y rendimiento del individuo, ni tampoco su autoestima, aspectos absolutamente determinantes de una depresión.

Haremos la siguiente clasificación según los distintos tipos que podemos encontrar:

— **Depresión endógena**. Este cuadro oculta un profundo problema de autoestima, la persona no solamente vive una realidad, situación o problema que no la satisface y la deprime, tampoco se acepta a sí misma: los objetivos y capacidad para autorrealizarse se van dispersando progresivamente hasta llegar a desaparecer por completo. En este tipo de depresión el paciente no comprende su situación y a menudo tampoco la entiende el entorno más inmediato. La psicoterapia resulta siempre compleja y limitada.

— **La depresión exógena**. En este tipo de depresión la capacidad de rendimiento y autorrealización se ve limitada por una visión negativa de la situación que vive el sujeto, este hecho va unido a la sensación de culpabilidad, falta de autoestima, miedo y negatividad. La psicoterapia resulta un puntal básico para superarla.

— **Depresiones bipolares**. Este tipo de depresión se caracteriza por la alternancia de fases depresivas y maníacas.

El tratamiento de un proceso depresivo agudo o lo que se considera *depresión mayor* debe estar siempre en manos de un especialista, pues entre los muchos riesgos que entraña existe la posibilidad de suicidio. Si la depresión fuera realmente muy intensa, el paciente debe ser internado en un hospital el tiempo suficiente que permita reconducir su estado, evitando riesgos para su salud y para su vida.

Dentro de la terapia alopática, el tratamiento con antidepresivos tiende a centrarse en un neurotransmisor, la serotonina, que se halla principalmente en aquellas regiones cerebrales a las que se atribuye un papel significativo en el tratamiento de la afectividad. La inhibición de la reabsorción de los neurotransmisores es la forma de actuar más típica de la mayoría de antidepresivos. Los tratamientos con litio suelen reservarse para las depresiones bipolares. La psicoterapia y aisladamente el uso del electrochoque suelen completar la mayoría de tratamientos psiquiátricos para la depresión.

Cómo plantear un tratamiento en profundidad

EL uso de cualquier método antidepresivo, sea alopático o natural, es tan solo uno de los pilares en los que se asienta el tratamiento de la depresión; es una «muleta» que nos permite caminar apoyados para darnos seguridad y evitar la caída, como cuando nos fracturamos una pierna y estamos en periodo de recuperación; pero debe quedar muy claro que tratar el síntoma no es tratar la depresión, y el tratamiento sintomático resulta eficaz únicamente cuando el paciente es capaz de elaborar los síntomas depresivos, las causas directas e indirectas y superarlas con cambios de actitud ante la vida.

Lo primero que debe plantearse una persona es la causa o causas de su depresión, y para ello hay que buscar tanto en el interior como en el exterior; la persona depresiva no debe sentirse culpable o culpar al entorno por su estado, pues las dos actitudes señalan una falta de capacidad para adaptarse a las circustancias y tomar iniciativas, cualidades necesarias para modificar aquellos aspectos de su vida que el sujeto experimenta como negativos.

En muchos casos la pérdida de objetividad y autoestima hace imprescindible recurrir a la psicoterapia para que un profesional nos ayude a ser objetivos y organizar nuestros pensamientos. Los procesos depresivos, en un porcentaje muy alto de casos, es cuestión de INFORMACIÓN. Haciendo un símil sencillo, es como algunos virus informáticos que se infiltran en el sistema de nuestro ordenador impidiendo que funcione correctamente y mediatizando sus funciones; mientras no eliminemos esa información errónea que pugna con el programa, nuestro ordenador no funcionará correctamente.

La información que frecuentemente se introduce en nuestra mente o se activa, habiendo permanecido largo tiempo en estado letárgico, tiene que ver con tres grandes grupos de sensaciones, sentimiento o vivencias del sujeto que conviene tener presente cuando nos aborden pensamientos o sensaciones depresivas:

- — La agresividad, la ansiedad y el miedo a la comunicación.
- — La dependencia, el miedo a la soledad y a la muerte.
- — La libertad y el miedo a aceptar la responsabilidad.

Los seres humanos también somos animales, y el instinto animal nos lleva a responder de forma agresiva frente a aquellas situaciones que vivimos como una amenaza para nosotros o nuestro territorio; el hecho de que seamos agresivos no supone que seamos violentos, y el sentirnos amenazados tampoco implica que la amenzada sea real —podemos sentirnos agredidos por cuestiones o actitudes que a otras personas las pueden dejar absolutamente frías—. Lo que debemos plantearnos es tan simple como la intensidad entre el estímulo que recibimos y la respuesta que origina en nuestro psiquismo. Frecuentemente acabamos respondiendo con ira a situaciones que objetivamente no tienen tanta importancia como para hacernos explotar; esto sucede porque vamos acumulando de forma continuada pequeños niveles de tensión que mediatizan nuestra respuesta.

Frente a esto, lo primero que debemos hacer es analizar nuestro sistema de comunicación, es decir, cómo me relaciono yo con mi entorno, qué actitudes tomo cuando algo no me parece bien. Si rehúyo decir que no para evitar conflictos; o pienso que son los demás los que en realidad tienen razón y yo debo aceptarlo; o me limito a callar; o reacciono violentamente sin pararme a pensar en los motivos de otras personas...

Cuando se produzca cualquier circunstancia con la que no se está de acuerdo, habrá que manifestarlo, con respeto para que nadie se sienta menospreciado, pero afirmando claramente cúal es nuestra postura; si algo no nos gusta de una persona, podemos decírselo —es posible que también la estemos ayudando a mejorar y madurar—, basta que dejemos claro que es ese aspecto concreto el que nos molesta y no la totalidad de la persona o la situación. La premisa es muy simple: no acumular tensión para no tener que explotar.

Este aspecto de la comunicación es importante, puesto que la agresividad que no se canaliza hacia el exterior se reinvierte al interior, es decir, hacia uno mismo, lo que puede originar que en una depresión aguda el sujeto opte por el suicidio; no busca una salida de la depresión, es un mecanismo de autoagresión. Claramente el suicidio es una salida de la vida y no de la depresión. Plantéeselo cada vez que piense en la muerte.

Los sentimientos agresivos y autoagresivos en los procesos depresivos van unidos a sentimientos de culpabilidad, por ello es imprescindible trabajar la autoestima, profundizar en el hecho de por qué nos sentimos culpables, y si objetivamente lo somos, o es una manera simple de reprimir la agresividad y la actividad hacia el exterior. La persona deprimida limita su actividad porque de esa manera está limitando también la gran agresividad acumulada; durante una terapia adecuada el sujeto podrá canalizar de forma controlada la agresividad que ha reprimido y recobrar la autoestima en el mismo proceso.

Con frecuencia la ansiedad aparece también unida a la depresión; la ansiedad genera agresividad y respuestas desproporcionadas a muchos estímulos banales; las crisis de angustia y ansiedad pueden estar enmascarando procesos autoagresivos. Controlar la ansiedad y la agresividad será, pues, un paso prioritario.

Las personas somos a veces realmente ingenuas, queremos pensar que la vida es como las películas con final feliz, pero lo cierto es que en muchas ocasiones no podemos elegir libremente las cosas que nos suceden y no todas son agradables. La capacidad para asumir la frustración y ser capaces de convertir incluso los acontecimientos negativos en experiencias positivas es una habilidad que debemos desarrollar desde la infancia, pero todo parece que se interpone en ese camino, desde la actitud hiperprotectora de los padres y educadores, hasta los mensajes del cine, la televisión o las canciones de moda que nos muestran la felicidad como meta inmediata, exenta de cualquier tipo de contradicción o lucha. Nos negamos a pensar en el dolor, el sufrimiento, la muerte o la soledad, pero antes o después aparecerán porque forman parte de nuestra vida —de la hermosa tarea de vivir—, y cuando debamos enfrentarnos a la muerte de un ser querido, a la soledad, a la ruptura de una pareja, si no hemos contemplado y elaborado previamente esa posibilidad, difícilmente seremos capaces de improvisar estrategias que nos hagan capaces y fuertes para superarla. El miedo a la soledad, a quedarnos sin algo o alguien, significa que miramos el mundo en sentido equivocado, de fuera adentro, que necesitamos apoyarnos en personas, situaciones o cosas tangibles para ser capaces de seguir viviendo con alegría y confianza. Es importante realizar un proceso de introspección y descubrir los miedos internos, los asideros que generamos y las dependencias de todo tipo que tenemos con el entorno.

La persona deprimida se cierra, se encapsula, renuncia a la libertad de tomar pequeñas o grandes decisiones, de dar el salto; piensa que es la mejor manera de no equivocarse. El problema radica en que su autoestima está ya tan maltrecha que poco puede verse afectada por este aislamiento. La libertad deja de ser privilegio para transformarse en amenaza, y el sujeto, que se siente incapaz de asumir responsabilidades, encuentra en el proceso depresivo la justificación adecuada para autoincapacitarse; por eso, muchos de estos procesos depresivos se presentan en momentos vitales de cambio o cuando se altera el ritmo habitual de nuestra vida —como ante el nacimiento de un hijo, un ascenso laboral, un cambio de residencia o la enfermedad de un familiar—. La pregunta que debemos hacernos es qué decisión o situación estamos tratando de eludir y por qué no queremos tomarla, por qué nos sentimos amenazados, por qué pensamos que lo que venga después será necesariamente malo. La psicoterapia puede ayudarnos a profundizar en los recovecos de la indecisión y sacarnos de ese estado de letargo que se agudiza más y más con el paso del tiempo, mientras vamos posponiendo una toma de decisiones que solo a nosotros compete tomar.

A lo largo de los tres aspectos que hemos recorrido aparece una constante que es *el miedo*, por ello quizá convenga aclarar este concepto. El miedo es un freno, una defensa biológica que nos alerta del peligro, pero que cuando se desproporciona ocupa la función de otro tipo de recursos de nuestra mente que quedan así bloqueados. Básicamente, el miedo supone dispersión mental, no podemos analizar, no somos capaces de concentrar nuestra mente. La respuesta ante al peligro es siempre instintiva y puntual; cuando nos sentimos realmente amenazados, el resto del mundo se borra, solo existe el momento; si un coche te va a atropellar, no te pones a analizar la situación: saltas, corres, te mueves con una intensidad que quizá solo el peligro es capaz de producir. Todos hemos oído referir situaciones de peligro y miedo intenso en las que una persona es capaz de respuestas impensables en condiciones normales.

El miedo de la persona depresiva no es este tipo de miedo. Es un miedo ficticio, una puerta que oculta una gran mentira; el miedoso confunde las situaciones reales con situaciones imaginarias y deja que una información incorrecta se adueñe de su mente. Este conflicto lo limita y le impide llevar a cabo cualquier propósito. Todos hemos visto en los dibujos animados al elefante encaramado a un árbol ante la presencia de un ratón que objetivamente no supone ningún peligro. Para descubrir los motivos de nuestros miedos internos hay que seguir un proceso de autoconocimiento y superación personal que a veces no sabemos iniciar en solitario; es el momento de recurrir a un terapeuta que pueda ayudarnos a modificar esa información que muchas veces nos limita como individuos, coarta nuestra libertad y el potencial que todos poseemos para ser felices.

TRATAMIENTO SINTOMÁTICO

Tratamiento con fitoterapia

Hipérico *(Hypericum perforatum L.)*

Quizá esta sea hoy la planta más popular en su utilización como antidepresivo. Realmente es eficaz en algunos procesos depresivos leves, pero no es ni mucho menos la que mejores resultados proporciona según mi experiencia. No obstante, tiene numerosísimos defensores en todo el mundo y no puedo eludir su inclusión en estas páginas. Será necesario hacer de tres a cuatro tomas diarias durante un tiempo mínimo de tres meses para que sus efectos se manifiesten plenamente, y que la concentración de hipericina esté estandarizada para facilitar la dosis y comprobar la respuesta individual. Se preparará en infusión, de 20 a 30 gramos de la planta por litro de agua.

Extracto Fluido de hipérico ***(Hypericum perforatum L.)***, 30 a 40 gotas, tres veces al día.

Tintura Madre de hipérico ***(Hypericum perforatum L.)***, 50 a 100 gotas, tres veces al día.

Efectos secundarios: No se producen a dosis terapéuticas. Aisladamente, pueden aparecer en personas sensibles síntomas de fotosensibilización tras exposiciones solares.

Contraindicaciones: Embarazo. Medicamentos que contengan tiramina.

Puede producir interacciones con algunos medicamentos, por lo que conviene consultar a un especialista.

Borraja ***(Borrago officinalis L.)***

Prácticamente en ningún manual aparece citada esta planta como antidepresivo, pero su uso se remonta al mismísimo Paracelso. Quizá su exclusión se deba a la dificultad para tener acceso a las flores frescas de la misma, pero puedo asegurarles que la infusión de flores de borraja produce unos efectos sorprendentes. Tengo pacientes que la cultivan expresamente en su jardín para poder disponer de ella en caso necesario; afortunadamente, en la zona en que vivo vegeta de forma espontánea y puede conseguirse sin problemas.

Se preparan las flores en infusión, 20 gramos por litro de agua; bien reposada, se tomarán tres tazas al día, preferentemente antes de las comidas.

Avena ***(Avena sativa L.)***

Esta planta es un remedio lento pero sumamente eficaz para tonificar el sistema nervioso. Personalmente no dudo en recomendarla como tratamiento de fondo siempre que existan síntomas depresivos, pues además combina perfectamente con otro tipo de tratamientos. La utilizo siempre en forma de extracto o tintura.

Extracto Fluido de avena ***(Avena sativa L.)***, 20 gotas después del desayuno, comida y cena.

Tintura Madre de avena ***(Avena sativa L.)***, 30 gotas después del desayuno, comida y cena.

Efectos secundarios: Carece de efectos secundarios a dosis terapéuticas.

Contraindicaciones: No se han descrito.

Pasiflora ***(Passiflora incarnata L.)***

La pasiflora es una planta extraordinaria. Es cierto que se utiliza casi estrictamente como ansiolítica e hipnótica, pero su efecto sobre el sistema nervioso es muy amplio si conseguimos ajustar la cantidad a las necesidades individuales y tolerancia personal. Su acción sobre la hiperemotividad y los tastornos ansioso-depresivos es sumamente fiable y raramente defrauda en su utilización.

Extracto Fluido de pasiflora ***(Passiflora incarnata L.)***, 20 a 30 gotas después del desayuno, comida y cena.

Tintura Madre de pasiflora ***(Pasiflora incarnata L.)***, 30 a 50 gotas después del desayuno, comida y cena.

Efectos secundarios: Carece de efectos secundarios a dosis terapéuticas.

Contraindicaciones: Embarazo.

Tratamiento con sales de Schüssler

Algunas sales de Schüssler que pueden aportar buenos resultados como coadyuvantes del tratamiento depresivo:

Como remedios generales **Magnesia phosphorica D6 y Kalium phosphoricum D6**. Si el proceso no mejora, se puede administrar **Kalium sulfuricum D6.**

Natrium muriaticum D6 está especialmente indicado en las depresiones con llanto frecuente, y **Natrium sulfuricum D6** en las ocasionadas después de sobresaltos o impresiones traumáticas.

Tratamiento con homeopatía

Del tratamiento de la depresión con remedios homeopáticos cabe esperar muy buenos efectos, pero es necesario que sean prescritos por un profesional con experiencia en el uso de altas diluciones homeopáticas, pues son estas las que ofrecen mejores resultados a nivel psíquico. La repertorización minuciosa del paciente es imprescindible si se pretende encontrar el remedio más adecuado para cada tipo de proceso. Con frecuencia los medicamentos más utlizados a partir de la dilución 30 CH son: **Acidum phosphoricum 30 CH, Aurum 30 CH, Cimicifuga 30 CH, Hypericum 30 CH, Ignatia 30 CH, Mandrágora 30 CH, Opium 30 CH, Platinum 30 CH, Sepia 30 CH.**

Tratamiento con oligoterapia

El tratamiento de los procesos depresivos con oligoterapia cuenta con una amplia trayectoria y documentación que avala los excelentes resultados que esta terapia de fondo puede proporcionar. Los oligoelementos utilizados con mayor frecuencia son:

Litio (Li): La concentración de una ampolla de 2 mililitros de gluconato de litio corresponde a 0,2796 miligramos de mineral, por lo que no requiere control analítico de la litemia. El uso de litio en forma de oligoelemento y su planteamiento terapéutico difiere del uso a dosis farmacológicas ponderales; no obstante, si tiene alguna duda, consulte a un especialista antes de tomarlo.

Cu + Au + Ag (cobre + oro + plata), se utiliza para los síntomas asténicos e inmunodepresores asociados.

Mn + Co (manganeso + cobalto), en las distonías neurovegetativas asociadas al proceso depresivo.

TRATAMIENTO BÁSICO DE LOS PROCESOS DEPRESIVOS

Al levantarse: Una ampolla en ayunas de **Litio (Li).**

DESAYUNO:

Diez minutos antes del desayuno: Una tableta sublingual de **Magnesia phosphorica D6** y otra de **Kalium phosphoricum D6**.

Después del desayuno: 20 gotas de **Extracto Fluido** de **avena** ***(Avena sativa L.)*** con agua o zumo.

COMIDA:

Diez minutos antes de la comida: Una tableta sublingual de **Magnesia phosphorica D6 y** otra de **Kalium phosphoricum D6**.

Después de la comida: 20 gotas de **Extracto Fluido** de **avena** ***(Avena sativa L.)*** con agua o zumo.

A media tarde: Una ampolla de **Mn + Co (manganeso + cobalto)** con agua o zumo.

CENA:

Diez minutos antes de la cena: Una tableta sublingual de **Magnesia phosphorica D6 y** otra de **Kalium phosphoricum D6**.

Después de la cena: 20 gotas de **Extracto Fluido** de **avena** ***(Avena sativa L.)*** con agua o zumo.

Al acostarse: 20 gotas de **Extracto Fluido** de **pasiflora** ***(Passiflora incarnata L.)*** con agua o zumo.

Disfunciones sexuales en la mujer

LA ENCRUCIJADA DE LOS SEXOS

Las disfunciones sexuales femeninas son un terreno problemático de abordar; es difícil establecer esquemas objetivos que permitan hacer planteamientos claros sin eludir ningún aspecto y que además sean válidos para la mayoría de mujeres y sus contextos culturales, educacionales y sociales.

Muchos especialistas, incluso famosos sexólogos, siguen insistiendo en la premisa de que «la sexualidad del hombre y la mujer son diferentes». Es algo tan obvio como decir que sus cuerpos son diferentes; claro que lo son, pero el hecho de que sean distintos no tiene por qué originar conflictos de relación, y mucho menos justificarlos. Según mi opinión, las diferencias indican que son complementarios, no que estén alejados de la misma realidad y necesidad sexual o su forma de vivirla.

El problema radica en que, según las teorías evolucionistas, las necesidades sexuales del hombre estarían encaminadas a dejar el mayor número de posibles descendientes en el planeta para asegurar la perpetuidad de su especie —lo que polarizaría un deseo sexual casi permanente—, mientras que en la mujer primaría el instinto de conservación, la protección y seguridad de su descendencia. Personalmente no creo en esta teoría; quizá si la proporción de hombres fuera mucho menor que el de mujeres, podría tener visos de un comportamiento programado genéticamente, pero hoy, en el tercer milenio, la justificación me queda un poco lejos. Si en la evolución hemos perdido tantísimas características del comportamiento animal, no veo por qué debemos conservar esta, absolutamente innecesaria en la actualidad.

Ambas sexualidades —masculina y femenina— seguro que no han de ser tan diferentes; es difícil creer que la naturaleza, tan seria y organizada ella en materia de sincronicidad y ritmo, haya generado un punto de atracción tan vital como las relaciones sexuales, dotando a los miembros de la pareja de ritmos sexuales dispares y desacompasados, que incluso pueden generar conflictos. No es muy lógico pensar que algo tan gratificante como estas relaciones —que puede servir para estrechar y aumentar los lazos de afinidad entre dos personas—, se convierta en motivo de alejamiento o problema por responder a desiguales tiempos o necesidades. Objetivamente, y en el terreno biológico, frente a la misma actividad o ritmo de vida las necesidades nutricionales de una mujer y un hombre son diferentes, pero no están muy alejadas; tampoco la necesidad de descanso, líquidos, etc. Cabría preguntarse, pues, por qué hemos hecho que la sexualidad del hombre y la mujer sean distintas en la práctica.

Puede ser que la diferencia se halle en el terreno afectivo o psicológico. En la subordinación social y cultural y no solo sexual a la que la mujer ha sido sometida, en la manera de vivir la sexualidad o en las conductas aprendidas, puesto que en las parejas estables de homosexuales y lesbianas también surgen conflictos sexuales cuando teóricamente el ritmo y la vivencia de la sexualidad deberían ser más uniformes por proximidad biológica.

Plantearnos por qué se ha producido esta clara disociación entre los ritmos sexuales o las necesidades y formas de vivir la sexualidad de hombres y mujeres requeriría, no uno, sino varios libros completos y una amplia preparación en tantos terrenos del saber humano —que personalmente me siento incapaz de abarcar—, que deberemos conformarnos con atisbar los motivos más evidentes, asumiendo que el enfoque será siempre parcial.

La dominación sexual masculina a lo largo de la historia por motivos religiosos o culturales —que consideraba a la mujer exclusivamente en su faceta reproductiva y como mero objeto sexual para proporcionar placer al hombre— ha sido, y desgraciadamente sigue siendo en muchas sociedades, el reflejo del papel social de la mujer, pero no puede justificar plenamente las actitudes o disfunciones de otras mujeres en contextos diferentes.

LA FALTA DE LIBIDO

La pérdida del deseo sexual debe contemplarse siempre como un problema serio —aunque no grave—, puesto que frecuentemente va unido a una pérdida de autoestima y capacidad de autorrealización de la mujer. La sexualidad ocupa un determinado papel en la vida de toda mujer y no puede ser relegada a un segundo plano. La pérdida de la libido es siempre un síntoma que indica un conflicto físico, emocional o psicológico de fondo, y como tal debemos abordarlo.

El primer planteamiento será averiguar si obedece a factores externos. Puede estar inducido por la toma de determinados fármacos —como antidepresivos, ansiolíticos, hipotensores, anticonceptivos orales...—. Los trastornos hormonales y los cambios físicos que se producen en la menopausia, ya tratados en un capítulo anterior, pueden influir también decisivamente en la apetencia sexual de la mujer (aunque según las estadísticas, y sin olvidar el valor relativo que pueden tener, el porcentaje de mujeres que presentan este síntoma durante la menopausia ronda un tercio del total). Algunas enfermedades —como el hipotiroidismo, la diabetes mellitus, la esclerosis múltiple, la vaginitis, la cistitis, la endometriosis, desórdenes neurológicos, procesos degenerativos o dolorosos— pueden inhibir igualmente el deseo sexual. Es evidente que si esta falta de libido está provocada por un problema físico o la toma de algún medicamento, deben buscarse métodos paliativos o alternativos que permitan mejorar la situación de la mujer, de lo contrario cualquier otra tentativa es absolutamente inútil.

Intervenciones quirúrgicas como la mastectomía o incluso la histerectomía pueden afectar la autoestima de la mujer, reflejándose en una falta de interés sexual. Puede resultar necesario el apoyo no solo de la pareja, sino también de un especialista que la ayude a asimilar algo que vive como pérdida y que le hace sentir en ocasiones claramente disminuida.

Las experiencias sexuales traumáticas durante la infancia o la edad adulta —abusos, vejaciones, violaciones— pueden suponer una curva de inflexión importante que inhiba la libido de manera permanente; en estos casos se hace imprescindible una psicoterapia adecuada que sirva para elaborar lo sucedido en previsión de futuros bloqueos emocionales que impidan toda relación satisfactoria.

Factores como el cansancio físico o psíquico o la falta de intimidad y comunicación pueden jugar un papel determinante. No hace mucho una paciente me confesaba que su relación de pareja no iba bien en el terreno sexual, que quería a su marido, pero que al final del día, después de un duro día de trabajo, «no estoy como para ejecutar la danza del vientre», por lo que recurría a la masturbación como un mecanismo rápido y cómodo para aliviar su tensión sexual y a la vez se sentía culpable, pues lo hacía casi a diario, pero entraba en la contradicción de negarse incluso a mantener relaciones sexuales durante el fin de semana: no le apetecía, «porque parece una obligación y es cuando lo hace todo el mundo». Este es un claro ejemplo de cómo los aspectos puramente físicos pueden entrelazarse con determinadas actitudes psicológicas que afectan nuestra relación de pareja. También de falta de comunicación. Cuando le planteé que debía explicarle a su pareja lo que me estaba contando a mí, dijo algo que me sorprendió por la naturalidad con que me había hablado de detalles muy íntimos; dijo que le daba «vergüenza». Mi respuesta fue clara: nadie puede hacer esto por ti, tendrás que elegir entre tu vergüenza o tu pareja; plantéate además qué esconde esa vergüenza: seguramente miedo, debilidad, autocompasión, autoagresión. Parece que mis palabras y un remedio homeopático de apoyo sirvieron de algo y al poco tiempo me contaba que había hablado con su marido, sintiendo una liberación enorme, y que después tuvo lo que calificó como «una de las mejores experiencias sexuales» de su vida.

El aburrimiento o la rutina en las relaciones sexuales es otro factor que puede determinar la falta de interés y que requieren una buena comunicación para tomar las riendas de la relación desde actitudes nuevas y sinceras.

También deben barajarse conflictos de pareja que pueden derivar en la pérdida de la atracción sexual y por tanto del deseo.

Quizá existan más luchas de poder de las que sepamos o queramos reconocer. En las relaciones sexuales la cama puede ser un campo de batalla tan útil, o inútil, como la cocina o el salón, y se convierten muchas veces en moneda de cambio de la relación de pareja. Las luchas por alguna parcela de poder, por la propia individualidad o la no dependencia conducen al resentimiento y alejamiento del otro. La vivencia de no ser escuchado, valorado, respetado o suficientemente amado origina un profundo rechazo que crece en la misma medida que disminuye el deseo sexual. Así, la pérdida de la libido es el arma más contundente con que cuenta el miembro de la pareja que se siente más débil dentro de la relación; el problema radica en el alto porcentaje de relaciones que se rompen cuando llegan a este punto de desencuentro. Es privilegio de cualquier persona elegir la forma de solucionar sus conflictos personales e interpersonales, pero desde luego el terreno sexual no es el adecuado.

Algunas mujeres desaprueban, detestan su cuerpo, les parece inadecuado, feo o insuficiente. Con facilidad trasladarán este esquema a su compañero pensando que tampoco a él podrá gustarle; será entonces cuando la distancia y el aislamiento propicien la falta de libido y lo rechazarán escondiendo su propio miedo al rechazo. Esto puede producir una ficticia sensación de seguridad, pero es a cambio de limitar el nivel de implicación con su pareja y privarla del sentimiento de intimidad que supone una buena compenetración sexual.

Por último, es importante valorar si existe un interés o deseo sexual por otra persona diferente del compañero, la frecuencia de la masturbación o la presencia de fantasías sexuales al margen de la relación de pareja. Estos aspectos pueden ser indicativos de un rechazo del compañero y no una auténtica falta de libido.

LA FRIGIDEZ

Los especialistas no acaban de ponerse de acuerdo sobre el término frigidez, pues en su definición aparecen comprendidas distintas disfunciones sexuales muy diferentes entre sí; se ha convertido en una especie de cajón de sastre donde se amontonan trastornos de la sexualidad que requieren definiciones y tratamientos bien diferenciados. En el diccionario médico encontramos la siguiente definición: *Frígida: mujer que no responde a estímulos o caricias sexuales, que manifiesta aversión o indiferencia anormal al coito o inapetencia para experimentar orgasmos durante el coito.*

Tratando de clarificar el término existirían dos disfunciones típicas y bien diferenciadas:

1. Los problemas de excitación sexual con los que más tradicionalmente se han relacionado la frigidez.
2. Los trastornos del orgasmo femenino (anorgasmia).

En el primero de los casos la **falta de excitación sexual y las respuestas biológicas y psicológicas que produce** —como son la dilatación y lubricación vaginal propias de la excitación— lleva implícita la falta de orgasmos tanto durante el coito como durante la masturbación.

En la anorgasmia **el nivel de excitación puede ser normal o incluso superior al normal, pero la mujer no alcanza el orgasmo** ni durante el coito ni durante la masturbación —sea esta en solitario o compartida, oral, manual o de otro modo.

Si la mujer es capaz de tener un orgasmo a través de la masturbación, entendida como práctica solitaria, puede existir un problema de relación con la pareja, el sexo masculino en general o un trasfondo psicológico diferenciado que debe analizarse de forma individual.

Conocer bien la anatomía de su propio cuerpo, la diferencia entre el orgasmo vaginal y el clitoriano, la curva que sigue, el nivel de excitación y la respuestas que produce en su cuerpo, así como valorar la relación existente entre la pareja serán los primeros aspectos a considerar para lograr entender dónde radica el problema y si estamos ante una dificultad para excitarse adecuadamente o una anorgasmia.

Tal vez debiera olvidarse la famosa frase del doctor Marañón: *No hay mujer frígida, sino hombre inexperto,* porque quizá a la mujer pueda venirle bien momentáneamente trasladar al hombre su frustración o su sentimiento de culpa; quizá eso le produzca un ligero y pasajero alivio, pero quedarse ahí no solucionará su problema. Ni los hombres ni las mujeres son máquinas para dar placer; no podemos desplazar nuestros problemas a los demás. Otra cosa bien distinta es que la pareja deba trabajar conjuntamente lo que está sucediendo, pero si usted tiene problemas para alcanzar el orgasmo y no hace nada para ayudarse a sí misma y buscar soluciones, puede estar toda su vida esperando al hombre perfecto sin encontrarlo jamás; tenga presente también que cada experiencia sexual negativa la aleja más de conseguir su meta, y que la insatisfacción sexual continuada genera una respuesta que puede trasformarse en algo permanente.

En ocasiones puede hacerse necesario pedir ayuda profesional, porque bucear en el propio subconsciente no es tarea fácil. Hay multitud de factores que pueden condicionar nuestra respuesta sexual; aunque conscientemente creamos superadas algunas posturas religiosas o sociales, pueden haber quedado firmemente enraizadas haciéndonos relacionar el sexo con el pecado o la culpa, o la incapacidad de sentir placer de nuestra madre con nuestro propio derecho a sentirlo. Una desafortunada educación en materia sexual, los tabúes, la desnudez, las prohibiciones, los conceptos sobre la masturbación, las primeras experiencias sexuales poco satisfactorias o dolorosas pueden dejar cierto *sello* en nuestro psiquismo e influir en las conductas sexuales posteriores. Pocas mujeres piensan objetivamente que el sexo es algo «sucio» como se ha repetido en muchos esquemas tradicionales; sin embargo, algunas son incapaces de realizar el sexo oral a sus compañeros o permitir que su compañero lo haga con ellas: temen oler mal, estar sucias, que sus genitales son feos. La publicidad nos bombardea continuamente con mensajes sobre como sentirse «limpia» las veinticuatro horas del día para vender todo tipo de productos que eviten el olor corporal de la vagina. ¿A qué debe oler una vagina sino a sus propios fluidos, qué hay de sucio o malo en ellos? Demasiadas presiones mediatizan nuestras respuestas sexuales sin que analicemos la causa real de las mismas. No conviene dejarse influir por los mensajes sobre la sexualidad establecida, cada persona tiene el derecho a vivir su sexualidad como le resulte más gratificante y debe evitar por todos los medios cualquier intromisión presente o pasada que no le permita vivirla en profundidad.

Los problemas ligados a la falta de excitación sexual raramente corresponden a problemas fisiológicos; suelen repetir en mayor medida el esquema de los conflictos que acabo de citar o los expuestos en el apartado dedicado a la falta de libido.

En la anorgasmia, si la excitación de la mujer es adecuada, no alcanzar el orgasmo es muy significativo de lo que pasa en su interior o en su relación con los demás. Pero qué es un orgasmo. Las repercusiones orgánicas y psíquicas que producen las diferentes fases del orgasmo están perfectamente estudiadas y, al margen de la intensidad en el placer o las variantes individuales que puedan existir, para poder sentir un orgasmo hay que **abandonarse**; existe una curva de excitación ascendente y en el momento del orgasmo no hay retorno. Si detrás de cualquier disfunción se encuentra el miedo, en la anorgasmia el esquema se repite con tremenda claridad. Dejarse llevar por una fuerza que no podemos controlar, temblar, jadear, gritar, perder momentáneamente la noción de todo lo que te rodea es más de lo que muchas personas, acostumbradas a mantener un buen control de su respuesta frente al entorno, pueden soportar. El miedo a perder los papeles, a sentirse vulnerable o dependiente está presente como una compuerta que bloquea el proceso; una compuerta que puede abrirse pero que no se abre.

No es descabellado pensar que alguna connotación negativa debe existir respecto al sexo para que se produzca la anorgasmia; si una mujer se siente atraída por la relación sexual y se excita de manera adecuada, obtiene lo que podríamos llamar una gratificación parcial, frustrante en último extremo, pero la pulsión entre el deseo y el rechazo se ve aliviada, algo malo o negativo siente aquella persona que hay en el sexo para no abandonarse a vivirlo en plenitud, esa es la cortina del miedo que debemos descorrer. En ocasiones ideas religiosas (la vivencia de pecado por concebir el sexo únicamente como un sistema de reproducción), abusos durante la infancia, experiencias sexuales traumáticas, situaciones familiares de vejación para la mujer debido a su condición (las hijas pueden negar el placer que no obtienen sus madres), y un largo etcétera de posibilidades, pueden hallarse ancladas en el subconsciente pese a que racionalmente se consideren superadas.

Hay mujeres que dicen haber tenido sus mejores orgasmos cuando estaban *algo bebidas*; el alcohol actuaba aquí como un desinhibidor permitiendo eliminar ciertas trabas como el autocontrol. Ciertamente no es necesario recurrir al alcohol: si ha podido abandonarse y entregarse al placer una vez, puede volver a repetirse la experiencia sin ayudas adicionales. Si nunca se ha desinhibido, habrá que sondear con un buen especialista las barreras subconscientes que la alejan del placer. La anorgasmia se da con frecuencia entre mujeres de alto nivel cultural, profesionales muy eficaces o mujeres independientes, acostumbradas a llevar las riendas de sus vidas y decisiones; parece ser que el subconsciente se resiste a perder el control delante de otra persona, por mucho que la quiera o la desee. También algunas convicciones feministas muy radicales, que tienden a considerar la relación de pareja como una dependencia sexual del hombre, pueden jugar un papel negativo en esta disfunción sexual. En el caso de la anorgasmia siempre recomiendo consultar a un terapeuta especializado bien en relaciones de pareja o en terapia individual.

Algunos remedios naturales pueden ayudar a que la mujer se encuentre más a gusto con ella misma, normalizando los niveles de ansiedad, activando la capacidad de respuesta nerviosa y ayudando a regular su estabilidad emocional. A continuación describo aquellos que ofrecen, según mi experiencia, mejores resultados. Normalmente son productos de un efecto muy general sobre el organismo, que además tienen la peculiaridad de actuar de manera más específica sobre el sistema nervioso a través de mecanismos que me son desconocidos salvo en el terreno de la especulación, por lo que deberemos regirnos más por la práctica empírica que por el efecto farmacológico descubierto hasta la fecha.

Tratamiento con fitoterapia

Muchas plantas han sido consideradas afrodisíacas, es decir, capaces de excitar el deseo sexual, pero pocas de ellas son eficaces más allá de la seguridad personal o el estímulo que la autosugestión puede producir; otras son simples estimulantes generales que activan el deseo sexual en la misma medida que el resto del organismo, llegando incluso a producir síntomas de nerviosismo o irritabilidad en mayor medida que el efecto afrodisíaco buscado. Por el contrario, otro pequeño grupo de plantas utilizadas en diferentes culturas y latitudes como estimulantes —no solo de la libido, sino de la respuesta sexual en general— ayudarán, con la adecuada estimulación, a una relación sexual más gratificante. Me limito a recoger aquellas que mejores efectos me han demostrado. Algunas de estas plantas actúan mejor en la mujer que en el hombre, otras son útiles para ambos sexos. Mi recomendación general es que antes de tomar cualquiera de ellas consulte con un especialista, pues la respuesta individual y la dosificación puede requerir un ajuste personalizado. Debo señalar que determinados especialistas incluyen el ginseng y el eleuterococo como afrodisíacos; si bien es cierto que actúan como adaptógenos e incluso como estimulantes generales, no he comprobado nunca que mejorasen la respuesta sexual en la mujer de forma significativa.

Yohimbe *(Corynanthe yohymbe L.)*

La corteza de este árbol es quizá uno de los afrodisíacos más utilizados internacionalmente. De ella se extrae la yohimbina, una sustancia conocida desde la Antigüedad por algunas tribus africanas como potente afrodisíaco y utilizada en Europa desde el Renacimiento; en Suramérica se han utilizado otras plantas entre cuyos principios activos figura también la yohimbina. La investigación ha demostrado cómo el efecto vascular de esta sustancia sobre los órganos sexuales facilita la dilatación y erectibilidad de los mismos, tanto en hombres como en mujeres, favoreciendo la estimulación y el contacto sexuales. Pero, atención, esta planta contiene potentes alcaloides que son en buena medida los responsables de la vasodilatación periférica que produce, pudiendo originar bajadas bruscas de la presión arterial e incluso problemas cardiacos, por lo que es recomendable tomarla siempre bajo la prescripción de un especialista.

La dosificación del polvo de corteza no debe sobrepasar nunca el gramo diario repartido en varias tomas. La yohimbina pura requiere una dosificación más precisa que no debe superar los cinco miligramos por toma, tres veces al día. La Tintura Madre se utiliza a razón de 20 gotas, tres veces al día. Como la concentración de yohimbina puede variar según la procedencia de la planta, es importante recurrir a preparados estandarizados y respetar las indicaciones del laboratorio fabricante.

Efectos secundarios. No se han descrito a dosis terapéuticas. Las dosis elevadas pueden originar sialorrea, hipotensión, trastornos cardiacos, dificultad en la respiración e incontinencia de esfínteres.

Contraindicaciones: Embarazo y lactancia, problemas cardiovasculares, hipotensión.

No es recomendable mezclar esta planta con ningún otro medicamento.

Catuaba *(Erytroxlon catuaba martius L.)*

La catuaba es un árbol brasileño cuya corteza ha sido utilizada como afrodisíaco por diversos pueblos indígenas desde la Antigüedad. Entre sus principios activos se encuentran potentes alcaloides, incluida la yohimbina. Su consumo en Brasil es tan popular que muchos atribuyen a esta planta el ardor y la buena salud sexual que se les supone a los brasileños. La yohimbina contenida en la catuaba genera muchos menos efectos secundarios, aunque siempre debe ser tomada con precaución en sus formas concentradas.

El consumo tradicional recomienda la decocción de una cucharada de su corteza en medio litro de agua durante cinco minutos, dejando reposar la mezcla 15 minutos que se consumirá durante el día.

Aunque su nivel de tolerancia es muy bueno, deben ser tenidos en cuenta los mismos efectos secundarios y contraindicaciones expuestos para el yohimbe, dependiendo siempre de la tolerancia personal.

Muira puama *(Lirisoma ovata L.)*

Arbusto también de origen brasileño, contiene un alcaloide muy complejo que no ha podido ser sintetizado en laboratorio; es una planta muy escasa, y la alta demanda ha hecho necesario recurrir a su cultivo para evitar su desaparición, pues se utiliza la corteza y *raíz*. Produce un aumento de la libido así como una vasodilatación en los labios vaginales, zona vaginal y el clítoris, aumentando la lubricación vaginal y ejerciendo una actividad gonadotropa sobre la función hipotálamo-hipofisiaria. Empíricamente se muestra mucho más efectiva desde el final de la menstruación hasta la ovulación.

Se utiliza el polvo de la planta a razón de 0,5 gramos por toma, con una dosificación media de 1,5 gramos al día.

Extracto Fluido de muira puama *(Lirisoma ovata L.)*, 15 a 25 gotas, tres veces al día.

Efectos secundarios: No se han descrito a dosis terapéuticas.

Contraindicaciones: No se han descrito a dosis terapéuticas.

Damiana *(Turnera diffusa L.)*

Esta planta goza popularmente de una gran reputación como afrodisíaca, aunque hasta la fecha no ha podido hallarse su justificación farmacológica. La damiana tonifica y estimula de forma suave la actividad del sistema nervioso central sin producir irritabilidad o ansiedad. He comprobado que la respuesta a esta planta varía mucho de unas mujeres a otras, pero, de producirla, sus efectos en el organismo se mantienen durante largos periodos de tiempo con una dosificación mínima. Siempre utilizo esta planta en forma de gotas.

Extracto Fluido de damiana *(Turnera diffusa L.)*, 20 a 30 gotas, tres veces al día.

Tintura Madre de damiana *(Turnera diffusa L.)*, 40 a 80 gotas, tres veces al día.

Efectos secundarios: No se han descrito a dosis terapéuticas.

Contraindicaciones: No se han descrito a dosis terapéuticas.

Tratamiento con sales de Schüssler

La única que he utilizado como coadyuvante en este tipo de tratamientos es el **Kalium phosphoricum D6.**

Tratamiento con homeopatía

Al existir un fuerte componente psíquico en esta sintomatología, normalmente es necesaria la administración de altas potencias escalonadas que deben ser prescritas por un especialista; indicaré, no obstante, los remedios que suelen utilizarse con mayor frecuencia.

Causticum 15 CH, Agnus 15 CH, Barium carbonicum 15 CH, Ferrum phosphoricum 15 CH, Graphytes 15 CH, Helonia 15 CH, Lycopodium 15 CH y Sepia 15 CH.

Tratamiento con hidroterapia

Los baños genitales están siempre muy recomendados cuando existen disfunciones sexuales en la mujer; el efecto descongestivo y la vascularización que producen en la zona mejoran la respuesta genital y órganos internos.

TRATAMIENTO BÁSICO DE LA FALTA DE LIBIDO

DESAYUNO:

Diez minutos antes del desayuno: Una tableta sublingual de **Kalium phosphoricum D6.**

Después del desayuno: Decocción de cinco minutos preparada con una cucharadita de corteza de **Catuaba *(Erytroxlon catuaba martius L.)*** por vaso de agua; añadir 30 gotas de **extracto fluido de damiana *(Turnera diffusa L.)*** al tiempo de tomarla. No endulzar.

COMIDA:

Diez minutos antes de la comida: Una tableta sublingual de **Kalium phosphoricum D6.**

Después de la comida: Decocción de cinco minutos preparada con una cucharadita de corteza de **catuaba *(Erytroxlon catuaba martius L.*)** por vaso de agua; añadir 30 gotas de **Extracto Fluido de damiana *(Turnera diffusa L.)*** al tiempo de tomarla. No endulzar.

CENA:

Diez minutos antes de la cena: Una tableta sublingual de **Kalium phosphoricum D6.**

Después de la cena: Decocción de cinco minutos preparada con una cucharadita de corteza de **catuaba *(Erytroxlon catuaba martius L.*)** por vaso de agua; añadir 30 gotas de **Extracto Fluido de damiana *(Turnera diffusa L.)*** al tiempo de tomarla. No endulzar.

Al acostarse: Baño de Kuhne.

Los baños genitales de Kuhne y baños de asiento

EL agua, considerada como agente terapéutico y preventivo, ha dado lugar a una especialidad terapéutica denominada hidroterapia. Hablamos de *hidroterapia* cuando el agua utilizada es común y no cuenta con cualidades mineromedicinales como las que proporcionan los centros termales o balnearios, que añaden a las peculiaridades de estos tratamientos las características específicas de cada tipo de agua o la temperatura a la que afloran —*balneoterapia o termalismo*—. El aprovechamiento del agua marina en este tipo de tratamientos se denomina *talasoterapia*. Todas estas prácticas no son nuevas —tenemos constancia de ellas en culturas muy antiguas y zonas geográficas distantes—, son un recurso natural cuyo uso en la actualidad simplemente se ha racionalizado a partir de investigaciones sistemáticas y la práctica empírica.

En la utilización terapéutica del agua no buscamos únicamente la limpieza del organismo sino producir reacciones térmicas que tonifiquen o estimulen las funciones corporales. En este capítulo vamos a limitarnos a una parcela muy reducida de esta práctica que cualquier mujer pueda llevar a cabo en su domicilio sin necesidad de alterar especialmente su ritmo de vida y con un mínimo coste económico. Es importante saber que la hidroterapia es aplicable a una gran variedad de problemas de salud con unos resultados en ocasiones espectaculares, pero es imprescindible la CONSTANCIA; no resulta efectiva si se aplica de forma interrumpida o anárquica (tampoco por aumentar la frecuencia), es necesario generar un hábito y un ritmo en la repetición.

El baño genital

El baño genital fue popularizado por Kuhne; se basa en la conocida *Doctrina Térmica de la Salud*, cuyo principio básico estriba en normalizar el exceso de temperatura interna que se genera en el organismo y produce congestiones circulatorias y de los tejidos, impidiendo un buen funcionamiento, nutrición y eliminación de los órganos internos.

Para realizar estos baños, el momento más adecuado sin duda alguna será por la mañana en ayunas o una hora antes de las comidas —esperando por lo menos 20 minutos antes de ingerir alimentos—. Nunca durante la digestión. La temperatura ambiente debe ser agradable. La frecuencia variará entre una y tres aplicaciones diarias, cuya duración puede oscilar entre los cinco y 10 minutos. La temperatura del agua debe ser todo lo fría que se pueda soportar sin que resulte desagradable o molesta, teniendo en cuenta la época del año; puede iniciarse con agua ligeramente fría e ir reduciendo progresivamente la temperatura.

La mujer estará sentada —en el borde del bidé, por ejemplo— de manera que solamente reciba el contacto del agua la zona genital; el resto del cuerpo debe permanecer seco, incluidos los pies y las piernas. Con un paño de algodón o lino empapado en abundante agua fría se realizará un suave masaje friccionando los órganos genitales externos, empapando el paño con frecuencia e intensificando la fricción a medida que la temperatura del agua empiece a ser más agradable; normalmente, tras la primera impresión, el efecto que produce no es de frío, sino de ligero calor; con el hábito, incluso esa primera impresión desaparece. Puede suceder que tras algunos días realizando el baño genital se produzca un ligero flujo o aumente la viscosidad del mismo, que debe interpretarse positivamente, y es consecuencia del mismo proceso de descongestión y drenaje; no tiene mayor problema si no va acompañado de otros síntomas, cederá espontáneamente al mantener la práctica. Algunas mujeres propensas a las cistitis manifiestan auténtico pánico a realizar esta técnica; su actitud cambia cuando comprueban que, muy al contrario, mejoran de forma considerable. Si de todas maneras es su caso y tiene algún tipo de temor o aparecieran signos de irritación, escozor, picor o ardor, consulte con un especialista, que personalizará sus indicaciones y las pautas a seguir. Algunos especialistas recomiendan suspender esta práctica tres o cuatro días durante la menstruación; personalmente, salvo contadas excepciones, no he visto problema en mantenerla de la forma habitual, aunque sí es aconsejable que para la primera vez se elija la inmediata fecha posterior al final de la menstruación, de manera que el próximo ciclo menstrual coincida ya con un hábito continuado de bastantes días. Este baño mejora de forma considerable las molestias de la menstruación y normaliza la cantidad y duración de la misma, siendo compatible con cualquier otro tipo de tratamiento interno. Carece de efectos secundarios o contraindicaciones salvo los niveles de tolerancia personal.

Los baños de asiento

Para realizar el baño de asiento es necesario contar con una bañera que pueda llenarse parcialmente para que el agua fría llegue hasta las caderas y cubra el vientre. Lo ideal es que la espalda quede apoyada en el respaldo de la bañera o en un soporte adecuado y las piernas permanezcan flexionadas, de manera que pies y piernas estén fuera del agua, para lo que bastará con un pequeño taburete o cajón que eleve los pies sobre el nivel del agua. La postura debe resultar cómoda, que permita el libre movimiento de los brazos y manos para masajear el bajo vientre. Lo que se pretende con los baños de asiento es lo mismo que en el baño genital, pero extendiendo su efecto a descongestionar el vientre y los órganos anexos, incluida la base de la columna vertebral, útero y ovarios. Una vez que la mujer se halla dispuesta en la posición indicada, realizará, con un paño de tejido natural, un movimiento de masaje en la zona del vientre y bajo vientre de manera rítmica, alternando movimientos circulares de derecha a izquierda (siguiendo el trayecto del intestino que puede ver en cualquier enciclopedia) con movimientos ascendentes y descendentes. La duración de este baño puede oscilar entre los 10 y 20 minutos y deberá empezarse siempre con agua lo suficientemente fría coma para producir la reacción térmica que buscamos. Al terminar el baño se secará bien con una toalla, comprobando cómo la sensación general es de agradable calor, descanso y relajación, no solo de la zona en particular sino de todo el organismo. Este baño debe realizarse con el estómago vacío, esperando unos 20 minutos antes de tomar ningún alimento. Mejora el ritmo digestivo, el estreñimiento y el funcionamiento de los riñones. Las personas propensas a lumbalgias o cistitis pueden realizarlo sin riesgo alguno, pues también mejorará sus síntomas, pero en caso de duda consulten con un especialista. Recomiendo tumbarse relajadamente durante unos minutos al terminar el baño, sintiendo la placentera respuesta del organismo. Salvo indicaciones especiales, un solo baño diario suele proporcionar excelentes resultados.

Este baño mejora los trastornos de la menstruación, intestinales, hepáticos, renales y circulatorios, siendo compatible con cualquier otro tipo de tratamiento interno. Carece de efectos secundarios o contraindicaciones salvo los niveles de tolerancia personal.

Guía rápida de remedios

ABORTO, TENDENCIA AL: Ruta graveolens 15 CH, Árnica 5 CH, Cuprum 7, CH Sabina 4 CH.

ACNÉ:

TRATAMIENTO INTERNO: Bardana *(Arctium lappa L.)*, diente de león *(Taraxacum officinale L.)*, romero *(Rosmarinus officinalis L.)*, caléndula *(Calendula officinalis L.)*, pensamiento *(Viola tricolor L.)*, zarzaparrilla *(Smilax aspera L.)*, echinácea *(Echinacea angustifolia DC.)*, extracto fluido de propóleo, levadura de cerveza, vitamina A (retinol), aceite de germen de trigo, cinc, Kali muriaticum D6, Silicea D6, Abrotanum 4 CH, Kalium bromatum 5 CH y Sulfur 5 CH, Graphites 4 CH, Jodum 4 CH, Hepar sulfur 4 CH, Mn + Cu (manganeso + cobre), Cu + Au + Ag (cobre + oro + plata).

TRATAMIENTO EXTERNO: Loción limpiadora de flores de saúco *(Sambucus nigra L.)*, loción limpiadora de consuelda *(Symphitum officinalis L.)*, saúco *(Sambucus nigra L.) (flores)*, caléndula *(Calendula officinalis L.) (flores)*, bardana *(Arctium lappa L.)* (raíz), crema de pepino *(Cucumis sativus L.)*, aceite de germen de trigo, pomada de caléndula, pomada de Natrium phosphoricum D6, Pomada de Natrium muriaticum D6.

AMENORREA:

Fórmula compuesta para infusión: Artemisa *(Artemisia vulgaris L.)*, 30 gramos; caléndula *(Calendula officinalis L.)*, 30 gramos; Aquilea *(Achillea millefolium L.)*, 30 gramos; Salvia *(Salvia officinalis L.)*, 10 gramos.

Fórmula compuesta para infusión: Lúpulo *(Humulus lupulus L.)* 20 gramos; pie de león *(Alchemilla vulgaris L.)*, 30 gramos; artemisa *(Artemisia vulgaris L.)*, 40 gramos; romero *(Rosmarinus officinalis L.)*, 30 gramos. Magnesia phosphorica D6, Kalium phosphoricum D6, Aristololochia 5 CH, Pulsatilla 5 CH, Cimicifuga 5 CH, Graphites 4 CH, vitamina E, germen de trigo, semillas de lino, Zn + Cu (cinc + cobre), pediluvios de celidonia *(Chelidonium majus L.)*, cataplasmas de arcilla.

ANEMIA: Alfalfa *(Medicago sátiva L.)*, ortiga *(Urtica dioica L.)*, vitamina C, ácido ascórbico, vitamina B_{12}, gluconato de hierro, quelato de hierro, ácido fólico, Kalium phosphoricum D6, Natrium sulphuricum D6, Ferrum metallicum 4 CH, Calcium phosphoricum 5 CH, China 4 CH, Cu + Au + Ag (cobre + oro + plata), Mn + Cu + Co (manganeso + cobre + cobalto).

ARTROSIS: Sulfato de glucosamina, condroitin sulfato, garra del diablo *(Harpagophytum procumbens D.C.)*. Ver: PROBLEMAS ÓSEOS.

BARTOLINITIS: Hipérico *(Hyperícum perforatum L.)*, mirra *(Commiphhora marmol L.)*.

CONCEPCIÓN, PROBLEMAS EN LA: Maca *(Lepidium meyenii Walp.)*, damiana *(Turnera diffusa L.)*, granada *(Punica granatum L.)*, serpentaria azul *(Caulophyllum thalictroides L.)*, muérdago *(Viscum album L.)*, Kalium sulphuricum D6, Kalium phosphoricum D6, Magnesium phosphoricum D6, Ovarium 4 CH, Hypophysis 4 CH, Lilium tigrinum 5 CH, Sepia 5 CH, Pulsatilla 5 CH, Apis 5 CH, Moschus 5 CH, Cypripedium 4 CH, Zn + Cu (cinc + cobre), Cu + Au + Ag (cobre + oro + plata), Mn + Co (manganeso + cobalto), ácido fólico.

DEPRESIÓN: Hipérico *(Hypericum perforatum L.)*, borraja *(Borago officinalis L.)*, avena *(Avena Sativa L.)*, pasiflora *(Passi-*

flora incarnata L.), Magnesia phosphorica D6, Kalium phosphoricum D6. Kalium sulfuricum D6, Natrium muriaticum D6, Natrium sulfuricum D6, Acidum phosphoricum 30 CH, Aurum 30 CH, Cimicifuga 30 CH, Hypericum 30 CH, Ignatia 30 CH, Mandrágora 30 CH, Opium 30 CH, Platinum 30 CH, Sepia 30 CH, Litio (Li), Cu + Au + Ag (cobre + oro + plata), Mn + Co (manganeso + cobalto).

DISFUNCIONES SEXUALES EN LA MUJER: Yohimbe *(Corynanthe yohymbe L.),* catuaba *(Erytroxlon catuaba martius L.),* muira puama *(Lirisoma ovata L.),* damiana *(Turnera diffusa L.),* Kalium phosphoricum D6, Causticum 15 CH, Agnus 15 CH, Barium carbonicum 15 CH, Ferrum phosphoricum 15 CH, Graphytes 15 CH, Helonia 15 CH, Lycopodium 15 CH, Sepia 15 CH, baños genitales.

DISMENORREAS:

Fórmula compuesta para infusión: Manzanilla (*Matricaria chamomilla L.),* 30 gramos; Milenrama *(Achillea millefolium L.),* 30 gramos; Salvia *(Salvia officinalis L.),* 30 gramos; angélica *(Agelica archangelica L.),* 10 gramos; mundillo o viburno *(Viburnum opulus L.),* milenrama *(Achillea millefolium L.),* ñame silvestre (*Dioscorea villosa L.*), manzanilla *(Matricaria chamomilla L.),* jengibre *(Zingiber officinale L.),* meliloto *(Meliloto officinalis L.),* melisa *(Melissa officinalis L.),* salvia *(Salvia officinalis L.),* sauzgatillo (*Vitex agnus-castus L.*), magnesia phophorica D6, Kalium phosphoricum D6, Ferrum phosphoricum D12, Pulsatilla 5 CH, Sepia 5 CH, Natrium muriaticum 4 CH, Zn + Cu (cinc + cobre), baños genitales.

EMBARAZO:

Dientes y encías: Agrimonia *(Agrimonia eupatoria L.),* nogal *(Juglars regia L.),* extracto de propóleo, tintura de caléndula, Calcium fluoratum D12, Calcium phosphoricum D6, Ferrum phosphoricum D6.

Diabetes gestacional: Diente de león *(Taraxacum officinalis L.),* shiitake *(Lentinula edades L.).*

Estreñimiento del embarazo: Semillas de lino.

Náuseas matutinas: Hierbaluisa *(Lippía trifilla L.)*, manzanilla *(Matricaria chamomilla L.)*, poleo *(Mentha pulegium L.)*.

Piel y cabello: Cola de caballo *(Equisetum arvense L.)*, alga Espirulina *(Spirulina máxima* o *Sperulina platenses)*.

Tónico uterino: Frambueso *(Rubus idaeus L.)*.

Trastornos circulatorios de la presión arterial y el ritmo cardiaco:

Espino blanco *(Crataegus monogina L.)*.

Varices y hemorroides: Hamamelis *(Hammamelis virginiana L.)*, rusco *(Ruscus aculeatus L.)*, Calcium fluoratum D6, Silicea D12, pomada de Calcium fluoratum D6, Ferrum phosphoricum D12, Aesculus hippocastanum 4 CH, Hamamelis virginiana 4 CH. En el tratamiento de las hemorroides incluiremos: *Paeonia officinalis* 4 CH y la aplicación local de pomada de paeonia.

Vejiga urinaria e incontinencia: Calabaza *(Curcubita pepo L.)*, berberis vulgaris 5 CH, Natrium muriaticum 4 CH.

Vómitos del embarazo: Kalium phosphoricum D6. Magnesium phosphoricum D6, Ipeca 4 CH, Apomorphinum 4 CH, Nux vomica 4 CH, Collinsonia canadensis 5 CH, Natrium muriaticum 4 CH, Colchicum 5 CH, Mg (magnesio), P (phosphorus).

EMBARAZO, REMEDIOS DE FONDO: Sulfur iodatum 7 CH, Tuberculinum 7 CH, Luesimun 7 CH, Medorrinum 7 CH, Psorinum 7 CH.

ENDOMETRIOSIS: Enzimas proteolíticas (papaína y bromelina), shiitake (*Lentinula edades L.)*, vitaminas del grupo B, incluyendo la vitamina B_{12}. Fibra y semillas de lino.

ENTUERTOS: Raíz de jengibre rallada, compresas de malva *(Malva sylvestris L.)*, 20 gramos; malvavisco *(Althaea officinalis L.)* 10 gramos; Ortiga muerta *(Lamium album L.)* 50 gramos. También: Pie de león *(Alchemilla vulgaris L.)*, Árnica 4 CH, China 4 CH, Colocynthis 5 CH, Magnesium phosphoricum D6.

ESTREÑIMIENTO: Semillas de lino *(Linum usitatissimum L.)*, Silicea D6, Kalium sulfuricum D6, Calcium phosphoricum D6, Natrium muriaticum D6, Natrium sulfuricum D6, Plumbum 7 CH, Nux vomica 5 CH, Nux moschata 5 CH, Platina 7 CH, Chelidonium 4 CH, Mn + Co (manganeso + cobalto), Ni + Co (níquel + cobalto), S (azufre).

EXCESO DE LECHE: Vincapervinca *(Vinca minor L.)*, mercurial *(Mercurialis annua L.)*, caña *(Arundo donax L.)*, Natrium sulfuricum D6, Belladona 4 CH, Bryonia 4 CH, Pulsatilla 5 CH, Calcarea carbonica 4 CH.

FALTA DE LECHE: Anís *(Pimpinella anisum L.)*, hinojo *(Carum carvi L.)*, ortiga *(Urtica dioica L.)*, galega *(Galega officinalis L.)*, Calcium phosphoricum D6, Calcarea carbonica 5 CH, Asa foetida 4 CH, Belladona 5 CH, Bryonia 4 CH, Zinc 4 CH, Agnus 5 CH.

FALTA DE LIBIDO: DISFUNCIONES SEXUALES EN LA MUJER.

FRIGIDEZ: DISFUNCIONES SEXUALES EN LA MUJER.

GRIETAS EN LOS PEZONES: Rabo de gato *(Sideritis angustifolia L.)*, llantén mayor *(Plantado major L.)*, pomada de castor equi, pomadas de Silicea D6.

HERPES GENITAL: Corazoncillo *(Hypericum perforatum L.)*, aceite de hipérico, melisa *(Melissa officinalis L.)*, pomada de melisa, áloe *(Aloe vera L.)*, compresas de arcilla, vitamina E, L-Lisina, yogur y vitamina C, Ranunculus bulbosus 5 CH, Arsenicum album 5 CH, Rhus toxicodendrom 5 CH, Sepia officinalis 5 CH, Graphites 5 CH, Natrium muriaticum D6, pomada de Natrium muriaticum D6, Natrium sulfuricum D6, Kalium phosphoricum D6, Calcium phosphoricum D6.

HIPERMENORREA, MENORRAGIA: Bolsa de pastor *(Capsella bursa-pastoris L.)*, milenrama *(Achillea millefolium L.)*, pie de león *(Alchemilla vulgaris L.)*, alfalfa *(Medicago sativa L.)*, vid *(Vitis vinifera L.)*, Ferrum phosphoricum D12, Calcium fluoratum D6, Kalium phosphoricum D6, Sabina 5 CH, Crotalus horridus 5 CH, China 4 CH, Cu + Au + Ag (cobre + oro + plata), Mn + Cu + Co (manganeso + cobre + cobalto), cataplasmas de arcilla.

HIPOMENORREA: ver OLIGOMENORREA.

INFECCIONES GENITALES: Óvulos de caléndula *(Calendula officinalis L.)*, óvulos de caléndula e hydrastis *(caléndula officinale* e *Hydrastis canadensis L.)*, espliego *(Lavandula angustifolia L.)*, pie de león *(Achemilla vulgaris L.)*, roble *(Quercus robur L.)*, echinácea *(Echinacea angustifolia DC.)*, ajo *(Allium sativum L.)*, duchas vaginales con yogur, suero láctico, vinagre de vino, manzanilla *(Matricaria chamomilla L.)*, Kalium sulphuricum D6, Calcium sulfuricum D6, Collibacillinum 5 CH, Pulsatilla 5 CH, Hydrastis 4 CH, Pyogenium 7 CH, Mn + Cu (manganeso + cobre), Cu + Au + Ag (cobre + oro + plata), Cu (cobre).

INFLAMACIONES MAMARIAS: Ferrum phosphoricum D6, Natrium phosphoricum D6, Calcium fluoratum D6, Apis 4 CH, Pulsatilla 5 CH, Silicea 5 CH, Belladona 4 CH, Bryonia 4 CH, Phytolacca 5 CH.

LACTANCIA, PREPARACIÓN DE LOS PECHOS: Miel rosada (30 gramos de infusión de hojas de rosa, 180 gramos de miel, 100 gramos de agua mineral.)

LINFEDEMA POSMASTECTOMÍA: Enzimas proteolíticas (papaína y bromelina).

LOQUIOS (pérdida de sangre después del parto): Árnica 4 CH, china 4 CH, Magnesium phosphoricum D6.

MASTITIS: Malva *(Malva sylvestris L.)*, malvavisco *(Althaea officinalis L.)*, gayuba *(Arctostaphylos uva-ursi L.)*, Ferrum phosphoricum D6, Natrium phosphoricum D6, Kalium phosphoricum D6, Calcium fluoratum D6, Silicea D6, pomada de Natrium phosphoricum D6, Apis 4 CH, Pulsatilla 5 CH, Silicea 5 CH, Belladona 4 CH, Bryonia 4 CH, Phytolacca 5 CH.

OLIGOMENORREA, HIPOMENORREA: Bolsa de pastor *(Capsella bursa-pastoris L.)*, comino *(Cuminum cyminum L.)*, ruda *(Ruta graveolens L.)*, romero *(Rosmarinus officinalis L.)*, Kalium phosphoricum D6, Magnesium phosphoricum D6, Sulfur 5 CH, Lycomodium 5 CH, Chelidonium 4 CH, Kalium muriaticum 4 CH, Cicuta virosa 5 CH, Aristolochia 5 CH, Pulsatilla 5 CH.

Menstruaciones retrasadas y poco abundantes: Sepia 5 CH, Aurum metallicum 4 CH, Graphites 5 CH, Kalium carbonicum 4 CH, Baryta carbonica 4 CH, Psorinum 5 CH, Pulsatilla 15 CH, Conium 5 CH.

Menstruaciones poco abundantes: Lachesis mutus 5 CH, Lilium tigrinum 5 CH, Colocynthis 5 CH, Alumina 5 CH, Cyclamen 5 CH, Caulophyllum 4 CH, Zn + Cu (cinc + cobre), Mn + Cu + Co (manganeso + cobre + cobalto), baños genitales, aceite de onagra *(Oenothera biennis L.)*, aceite de borraja *(Borago officinalis L.)*.

PARTO, PRODUCTOS QUE FACILITAN EL: Pulsatilla D4, Árnica 4 CH, Actea racemosa 4 CH, Gelsemium 4 CH, Caulophyllum 4 CH.

SÍNDROME PREMESTRUAL: Cimicífuga *(Actea racemosa L.)*, Dong Quai *(Angelica sinensis L.)*, onagra *(Oenothera biennis L.)*, borraja *(Borago officinalis L.)*, sauzgatillo (*Vitex agnus-castus L.*), abedúl *(Betula alba L.)*, Kalium phosphoricum D6, Ferrum phosphoricum D6, Magnesium phosphoricum D6, Ignatia amara 7 CH, Actea racemosa 5 CH, Palladium 5 CH, Nux moschata 7 CH, Moschus 7 CH, Ambra grisea 15 CH, Sepia 5 CH, Cyclamen 5 CH, Phytolaca 7 CH, Conium 7 CH, Folliculinum 7 CH, Natrum muriaticum 15 CH, Lac caninum 15 CH, Platina 15 CH, Zn + Cu (cinc + cobre), Mn + Co (manganeso + cobalto), Mn (manganeso), Mn + Cu (manganeso + cobre), Cu + Au + Ag (cobre + oro + plata), baños genitales de Kuhne, vitamina B_6, vitamina E.

PREMENOPAUSIA:

Circulación sanguínea: Ciprés *(Cupressus sempervirens L.)*, Castaño de Indias *(Aesculus hippocastanum L.)*, Calcium fluoratum D6, pomada de Calcium fluoratum D6, Hamamelis 4 CH, Melilotus 4 CH, Aesculus 4 CH, Mn + Co (manganeso + cobalto), hidroterapia fría.

Problemas de peso: Fucus *(Fucus vesiculosus L.)*, garcinia *(Garcinia cambogia L)*, guar *(Cyamopsis tetragonolobus L.)*, Kalium phosphoricum D6, Natrium posphoricum D6, Natrium sulfuricum D6, Calcarea carbonica 9 CH, Fucus 3 CH, Phytolacca 4 CH, Pilosilla D 4.

Deseo insistente de comer: Anacardium 4 CH, Antimonium 4 CH, Zn + Cu (cinc + cobre), Zn + Ni + Co (cinc + niquel + cobalto).

Trastornos anímicos y nerviosos: Avena *(Avena sativa L.)*, valeriana *(Valeriana officinalis L.)*, Kalium phosphoricum D6, Acidum phosphoricum 4 CH, Ignatia 5 CH, Gelsemium 5 CH, Valeriana 3 CH, Cu + Au + Ag (cobre + oro + plata), Mn + Co (manganeso + cobalto), li (litio).

Trastornos del sueño: Al (aluminio).

MENOPAUSIA: Soja *(Glycine max L.)*, salvia *(Salvia officinalis L.)*, albahaca *(Occinum basilicum L.)*, lúpulo *(Humulus lupulus L.)*, sauzgatillo (*Vitex agnus-castus L.*), cimicífuga *(Actea racemosa L.)*, Dong Quai *(Angelica sinensis L.)*, Silícea D12, Magnesium phosphoricum D6, Ferrum phosphoricum D6, Kalium phosphoricum D6, Aristolochia 5 CH, Lachesis 5 CH, Sanguinaria 5 CH, Sepia 7 CH, Acidum sulf 5 CH. Belladona 5 CH, Cimicifuga 5 CH, Ignatia 7 CH, Sulfur 7 CH, Mn + Co (manganeso + cobalto), li (litio), dolomita, vitamina E, beta-caroteno.

MENORRAGIA: ver HIPERMENORREA.

POSMENOPAUSIA:

Sistema nervioso: Acetilcolina, vitamina B_{12}, vitamina B_1, ácido fólico, antioxidantes, lecitina de soja, alga espirulina.

Sistema circulatorio: Ginkgo *(Ginkgo biloba L.)*, vincapervinca *(Vinca minor L.)*.

PROBLEMAS ÓSEOS: Silicea D12, Magnesium phosphoricum D6, Kalium phosphoricum D6, Kalium chloratum D6, pomada de Kalium chloratum D6, Rhus tox. 4 CH, Bryonia 4 CH, Symphytum 5 CH, Cartílago 4 CH, Mn + Cu (manganeso + cobre), Cu + Au + Ag (cobre + oro + plata), F (fluor), S (azufre). Ver ARTROSIS.

Índice alfabético de plantas citadas español-latín

Abedúl	*Betula alba L.*
Achilea	*Achilea millefolium L.*
Agrimonia	*Agrimonia eupatoria L.*
Ajo	*Allium sativum L.*
Albahaca	*Occinum basilicum L.*
Alfalfa	*Medicago sativa L.*
Áloe	*Aloe vera L.*
Angélica	*Agelica archangelica L.*
Anís	*Pimpinella anisum L.*
Aquilea	*Achilea millefolium L.*
Artemisa	*Artemisia vulgaris L.*
Avena	*Avena sativa L.*
Azahar	*Citrus aurantium L.*
Azafrán	*Crocus sativus L.*
Bardana	*Arctium lappa L.*
Borraja	*Borago officinalis L.*
Bolsa de Pastor	*Capsella bursa-pastoris L.*
Calabaza	*Curcubita pepo L.*
Caléndula	*Calendula officinalis L.*
Castaño de indias	*Aesculus hippocastanum L.*
Catuaba	*Erytroxlon catuaba martius L.*
Caña	*Arundo donax L.*
Cayena	*Capsicum frutescens L*
Celidonia	*Chelidonium majus L*

Cimicifuga	*Actea racemosa L.*
Ciprés	*Cupressus sempervirens L.*
Cola de caballo	*Equisetum arvense L.*
Comino	*Cuminum cyminum L.*
Consuelda	*Symphitum officinalis L.*
Corazoncillo	*Hypericum perforatum L.*
Damiana	*Turnera diffusa L.*
Diente de león	*Taraxacum officinale L.*
Dong Quai	*Angelica sinensis L.*
Echinácea	*Echinacea angustifolia DC.*
Espino blanco	*Crataegus monogina L.*
Espirulina	*Spirulina máxima o Sperulina platenses*
Espliego	*Lavandula angustifolia L.*
Frambueso	*Rubus idaeus L.*
Fucus	*Fucus vesiculosus L.*
Galega	*Galega officinalis L.*
Gayuba	*Arctostaphylos uva-ursi L.*
Garcinia	*Garcinia cambogia L.*
Garra del Diablo	*Harpagophytum procumbens D.C.*
Genciana	*Gentiana lutea L.*
Ginkgo	*Ginkgo biloba L.*
Granada	*Punica granatum L.*
Guar	*Cyamopsis tetragonolobus L.*
Hamamelis	*Hammamelis virginiana L.*
Hierbaluisa	*Lippía trifilla L.*
Hinojo	*Carum carvi L.*
Hydrastis	*Hydrastis canadensis L.*
Jengibre	*Zingiber officinale L.*
Lino	*Linum usitatissimum L.*
Lúpulo	*Humulus lupulus L.*
Llantén mayor	*Plantado major L.*

Maca	*Lepidium meyenii Walp.*
Malva	*Malva sylvestris L.*
Malvavisco	*Althaea officinalis L.*
Manzanilla romana	*Anthemis nobilis L.*
Manzanilla	*Matricaria chamomilla L.*
Matricaria	*Tanacetum parthenium L.*
Meliloto	*Meliloto officinalis L.*
Melisa	*Melissa officinalis L.*
Mercurial	*Mercurialis annua L.*
Milenrama	*Achillea millefolium L.*
Mirra	*Commiphhora mármol L.*
Muira Puama	*Lirisoma ovata L.*
Muérdago	*Viscum album L.*
Mundillo o Viburno	*Viburnum opulus L.*
Nogal	*Juglars regia L.*
Ñame silvestre	*Dioscorea villosa L.*
Onagra	*Oenothera biennis L.*
Ortiga mayor	*Urtica dioica L.*
Ortiga muerta	*Lamium album L.*
Pasiflora	*Passiflora incarnata L.*
Pensamiento	*Viola tricolor L.*
Pepino	*Cucumis sativus L.*
Perejil	*Petroselinum sativum L.*
Pie de león	*Alchemilla vulgaris L.*
Poleo	*Mentha pulegium L.*
Rabo de gato	*Sideritis angustifolia L.*
Roble	*Quercus robur L.*
Romero	*Rosmarinus officinalis L.*
Ruda	*Ruta graveolens L.*
Rusco	*Ruscus aculeatus L.*
Salvia	*Salvia officinalis L.*

Saúco	*Sambucus nigra L.*
Sauzgatillo	*Vitex agnus-castus L.*
Serpentaria azul	*Caulophyllum thalictroides L.*
Soja	*Glycine max L.*
Valeriana	*Valeriana officinalis L.*
Vid	*Vitis vinifera L.*
Vincapervinca	*Vinca minor L.*
Yohimbe	*Corynanthe yohymbe L.*
Zarzaparrilla	*Smilax aspera L.*

Índice alfabético de plantas citadas latín-español

Achillea millefolium L. . . . . Milenrama Aquilea
Actea racemosa L. . . . . Cimicífuga
Aesculus hippocastanum L. . . . . Castaño de indias
Agelica archangelica L. . . . . Ángelica
Agrimonia eupatoria L. . . . . Agrimonia
Alchemilla vulgaris L. . . . . Pie de león
Aloe vera L. . . . . Áloe
Althaea officinalis L. . . . . Malvavisco
Allium sativum L. . . . . Ajo
Angelica sinensis L. . . . . Dong Quai
Anthemia nobilis L. . . . . Manzanilla romana
Arctium lappa L. . . . . Bardana
Arctostaphylos uva-ursi L. . . . . Gayuba
Artemisia vulgaris L. . . . . Artemisa
Arundo donax L. . . . . Caña
Avena sativa L. . . . . Avena

Betula alba L. . . . . Abedúl
Borago officinalis L. . . . . Borraja

Calendula officinalis L. . . . . Caléndula
Capsella bursa-pastoris L. . . . . Bolsa de Pastor
Capsicum frutescens L. . . . . Cayena
Carum carvi L. . . . . Hinojo
Caulophyllum thalictroides L. . . . . . Serpentaria azul
Citrus aurantium L. . . . . Azahar

Commiphora marmol L.	Mirra
Corynanthe yohymbe L.	Yohimbe
Crataegus monogina L.	Espino blanco
Crocus sativus L.	Azafrán
Cucumis sativus L.	Pepino
Cuminum cyminum L.	Comino
Cupressus sempervirens L.	Ciprés
Curcubita pepo L.	Calabaza
Cyamopsis tetragonolobus L.	Guar
Chelidonium majus L.	Celidonia
Dioscorea villosa L.	Ñame silvestre
Echinacea angustifolia DC.	Echinácea
Equisetum arvense L.	Cola de caballo
Erytroxlon catuaba martius L)	Catuaba
Fucus vesiculosus L.	Fucus
Galega officinalis L.	Galega
Garcinia cambogia L.	Garcinia
Gentiana lutea L.	Genciana
Ginkgo biloba L.	Ginkgo
Glycine max. L.	Soja
Hammamelis virginiana L.	Hamamelis
Harpagophytum procumbens D.C.	Garra del Diablo
Humulus lupulus L.	Lúpulo
Hydrastis canadensis L.	Hydrastis
Hypericum perforatum L.	Corazoncillo
Juglars regia L.	Nogal
Lamium album L.	Ortiga muerta
Lavandula angustifolia L.	Espliego
Lepidium meyenii Walp.	Maca

Linum usitatissimum L. . . . . Lino
Lippia triphylla L. . . . . Hierbaluisa
Lirisoma ovata L. . . . . Muira Puama

Malva sylvestris L. . . . . Malva
Matricaria chamomilla L. . . . . Manzanilla
Medicago sativa L. . . . . Alfalfa
Meliloto officinalis L. . . . . Meliloto
Melissa officinalis L. . . . . Melisa
Mentha pulegium L. . . . . Poleo
Mercurialis annua L. . . . . Mercurial

Occinum basilicum L. . . . . Albahaca
Oenothera biennis L. . . . . Onagra

Passiflora incarnata L. . . . . Pasiflora
Pimpinella anisum L. . . . . Anís
Petroselinum sativum L. . . . . Perejil
Plantado major L. . . . . Llantén mayor
Punica granatum L. . . . . Granada

Quercus robur L. . . . . Roble

Rosmarinus officinalis L. . . . . Romero
Rubus idaeus L. . . . . Frambueso
Ruscus aculeatus L. . . . . Rusco
Ruta graveolens L. . . . . Ruda

Salvia officinalis L. . . . . Salvia
Sambucus nigra L. . . . . Saúco
Sideritis angustifolia L. . . . . Rabo de gato
Smilax aspera L. . . . . Zarzaparrilla
Spirulina máxima L. . . . . Espirulina
Symphitum officinalis L. . . . . Consuelda

Tanacetum parthenium L. . . . . Matricaria
Taraxacum officinale L. . . . . Diente de león
Turnera diffusa L. . . . . Damiana

Urtica dioica L.	Ortiga mayor
Valeriana officinalis L.	Valeriana
Viburnum opulus L.	Viburno
Vinca minor L.	Vincapervinca
Viola tricolor L.	Pensamiento
Viscum album L.	Muérdago
Vitex agnus-castus L.	Sauzgatillo
Vitis vinifera L.	Vid
Zingiber officinale L.	Jengibre

Índice alfabético de productos homeopáticos citados

Calcium phosphoricum 5 CH
Cartilago 4 CH.
Caulophyllum 4 CH
Castor equi TM (pomada)
Cicuta virosa 5 CH
Cimicifuga 5 CH. Cimicifuga 30 CH
Colchicum 5 CH
Colocynthis 5 CH.
Collibacillinum 5 CH
Collinsonia canadensis 5 CH
Conium 5 CH. Conium 7 CH
Crotalus horridus 5 CH
Cuprum 7 CH
Cyclamen 5 CH
Cypripedium 4 CH
Chelidonium 4 CH
China 4 CH

Equisetum hyemale 4 CH

Ferrum metallicum 4 CH
Folliculinum 7 CH
Fucus 3CH
Fumaria officinalis 4 CH

Graphites 4 CH. Graphites 5 CH
Gelsemium 4 CH
Genciana lutea 4 CH
Geranium robertianum 4 CH

Hamamelis 4 CH
Hepar sulfur 4 CH
Hydrastis 4 CH
Hypericum 30 CH
Hypophysis 4 CH

Ignatia 5 CH. Ignatia 7 CH. Ignatia 30 CH
Ipeca 4 CH

Ranunculus bulbosus 5 CH
Rhus tox. 4 CH. Rhus tox. 5 CH
Ruta graveolens 15 CH

Sabina 4 CH. Sabina 5 CH
Sanguinaria 5 CH
Sarsaparrilla 4 CH
Scrophularia nodosa 4 CH
Sepia 4 CH. Sepia 5 CH. Sepia 7 CH. Sepia 30 CH
Silicea 5 CH
Sulfur 5 CH. Sulfur 7 CH
Sulfur iodatum 7 CH
Symphytum 5 CH

Teucrium scorodonia 4 CH
Tuberculinum 7 CH

Valeriana 3 CH
Verónica 4 CH

Zinc 4 CH

Índice alfabético de oligoelementos citados

Al (aluminio)
Cu + Au + Ag (cobre + oro + plata)
F (flúor)
K (potasio)
Li (litio)
Mn (manganeso)
Mn + Co (manganeso + cobalto)
Mn + Cu (manganeso + cobre)
Mn + Cu + Co (manganeso + cobre + cobalto)
Ni + Co (níquel + cobalto)
P (fósforo)
S (azufre)
Zn + Ni + Co (cinc + níquel + cobalto)
Zn + Cu (cinc + cobre)

Índice alfabético de sales de Schüssler citadas

Calcium sulfuricum D6
Calcium fluoratum D6
Calcium phosphoricum D6 = Calcarea phosphorica D6

Ferrum phosphoricum D6
Ferrum phosphoricum D12

Kalium muriaticum D6 = Kalium chloratum D6
Kalium phosphoricum D6
Kalium sulphuricum D6

Magnesia phophorica D6 = Magnesium phosphoricum D6

Natrium phosphoricum D6
Natrium muriaticum D6
Natrium sulfuricum D6.

Silicea D6

Índice alfabético de suplementos nutricionales

Bibliografía

ARA A.: *Las 40 plantas medicinales más populares*, edit. EDAF, 3.ª ed., Madrid, 2000.

ARA, A.: *100 plantas medicinales escogidas*, edit. EDAF, 4.ª ed., Madrid, 1998.

ARA, A.: *Los grandes remedios naturales*, edit. EDAF, 2.ª ed., Madrid, 2003.

AUBERT, C.: *Dime cómo cocinas y te diré como te encuentras*, edit. IBIS, Barcelona, 1993.

BELLSOLA, D.: *La trofoterapia*, edit. Bellsola, Barcelona, 1976.

BÉRANGER, M.; BEAUQUESNE, L.; PINKAS, M.; TORCK, M.: *Les plantes dans la thérapeutique moderne*, edit. Maloine, París, 1975.

BONDIL, A.: *Linus Pauling y la vitamina C en dosis fuertes, el método Kousmine*, edit. Urano, Barcelona, 1989.

BRUKER, M. O.: *La salud por la alimentación*, edit. Integral, Barcelona, 1992.

BRUNETON, J.: *Elements de phytochime et de pharmacógnosie*, edit. Lavoisier tecnique et documentation, París, 1987.

BRUSCO, D. J..: *Compendio de nutrición normal*, edit. López Editores, Buenos Aires, 1980.

CALAIS, C., y LINDEN, G.: *Biochimie alimentaire*, edit. Masson, París, 1987.

CALLIZO, G. R.: *La salud a través de la filosofía y la dieta vegetariana*, edit. Vecchi, Barcelona, 1975.

CATANI, M.: *Nutrirse y vivir*, Urano, Barcelona, 1992.

CLARKE, J.: *Un diccionario de materias médica práctica*, volúmenes I, II, III, edit. B. Jain, New Delhi, 1997.

COLGAN, M.: *La nueva nutrición,* edit. Sirio, Málaga, 1996.

CHIEJ, R.: *Guía de plantas medicinales,* edit. Grijalbo, Barcelona, 1983.

CHOPRA, D.: *Curación cuántica,* edit. Plaza y Janés, Barcelona, 1994.

DI TROCCHIO, F.: *Las mentiras de la ciencia. ¿Por qué y cómo engañan los científicos?,* Alianza Editorial, Madrid, 1996.

DOYLE, W.: *Una alimentación sana,* edit. Pirámide, Madrid, 1994.

DOSSEY, L.: *Tiempo, espacio y medicina,* edit. Kairós, Barcelona, 1992.

EIZAGAYA, F. X.: *El moderno repertorio de Kent,* edit. Marecel, Buenos Aires, 2001.

— *Fao-who exper consultation: the role of dietary fats an oils in human nutrition,* Fao and Nutrition Paper. Roma, 1978.

FITTER, R.; FITTER, A.: *Wild flowers,* edit. Collins, Glasgow, 1974.

FONT QUER, P.: *Plantas medicinales, el dioscórides renovado,* 6.ª ed., Edit. Labor, Barcelona, 1981.

GARIMALDI, U.: *Los alimentos y su manejo,* edit. Macchi, Buenos Aires, 1968.

GAUSSEN, H.; LEROY, J., y OZAENDA, P.: *Precis de botanique,* tomo 2, 2.ª ed., edit. Masson, París, 1982.

GOSLING, N.: *Las más eficaces plantas medicinales,* edit. EDAF, Madrid, 1986.

HENRY, R.: *La therapeutique celulaire,* edit. Maloine, París, 1983.

HOMAN, R. T.: *Nutritional factors: modulating effects on metabolic processes,* edit. en Beers, R, Nueva York, 1981.

JUSCAFRESA, B.: *Enciclopedia ilustrada, flora medicinal, tóxica, condimenticia,* edit. Aedos, Barcelona, 1975.

LAIN ENTRALGO, P.: *La medicina hipocrática,* edit. Alianza Universal, Madrid, 1970.

LATHOUD: *Materia médica homeopática,* edit. Albatros, Buenos Aires, 1982.

LECLERC, C. H.: *Précis de phytothérapie,* edit. Masson, 5.ª ed. París, 1976.

LINDER, M. C.: *Biochemical bases in human metabolism. A new image of man in medicine,* vol. II, MT. edit., Kisco, Nueva York, 1979.

LÓPEZ, D. y COLS.: *Enzimas: la fuente de la vida,* edit. Edika Med, Barcelona, 1994.

MARINÉ, A. y COLS.: *Manual de interacciones alimentos-medicamentos,* edit. Colegio Oficial de Farmacéuticos de Barcelona, Barcelona, 1986.

MERIEN, D.: *Las fuentes de la alimentación humana,* edit. Puertas Abiertas a la Nueva Era, Palma de Mallorca, 1992.

MINSING, N.: *Curar con levadura de cerveza,* edit. Verlag Ganzheitliche Gesundheit, Hemmingen, 1986.

PAUL, A. A.: *The composition of fods. Ministry of agriculture, fisheries an pood an medical research,* edit. Council, Londres, 1978.

PELTON, R., y OVERHOLSER, L.: *Las alternativas en la terapia del cáncer,* edit. EDAF, Madrid, 1995.

PICARD, H.: *Utilización terapéutica de los oligoelementos,* edit. Sirio, Málaga, 1985.

QUIÑONES, P.: *Historia de la terapia natural,* edit. Mandala, Madrid, 1992.

SEIBIN: *Vegetables from the sea,* edit. Publications Inc., Japan, 1983.

SHILS, M., y YOUNG, V.: *Modern Nutrition in health in disease,* edit. Lea and Febiger, Filadelfia, 1988.

SIMONS, P.: *La lecitina,* edit. EDAF, Madrid, 1996.

STEEN, B.: *Nutrition: principles and practique of geriatric medicine,* cap. 10.1, edit S. J. Pathy, 1985.

TORTI, A.: *Los oligoelementos,* edit. A. Agrícola, Barcelona, 1988.

TREASE G. E.; EVANS, W. C.: *Farmacognosia,* edit. Interamericana, Madrid, 1986.

VALNET, J.: *Phytothérapie,* edit. Maloine, 4.ª ed., París, 1983.

VAN HELLEMONT, J.: *Compendium de phitotherapie,* edit. Association Pharmaceutique Belgue, Bruxelles, 1985.

VALNET, J.: *Aromatherapie,* edit. Maloine, 9.ª ed., París, 1980.

VERET, P.: *Medicina energética,* edit. Everest, León, 1983.

VIGNEAU, C.: *Plantes medicinales: Therapeutique, toxicite,* edit. Masson, París, 1985.